JN051935

改訂 スタディ 応用栄養学

〔第2版〕

東條仁美

編著

稲葉佳代子・大杉領子・北島幸枝・多賀昌樹
高橋史江・細井陽子・堀尾拓之・松葉　真
森政淳子・山口静枝・吉野陽子

共著

建帛社
KENPAKUSHA

まえがき

　近年，日本人の平均寿命は男女ともに世界の上位にある。これは医療技術の著しい向上，環境衛生面の整備，経済の発展に伴う豊かな食糧状況による十分な栄養補給などに負うところが大きい。寿命は延びたが，出生率の低下，高齢者の増加による少子超高齢社会に移行している。疾病構造からみると，糖尿病，高血圧症，動脈硬化症の発症とともに，悪性新生物，心臓疾患，脳血管疾患，肺炎などが高い死亡原因となっている。

　超高齢社会において，より多くの健康な高齢者の存在が大切である。そのために健康寿命を延伸することは重要な課題である。

　こうした背景のなかで，国民の疾病予防，健康の維持増進に力を尽くすことは栄養士・管理栄養士の義務であり，個人および集団に対して適正な栄養管理をしなければならない。その役割は高度な知識と技能が要求される。それに応えるためには，より資質の高い栄養士・管理栄養士の養成が必要である。

　「応用栄養学」の前身はその昔，栄養学の一部として扱われ，その後，特殊栄養学，栄養学各論と呼び方が変わり，応用栄養学へと変遷した。

　すべての生物にとって最も大切で欠かせないことは「種族の保存」である。このことなくして生物は滅びてしまう。応用栄養学は，より良き種族保存を行うための科目であるといえる。その内容はライフステージ，すなわち，ヒトの生涯における栄養学を中心としたものである。

　胎生期，乳幼児期では女性が主体となって保育を担っており，妊産婦，授乳婦には特別な配慮が必要である。成長期である学童期・思春期，成人期，高齢期の各ライフステージにおいても，それぞれに異なった生理代謝があるため，各々に適した対応と栄養処方が必要である。このような点からみると，応用栄養学はむしろ実践的な内容を主体とする栄養学である。運動・スポーツと栄養，環境と栄養の項目についても応用栄養学の範囲にある。

　本書は，2018年に『スタディ応用栄養学』として初版を発行した。その後，日本人の食事摂取基準等の改定に伴い，再編したものである。新たな管理栄養士国家試験出題基準に準拠した内容を掲載している。その道に精通した教育者が，それぞれの専門分野を執筆担当し，基本的な必修事項を網羅し，多くの図表と平易な文章でわかりやすく解説した。栄養士・管理栄養士資格を取得する人のための専門的テ

キストとして幅広い知識を網羅し，理解しやすい解説に努めた。また，各章の最初にその章の重要ポイントに関する練習問題を掲載し，より興味をもって勉学し，重要ポイントをより早く理解できるようにした。

本書がより良き学習の書として活用されることを，編者・著者ともども期待している。

本書発行に際し，ご助力くださった建帛社編集部の方々に深謝申し上げる。

2020年5月

編 者 識

改訂第2版にあたって

2020年6月の本書改訂版の刊行後，文部科学省からは，日本食品標準成分表2020年版（八訂）が2020年12月に公表され，2021年2月には「学校給食実施基準」が改定された。また，厚生労働省においては，2021年3月に「妊産婦のための食生活指針」が改定され，「妊娠前からはじめる妊産婦のための食生活指針」となった。それらに関係する記述を改めるとともに，国民健康・栄養調査，学校保健統計調査ほかの統計資料を更新した。

なお，今般の改定にあたっては，改訂初版の誤記・誤植について新たに見直し，参照ページ等の表記も充実させている。

今までにも増して，本書をご活用いただければ幸甚である。

2022年1月

編 者 識

目　　次

栄養ケア・マネジメント 第 1 章

◖ 概要とねらい ◗

　ヒトが日常生活を過ごす過程で，より健康な状態で快適に過ごすことは大切である。そのためには適正な栄養管理がより重要となる。栄養ケア・マネジメントとは個人ならびに集団の栄養管理において，対象者の栄養状態をよりよくするための方策であり，その方法は科学的に系統立てた計画により実施し，効率よく成果を上げることである。そのためには，類似の症例，臨床診査，臨床検査値等の客観的な事実を取り入れて実施される。

　本章では，栄養ケア・マネジメント理論を理解し，さらに実際の栄養管理に適用できるようにする方法を学ぶ。

スタディ　正しいものに○，誤っているものに×を（　）に記入しなさい。

（　）1．栄養マネジメントとは，ある個人や集団の栄養状態を最適にするための機能や方法，さらに手順を効率的に行うためのシステムをいう。

（　）2．栄養状態は，食事調査による栄養素摂取状態により判定できる。

（　）3．上腕周囲長により，体内の筋肉量を予測することができる。

（　）4．栄養ケア・栄養プログラムの目標設定は，できるだけ短時間に効果が出るような栄養補給法である。

（　）5．栄養アセスメントの項目には，問診観察が含まれる。

（　）6．血清プレアルブミン（トランスサイレチン）は，血清アルブミンより半減期が長い。

（　）7．内臓脂肪量は，血清トリグリセリド値によって評価する。

（　）8．栄養ケア計画は，管理栄養士と他職種が連携し作成する。

（　）9．モニタリングは最終的な評価である。

（　）10．栄養スクリーニングは栄養リスク者選定後に実施される。

（　）11．より良いプログラムを提供するためには，結果を評価するだけでなく，経過評価や影響評価などによるプログラムの継続的品質改善が必要となる。

（　）12．プログラムの評価デザインとしては，安価で倫理的に問題がないことから，ランダム化比較試験がもっとも優れた方法と考えられる。

（　）13．影響評価とは，設定した最終的な結果目標の達成程度の評価である。

（　）14．コホート研究とは，ある因子に暴露した集団と，していない集団に分けて比較分析し，その因子との因果関係を追跡研究することである。前向きコホート研究と後ろ向きコホート研究がある。

1．栄養ケア・マネジメントとは

　栄養（nutrition）とは，私たちの生命活動に必要な食物を摂取し，咀嚼・嚥下，消化吸収さらに代謝利用することにより，いろいろな栄養素を身体に補給して，生命維持や健康な生活活動を営む総体のことである。ケア（care）は，気にかける，世話をする，心配する，配慮するなどの意味をもつ。**栄養ケア**とは，保健，医療，福祉などの領域においては，現在の健康状態，栄養状態をよりよい状態に増進させるための実践活動であり，主として**栄養補給**と**栄養指導・教育**からなる。**栄養マネジメント**（栄養管理，nutritional management）とは，ある個人や集団の栄養状態を最適にするために行う業務の機能や方法，さらに手順を効率的に進めるためのシステムである。栄養ケア・マネジメントの最終目標は対象者の栄養状態，健康状態を改善し，日常生活動作（ADL，activities of daily living）や生活の質（QOL，quality of life）を向上させることである。

（1）栄養ケア・マネジメントとライフステージ

　ヒトは生まれてから死ぬまでの**ライフサイクル**（life cycle）のなかで，胎児期，乳児期，幼児期，学童期，思春期・青年期，成人期，妊娠期・授乳期，更年期，高齢期などの**ライフステージ**（life stage）を経るが，各ライフステージは各々異なる特性を有している。栄養ケア・マネジメントを行う方法の基本は同じでも，細部の点ではそれぞれの特性に対応させて実践しなければならない。すなわち，対象者の性別，年齢，身体活動レベル，身体状況・健康状態，食習慣・食嗜好，生活環境などさまざまな条件を考慮しながら，栄養ケア・マネジメントを行う必要がある。

（2）栄養ケア・マネジメントのとらえ方

　栄養ケア・マネジメントには，①ヒトの体内で営まれている栄養の管理と，②栄養士・管理栄養士の役割としての経営管理の2方向からのとらえ方がある。

　①は食事や生活，環境などがヒトの身体にどのような影響を及ぼすか，体の中ではどのようなことが起きているかという，ヒトの身体に視点を置いた栄養管理である。

　②は栄養士・管理栄養士の役割・仕事としての栄養管理であり，この場合の多くは，管理栄養士等が単独で行うのではなく，組織の中で他の職種と協議して管理を行う，具体的には**ケアカンファレンス**[※1]などである。

　たとえば，病院で「患者の疾病の治療・治癒と病院運営」という共通の目標をもった場合，達成のために医師，看護師をはじめとして各部署のそれぞれが「ヒト・もの・お金」を動かして活動する。そのなかで管理栄養士・栄養士は，主として患者の栄養とそれに関連することに対しての管理を担当する。

管理栄養士・栄養士が栄養ケア・マネジメントを円滑に行うためには，機能的なシステムや手順，協働の場合の協力体制やコミュニケーションスキルを確立することが必要であり，その組織全体に配慮しながら，プログラムの実施方法・内容などを調整する。

　本章では，②の栄養ケア・マネジメントを管理栄養士・栄養士の役割・仕事の視点から主として学習するが，より良い健康管理に寄与することを常に念頭に置く。

　　＊1　**ケアカンファレンス**：医療や介護などにおいて，関連する他の職種のスタッフ（医師，歯科医師，看護師，薬剤師，介護福祉士，理学療法士，作業療法士，言語聴覚士，健康運動指導士，ソーシャルワーカー，ケアマネージャーら）と意見交換したり，検討会議を行ったりすること。

2. 栄養ケア・マネジメントの過程

（1）PDCAサイクルの意義と目的

　栄養ケア・マネジメントでは，目標をもち，計画を立て，実施していくが，適切に行うためには，栄養ケア・マネジメントの過程（プロセス）をしっかり確立させておかなければならない。そのための基本となる進め方として，P（plan:計画），D（do:実施），C（check:確認・評価），A（act:処置・改善）から構成されるPDCAサイクルをくり返す方法がある。これは代表的な**マネジメントサイクル**である。

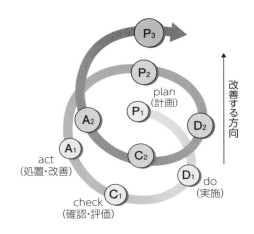

図1－1　PDCAサイクルの改善のイメージ

　計画を立てる（P_1），その計画に基づいて実施する（D_1），実施した内容を評価する（C_1），評価をもとにして適宜処置や改善を行う（A_1），〔P→D→C→A〕。このとき，実施過程・結果の状況いかんにより，最初の計画をそのまま継続して，修正または破棄し，新しくして，次回の計画（P_2）にそれらを反映させる〔フィードバック（feed back）〕[2]。

　そして，このマネジメントサイクルのプロセスを改良する方向へらせん状にうまく回転させることをくり返すことで，業務やシステムなども継続的に改善・効率化していく（図1－1）。

　　＊2　**フィードバック**：結果や過程（目標設計，実施・実践，分析・評価・改善など）の必要な情報を，最初あるいは他段階に戻し返すこと。フィードバックして，次回の計画設計に反映させ，より良い方法の構築や結果，目標達成をめざす。
　　　　　効果的なフィードバックを行うためには，ポジティブな内容だけでなくネガティブな内容も戻し返す。また，抽象的ではなく具体的に要点をわかりやすい形に整えて戻し返す。事後に限らず，途中でも必要があれば，迅速にフィードバックして修正していく。

（2）PDCAサイクルと栄養ケア・マネジメント

PDCAサイクルと栄養ケア・マネジメントの流れとの関係と主な内容を図1－2左頁に示した。

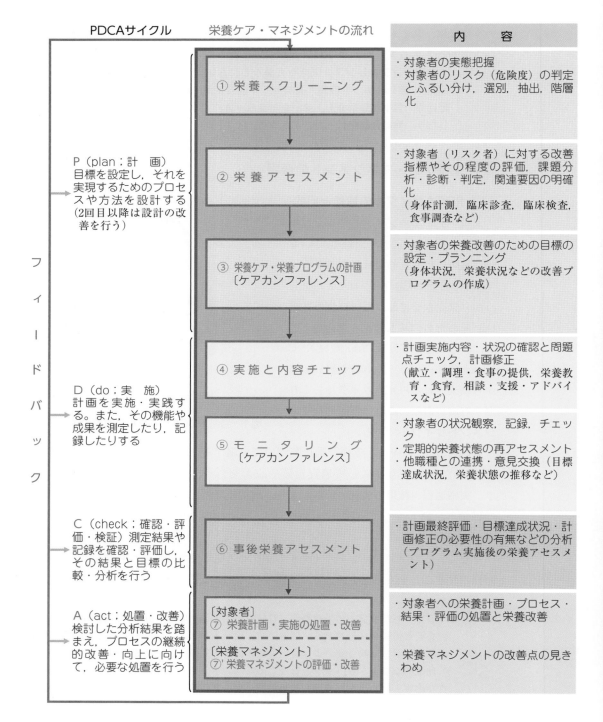

図1－2　栄養ケア・マネジメン

第1章　栄養ケア・マネジメント

また，図1－2右頁には，栄養ケア・マネジメントの過程を理解するために，具体例として特定健康診査（特定健診）・特定保健指導の例を掲げ，その場合の栄養士・管理栄養士の役割を示した。

栄養ケア・マネジメントの例（特定健診・特定保健指導の例）	管理栄養士・栄養士の修得事項と役割・仕事例
栄養スクリーニング： ・特定健診（40〜74歳）⇒メタボリックシンドローム該当者・予備軍の発見と生活習慣病にかかるリスクを調べる ・腹囲，BMI，血糖，血圧，血中脂質，喫煙，年齢などの指標により，生活習慣病にかかるリスクの判定とリスク者の抽出・階層化を行う（積極的支援，動機付け支援，情報提供の3グループに階層化）	・メタボリックシンドロームや生活習慣病などの知識・基準の理解・修得 ・特定健診の指標（数値の読み取り方など）の修得 ・特定保健指導対象者の抽出と階層化（スクリーニング） ・特定保健指導のアセスメント指標の理解・修得 ・対象者のアセスメント指標の読み取りと分析
栄養アセスメント： ・身体計測（身長，体重，BMI，腹囲など），臨床診査（身体診察など），血圧測定，臨床検査（血清脂質，血糖，肝機能など），質問票（服薬，喫煙など），食生活・生活習慣調査などから，対象者のメタボリックシンドロームのリスク評価や関連要因，課題分析などを行う	・質問表・調査表や各検査値を読み取り，対象者の状況やリスクなどを総合的に分析して，改善点や具体的改善方法のアドバイスの準備をする。
目標の設定：対象者の生活習慣病リスク軽減（内臓脂肪の減少） →6か月で6kgの体重（6cmの腹囲）を減らす 計　画：食事・運動・生活改善計画 → ⎰食事で摂取エネルギー160 kcal／日↓ 〔間食の菓子パン240 kcal ⇒ 果物80 kcal に変える〕 運動（生活活動）で消費エネルギー80 kcal／日↑ 〔犬の散歩係になり，毎日30分間速歩する〕	・対象者の状況の聞き取り（傾聴）とアドバイス ・対象者の目標設定のめやすのアドバイス ・対象者のできそうなこと，よりよい進め方などのアドバイス ・対象者の行動変容のきっかけに寄与 ・具体的な目標のアドバイス ・数字などで示したわかりやすい目標の設定
実施・実践：計画の実践と体重（腹囲）測定・食事・運動・生活改善の記録を対象者が行う →対象者が実践し，体重（腹囲）記録表（ダイアリー）に記入（体重記入とともに増減の思いあたる理由なども記録）（歩数や血圧なども計測し，記録するとよい）	・対象者の実践への励まし・声かけ ・対象者の計画・実践に無理がないかなどの吟味とアドバイス ・計画・方法の見直し
モニタリング：定期的なアセスメント →1か月ごとに対象者に電話で，状況の聞き取りとアドバイス 計画変更・修正：無理があるなら，計画や方法を変更する →毎日犬の散歩に行けない⇒別の運動（生活活動）に変更 →通勤往復，1駅分電車に乗らずに歩くことを新目標とする ケアカンファレンス：他職種との意見交換・連携会議 →医師や健康運動指導士らとプログラムの意見交換を行う	・対象者の話をよく聞く（傾聴） ・中間実施状況をチェックする ・目的・目標に無理がないか，計画・方法が適切かなどその都度確認し，アドバイスする ・無理がある場合には計画・方法の変更の提案
評　価：目標と過程・結果よりの評価・分析 →体重変化の分析と実践方法の評価 →3か月で2kg体重減⇒対象者の実践へのねぎらい，称賛など。目標減量まであと1kgであったが，計画・方法が適切であったかなどの評価・判定	・対象者の自己評価聞き取りと称賛・励まし ・管理栄養士・栄養士としての評価とアドバイス
処置・改善：対象者の目標の修正や新たな目標の設定 →新目標：砂糖入りコーヒーを無糖に変える →目標修正：通勤往復，電車1駅分を速足で歩く	・対象者の実施結果・評価の説明と計画修正の必要性の有無 ・対象者への今後のアドバイス
栄養ケア・栄養プログラムの評価・改善： →電話支援時に留守がちで十分な時間を確保できなかった →メールや手紙をとり入れた支援に変更	・栄養マネジメントや栄養ケア・栄養プログラムの方法・過程の継続・修正の処置・改善

トとPDCAサイクル

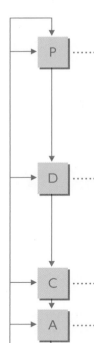

P……①栄養スクリーニング〔対象者（栄養リスク者）のふるい分け・選抜・抽出・階層化〕の実施，②栄養アセスメント〔対象者の栄養状態の評価・判定〕，③栄養ケア・栄養プログラム〔対象者のためのヘルスケアプログラム〕の計画設計を行う。

　　具体的には，管理栄養士・栄養士が**ケアカンファレンス**を行いながら，栄養補給・栄養療法や栄養教育・カウンセリング（栄養相談）・支援（**栄養コーチング**＊3ほか）などの総合的栄養ケア・栄養プログラムを作成する。

D……④栄養ケア・栄養プログラムの実施とともに，実施内容・状況チェックを目標達成に向かって遂行する。

　　具体的には，管理栄養士・栄養士は対象者の⑤**モニタリング**＊4（monitoring）と**ケアカンファレンス**を行いながら，対象者への栄養ケア・栄養プログラムを実施する。

C………栄養ケア・栄養プログラム実施ののち，対象者およびプログラムの⑥**事後栄養アセスメント**により，確認・計画・判定を行う。

A……⑦対象者の栄養計画・実施の**処置・改善**，および栄養マネジメント全体の評価・改善を行う。

　管理栄養士・栄養士は栄養ケア・栄養プログラムをふり返って十分に検討し，フィードバックして次の計画に生かし，よりよいプロセスを構築して，目標を達成していく。また同時に各々の段階での行動・実践や運営・経営の方法，業務遂行の手順を有効かつ効率的に進められるように，**標準化**（マニュアル化）・**体系化**していく（仕様書・マニュアルの作成，システム化など）。

　　＊3　**栄養コーチング**：対象者の実現したい目標を問いかけや傾聴により引き出し，対象者自らの行動変容を促し，それを管理栄養士らが並走者として支援すること。食事・運動・休養など，対象者の生活を総合的にとらえて，健康の維持増進または回復をめざす。

　　＊4　**モニタリング**：対象者の目標や栄養計画などの実施において，観察および記録し，その進捗状況を随時チェックすること。

（3）栄養ケア・マネジメントで求められるスキル

　管理栄養士・栄養士が栄養ケア・マネジメントを行うにあたっては，場面・状況に応じて臨機応変に適正なコントロールをしながら，総合的にプログラムを進行・改善させていく能力を身につけることが重要である。

　たとえば，対象者の栄養改善を目標として，計画に沿ってプログラムが実施されているにもかかわらず，対象者の栄養状態が思うように改善されないこともある。その場合には，モニタリングやケアカンファレンスなどを活用しながら，対象者の栄養状態の再評価を検討し，新しいあるいは修正した栄養ケア・栄養プログラムをつくって，再構築していく。

また，対象者のQOLを維持・向上させることも忘れてはならない。

制約のある環境下では，提供するプログラムサービスが有効であるか，効率的であるか栄養学的観点のほかに組織・経済的観点も含めて総合的に評価し，サービスの質・内容・方法を吟味しながら，より改善したシステムにしていくスキルが要求される。

（4）栄養スクリーニング

栄養スクリーニング（nutritional screening）とは，対象者がどんな栄養状態か，栄養的リスクがあるか，またはどのくらいのリスクがあるかを判断・評価・判定するために行うものである。対象者の栄養状態と関連する事柄を計測し，検査して調べることにより，状態・状況を明らかにし，対象者の**選抜・抽出**や**階層化**（振り分け）を行う。

〔例〕特定健診・特定保健指導では，特定健診で腹囲やBMI，血圧，血糖値，血清脂質，喫煙の有無などの基準を設定して調査を行い，そのリスク基準により対象者を選抜・階層化（情報提供，動機付け支援，積極的支援への振り分け）する。

1）栄養スクリーニングによる栄養アセスメントの効率化

栄養アセスメントを一人ずつ全員に行うことが理想であるが，時間や人員，施設や設備，経費などの制限があるために，現実としてはむずかしい。そこで，栄養スクリーニングを行い，一定の条件で対象者の選抜や階層化をすることで，時間やコストを軽減して効率的に栄養アセスメントを行うことができる（ハイリスク・アプローチ）。

ちなみに，ハイリスク・アプローチがリスクの高い人に絞り込んで対処していくのに対し，対象を限定せず，集団全体のリスクを下げる対処方法をポピュレーション・アプローチという。

栄養スクリーニングによる効率化がある半面，選抜・階層化からこぼれてしまう対象者ができてしまうことを念頭に置いておく必要がある（図1−3）。

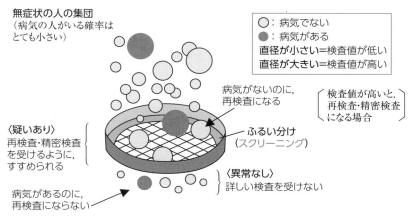

◎ふるいの網の目の大きさによって，再検査の範囲が変わる。

図1−3　スクリーニングの概念

（永瀬春美：子育てを応援したい人のための育児相談練習帳，p.61，創元社，2009 より一部改変）

2）栄養スクリーニングによる疾病予防および早期発見

　たとえば，適正な栄養状態が欠乏状態へと移行する場合に，身体の中の変化は徐々に起こる。その過程では，潜在性栄養素欠乏：臨床検査値の変化，身体計測値の変化（体重減少など），生理学的変化（咀嚼力・消化吸収率の低下など），不定愁訴（漠然としただるさ，頭重，食欲減退など）から，顕在性栄養素欠乏：臨床症状の出現（浮腫・腹水，皮膚・髪・爪の変化，やせなど），解剖学的変化（筋肉の萎縮など組織や臓器の形態的変化）へと少しずつ顕在化していく。

　初期の潜在性栄養素欠乏であれば服薬をしなくても，適正な栄養補給や食生活・生活習慣の改善により，栄養状態を回復できる。しかし，欠乏が進んで顕在性栄養素欠乏状態になると，それらだけでは回復しないことも多く，薬物療法などが必要となる。

　健康・栄養ケアを行う現場（病院，社会福祉施設，保育所，小・中学校など）で，栄養欠乏や過剰状態の進行が少ない可逆的段階で栄養スクリーニングを行えれば，服薬をしなくても，対象者の栄養状態を改善し，栄養低下や過剰による障害の進行を防ぐことが可能である。早期の段階に，栄養スクリーニングを行うシステムの構築が望まれる。

 超高齢社会と健康づくり

　近年，日本人の平均寿命は男女ともに延びて世界の上位にランクされている。その理由として，衛生管理の向上，薬を含む医療技術の進歩，保健指導の向上，栄養改善の効果などがあげられる。一方で，高齢者の増加，出生数の減少に伴い，超高齢社会となりつつある。

　このような状況では健康で活動的な高齢者を増やすことが大切となる。高齢に伴う身体各組織の老化現象の進行はやむを得ない面もあるが，比較的若い成人期から糖尿病，動脈硬化症，高血圧症，痛風などの生活習慣病に陥ることは防止すべきである。嗜好重視の偏った食生活，極端な制限食，アルコールの過飲，不規則な食事や生活行動，喫煙などは細胞機能に障害を与える。とくに過酸化物，アルデヒド（アルコールの代謝物），タール，ニコチンは悪害物質であり，注意を要する。

　高齢期に先だって，若・中年成人期において生活習慣病に陥ることをストップさせるべきである。そのためには日常の適正な食事摂取，規則正しい生活行動，適度な運動と休養などを実践し，継続していくことが大切である。すなわち，生活習慣病等の疾病にかからないようにする一次予防に力を注ぐべきである。そのためには，根気強い適正な栄養マネジメント（管理）の実践がより重要となる。

■2 栄養アセスメント

1. 栄養アセスメントの意義と目的

　栄養アセスメント（栄養状態の評価・判定，nutritional assessment）とは，(1)臨床診査，(2)臨床検査，(3)身体計測，(4)食事調査，(5)食に関連するその他の状況調査，(6)食環境ほかの環境要因などの**データに基づいて，対象者の健康・栄養状態を総合的に把握して評価・判定すること**で，通常，栄養スクリーニングによって選抜・抽出・階層化された対象者に実施する。そして，問題がある場合には，その原因を明らかにして改善を行う。適切な栄養マネジメントを行ううえでの土台となるもので，栄養アセスメントに基づき，栄養改善に向けての栄養療法計画または栄養ケア・栄養プログラムを作成し，実施する。

　栄養アセスメントは，栄養障害の治療や栄養療法に活用する以外に，生活習慣病の予防や健康の維持増進，QOLの向上にも有用である。栄養状態をあらゆる角度から正確に把握・評価・判定することが大切で，そのためには管理栄養士・栄養士は対象者の生活や疾患の状況などに対する**問診や食事調査，身体計測などのスキル**を身につけ，臨床検査値などの**データの収集と読みとり方**を確実に修得しなければならない。

　アセスメントは機能的側面から，静的アセスメント，動的アセスメント，予後判定アセスメントの3つに分けられる（Kudsk & Sheldon, 1983）。

栄養アセスメントの分類

① 静 的 ア セ ス メ ン ト
(static nutritional assessment)

●**長期にわたる全般的な栄養状態**を，対象者のある**一時点での計測データ**（栄養指標や計測値など）で評価する方法。
　対象者の年齢・性別基準値などと比較し，栄養状態の過不足や異常の有無，栄養障害のタイプの判定などに用いられる。主に，栄養スクリーニング，初回時・事後の評価の指標とされる。
　〔例〕血清アルブミン値は長く続いている高齢者の低栄養状態の判定に用いられる。

② 動 的 ア セ ス メ ン ト
(dynamic nutritional assessment)

●**比較的短期の栄養状態**を，対象者の**経時的な計測データ**で評価する方法。
　栄養状態の短期の改善・変化の指標とされ，栄養療法・治療の効果の判定やモニタリングとして用いられる。
　〔例〕半減期の短いプレアルブミンは，短期のたんぱく質の栄養状態・治療効果の判定に用いられる。

③ 予 後 判 定 ア セ ス メ ン ト
(prognostic nutritional assessment)

●**複数の計測データ**を組み合わせて分析・検討し，栄養障害のリスクを判定したり，栄養療法・治療の効果や予後を推定する。

2. 栄養アセスメントの方法

栄養アセスメントでは，対象者の**身体的情報**（臨床診査，臨床検査，身体計測など）とそれ以外の**健康・栄養と関連する情報**（食事調査，その他の環境要因など）から評価・判定を行う。

（1）臨床診査（clinical assessment）

臨床診査とは，面接者（例：管理栄養士）が対象者（例：患者）と対面して，健康および栄養に関する情報を対象者から引き出し，対象者の健康・栄養状態を評価・判定することである。方法としては，対象者に対する**問診**や**身体状況**の観察を行う。正しい評価をするために，面接者が対象者から情報をじょうずに聞き出したり，観察して対象者の状況を読み取ったりするものである。この技術（スキル）の修得には面接者が経験を積むことも必要である。

主な臨床診査

① 問　　　　　診

主な聞き取り内容：主訴[*5]，現病歴[*6]，既往歴[*7]，家族歴[*8]，食生活・生活歴，職業歴など。

●面接者が対象者に直接，または調査表により，質問をして回答を得る。
☆ポイント：対象者の情報を得るための質問・回答形式・内容を吟味する必要がある。

面接聞き取り調査　面接者が対象者と対面して情報を聞き取る方法。

- 長所
  - ・面接者が巧みに聞き取ることで，対象者の思い出し忘れが少ない。
  - ・面接者が対象者に質問内容を説明できる。
- 短所
  - ・面接者の主観が入りやすく，偏りがでる場合がある。
  - ・対象者の回答が面接者により誘導されやすい。

自 記 式 調 査　調査表（質問紙）に記載した質問に，対象者が回答を記入する方法。

- 長所
  - ・面接者の主観が入らない。
  - ・固定回答[*9]の場合，対象者の情報を均一的に集められる。
- 短所
  - ・対象者が質問の内容や意味をとり間違えたり，回答が不完全になる可能性がある。
  - ・自由回答[*10]の場合，対象者の回答の表記が均一ではなく，評価がむずかしい場合がある。

② 身 体 状 況 の 観 察

主な観察内容：体格，頭髪，顔色，皮膚，爪，上・下肢，手，まゆ，まぶた，耳，鼻，瞼，眼球，唇，口腔粘膜，歯肉，舌など。

●面接者が対象者を観察する。
☆ポイント：対象者の身体的徴候や状況から，栄養状態や疾患の推測が可能である。

〔例〕爪の観察 ⇨ 匙状爪（スプーンネイル）⇨ 鉄欠乏性貧血が疑われるなど。

- ＊5　**主　訴**：対象者の栄養的症状についての訴え。
- ＊6　**現病歴**：対象者が現在かかっている疾病の症状や発現・推移の状況。
- ＊7　**既往歴**：対象者が過去にかかった疾病や服薬の状況。
- ＊8　**家族歴**：対象者の親・兄弟などの近親者の疾病・栄養状態の傾向。
- ＊9　**固定回答**：あらかじめ設定された選択肢からあてはまる回答を選ぶ形式（はい・いいえ　など）。
- ＊10　**自由回答**：回答を対象者が自由に記述する。

（2）臨床検査（clinical examination）（検体検査と生体・生理機能検査）

　臨床検査では，対象者に対して生理・生化学的技法を用いて，以下に示す検査などを行う。検査値は数値化して表されるので，客観的な診断が可能である。臨床検査は，対象者の疾患状態の把握以外に，臨床症状が出現する前の潜在性栄養障害や代謝異常の早期発見にも有効に活用できる（表1-1）。

〔例〕血清アルブミン：対象者のたんぱく質の栄養状態（比較的長期間の）を把握する指標として用いられている（短期の対象者の栄養状態把握には適さない）。

主な臨床検査

① 血　液　検　査

〔検査項目例〕血中脂質（中性脂肪，総コレステロール，LDL-コレステロール，HDL-コレステロールなど）⇨ 脂質代謝の指標。
血糖値（空腹時血糖，食後血糖，糖負荷試験，HbA1cなど）⇨ 糖質代謝の指標。
血清総たんぱく質，血清アルブミンなど ⇨ たんぱく質代謝（栄養状態）の指標。
AST（GOT），ALT（GPT），アルカリフォスファターゼなど ⇨ 肝機能の指標。
尿酸 ⇨ 高尿酸血症，腎疾患などの指標。
クレアチニン，尿素窒素（BUN）⇨ 腎疾患などの指標。
その他　Na，K，Cl，Ca，P，Fe濃度など。

② 尿　　　検　　　査

〔検査項目例〕糖 ⇨ 糖尿病などの指標。
たんぱく質，トランスフェリン，クレアチニン ⇨ 腎疾患などの指標。
潜血 ⇨ 腎疾患，尿管結石などの指標。
ウロビリノーゲン ⇨ 肝疾患などの指標。ケトン体 ⇨ 脂質代謝の指標。
ビリルビン・ウロビリノーゲン ⇨ 黄疸などの指標。

③ 血　　　　　　圧

収縮期血圧（最高血圧）／拡張期血圧（最低血圧）
（判定例）　健常血圧（130＞／85＞），高血圧症（140≦／90≦）

④ 心 電 図，超 音 波 な ど

心電図 ⇨ 心筋虚血や梗塞の診断などの指標。
超音波 ⇨ 臓器や胎児の状態の診断などの指標。

⑤ 呼 吸 機 能 検 査

スパイロメトリー（スパイロメーターを用いての検査）
肺活量 ⇨ 肺線維症，自然気胸などの指標。
1秒率[*11] ⇨ 気管支喘息，肺気腫，慢性気管支炎などの指標。

＊11　**1秒率**：十分に息を吸い込み，思いっきり全部息を吐き出したときの息の全容量（mL）のうち，最初の1秒間に吐き出された量（mL）の占める割合（％）。

表1−1　代表的な栄養と関連疾患に関係した生化学検査

検査項目	略称	参考値	高値の場合	低値の場合
【肝機能】				
アスパラギン酸アミノ基転移酵素	AST（GOT）	10〜35U/L	肝炎,肝硬変,心筋梗塞	透析
アラニンアミノ基転移酵素	ALT（GPT）	8〜40U/L	肝炎, 脂肪肝	透析
アルカリホスファターゼ	ALP	100〜280U/L	胆管炎, 閉鎖性黄疸	亜鉛欠乏
ロイシンアミノペプチダーゼ	LAP	男：80〜170U/L 女：75〜125U/L	急性肝炎, 肝硬変, 悪性腫瘍	
γ-グルタミルトランスペプチダーゼ	γ-GTP	男：7〜60U/L 女：7〜30U/L	アルコール性肝障害, 閉鎖性黄疸	
コリンエステラーゼ	ChE	172〜457U/L	脂肪肝, ネフローゼ症候群	肝硬変, 肝がん
間接ビリルビン	Dbil	0〜0.8mg/dL	肝炎, 肝硬変, 溶血性疾患	
直接ビリルビン	Ibil	0〜0.3mg/dL		
【膵臓・消化管機能】				
インスリン	IRI	5〜15U/mL	高インスリン血症, 肥満	1型糖尿病
C-ペプチド	CPR	1.6±0.4ng/mL	糖尿病性腎症	1型糖尿病
グルカゴン	IRG	40〜180pg/mL	肥満	糖尿病
セクレチン		60〜120pg/mL	肝硬変, 慢性腎不全	膵臓病
アミラーゼ	AMY	76〜200U/L	急性膵炎	糖尿病
【腎機能】				
尿中アルブミン		2〜20mg/日	糸球体腎炎,	糸球体腎炎, 腎硬化症,
クレアチニンクリアランス	Ccr	男：110±20mL/分 女：100±20mL/分	ネフローゼ症候群	うっ血性心不全
【糖質代謝系】				
空腹時血糖	FBS	70〜110mg/dL	糖尿病	甲状腺機能低下症
糖化ヘモグロビン	HbA1c	4.3%〜5.8%	糖尿病, 腎不全	溶血性貧血
フルクトサミン	FRA	205〜285μmol/L	糖尿病	肝硬変,ネフローゼ症候群
乳酸		4〜16mg/dL	糖尿病, 心不全, ビタミンB₁欠乏	
【たんぱく質代謝系】				
総たんぱく質	TP	6.5〜8.2g/dL	脱水症, 嘔吐, 下痢, 火傷	低たんぱく質血症, 肝硬変, 肝がん, ネフローゼ症候群, 悪性貧血, たんぱく質漏出性胃腸症
アルブミン	Alb	3.8〜5.3g/dL		低アルブミン血症, ネフローゼ症候群
レチノール結合たんぱく質	RBP	2.5〜8.0mg/dL	腎不全, 過栄養性脂肪肝	低栄養, 甲状腺機能亢進症
尿素窒素	BUN	8〜20mg/dL	尿毒症, 腎炎, 脱水, ネフローゼ症候群	
クレアチニン	Cr	男：0.7〜1.3mg/dL 女：0.7〜0.9mg/dL	尿毒症, 腎不全	甲状腺機能低下症
尿酸	UA	男：3〜7.5mg/dL 女：2〜6.0mg/dL	高尿酸血症, 痛風	
【脂質代謝系】				
総コレステロール	TC	130〜220mg/dL	高脂血	肝硬変
LDL-コレステロール	LDL-C	70〜139mg/dL	高LDL-コレステロール血症	
HDL-コレステロール	HDL-C	40〜70mg/dL		低HDL-コレステロール血症
中性脂肪	TG	30〜150mg/dL	高脂血	甲状腺機能亢進症, アジソン病
non-HDL-コレステロール	non-HDL-C	90〜149mg/dL	動脈硬化, 脂質代謝異常	栄養吸収障害, 肝硬変
リン脂質	PL	160〜260mg/dL	ネフローゼ症候群	肝硬変
ケトン体	KB	28〜120μmol/L	糖尿病, 絶食	
【電解質代謝系】				
ナトリウム, 塩素, カリウム, カルシウム, リン, マグネシウム, 鉄, 鉄結合能, フェリチン, ヘモグロビン, 銅, 亜鉛など				
【ビタミン類】				
ビタミンB₁, B₂, B₁₂, C, ナイアシンなど				
【その他】				
白血球数, 赤血球数, 平均赤血球容積, 平均赤血球色素量, 平均赤血球色素濃度, 総リンパ球, リンパ球幼若化反応など				

（東條仁美, 上西一弘編著：マネジメント応用栄養学, p.11, 建帛社, 2012 より一部改変)

（3）身体計測（body measurement）

　対象者の**身長**，**体重**などを計測して，評価を行う。身体計測は簡便であり，頻繁に行うことが可能である。非侵襲的・経済的であり，とくに栄養調査や集団検診および臨床でのスクリーニングの検査として活用される。身長・体重は，成長期の発育状況の評価，栄養素やエネルギーの過不足の推定に有効であり，経時的変化の観察を行いやすい。

主な身体計測

① 身　長　・　体　重　　（肥満・やせの判定などができる）

体格指数

カウプ指数＝｛体重(kg) ／〔身長(cm)〕^{2}｝×10^4
　⇨ 乳幼児の発育状態・肥満度を知る目安として利用されている。
ローレル指数 ＝｛体重(kg) ／〔身長(m)〕^{3}｝× 10
　⇨ 児童・生徒の発育状態・肥満度を知る目安として利用されている。
BMI（body mass index）＝体重(kg) ／〔身長(m)〕^{2}
　⇨ 肥満度を知る目安として利用されている。
BMI 22が一番，生活習慣病の侵襲を受けにくいとされる。上式で，BMIを22として対象者の身長を式にあてはめた場合の体重が，対象者の標準（理想）体重とされる（日本肥満学会）。

標準体重比(%)＝｛実測体重(kg)－標準体重(kg) ／ 標準体重(kg)｝×100(%)
（判定例）　軽度：20～30％，中等度：30～50％，高度：50％≦

体重減少率＝｛平常時体重(kg)－測定体重(kg) ／ 平常時体重(kg)｝×100(%)
（判定例）　低栄養の目安：1～2％＜ / 週，5％＜ / 月，7．5％＜ / 3か月，10％＜ / 6か月

② 体　脂　肪　量　　（脂肪の蓄積や消耗を調べる）

皮下脂肪厚　　皮下脂肪の厚さ（上腕三頭筋部または肩甲骨下部）をキャリパー（皮脂厚計，アディポメーター）で測る。
　☆**ポイント**：皮下脂肪厚と体脂肪量は相関がある。
生体電気インピーダンス法　　体内に微弱電流を流すことで，体の電気抵抗を測定し，体（BIA法）　　　　　　　　脂肪量を推定する。

③ 骨　格　筋　量　　（骨格筋消耗の有無を調べる）

上腕周囲長（AC：cm）　　体脂肪量と筋肉量の指標となる。肩峰と肘先の中央位置を巻尺（インサーテープ）で測る。

上腕筋囲（AMC：cm）＝AC(cm)－3.14×上腕三頭筋皮下脂肪厚(cm)

上腕筋面積（AMA：cm^2）＝（AMC）^{2} /（4×3.14）
筋肉量または除脂肪量の指標となる。

下腿周囲長　　体脂肪量と筋肉量の指標となる。最も太い場所を巻尺（インサーテープ）で測る。

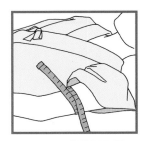

**図1－4　上腕周囲長
の計測**

（4）食事調査（diet surveys）

　　対象者の**食習慣**や**食物摂取状況**の調査をして，対象者の栄養状態の基盤を把握する。栄養マネジメントで，対象者が食生活面からの改善に取り組むためのヘルスケアプラン作成に欠かせない情報調査である。

主な食事調査

① 食　習　慣　調　査　　（対象者の習慣的食事摂取調査）

　食物摂取頻度調査（FFQ：food frequency questionnaire）　食品リストなどを用い，一定期間中に対象者が各種食品を何回摂取したか，その頻度と量をアンケート（質問紙）形式で調査する。

　質問紙法　食習慣に関する質問紙を作成し，対象者の食習慣を調査する。回答の方法には，固定回答と自由回答がある。

　食歴法（dietary history method）　対象者の過去の食事内容を思い出してもらい，食習慣や食傾向を調査する。

② 食　物　摂　取　状　況　調　査

　24時間思い出し法（24 hours recall method）（聞き取り調査法）　24時間前から対象者が食べたすべての食品（料理の材料）とその量・調理法について，問答形式で面接者が聞き取り，栄養摂取量を推定する。

　ツールの利用：実物あるいは実物大のフードモデルや食器，料理・食品カラー写真，摂取量推定のためのスケールなどを用いる。

　食事記録法　一定期間（通常2・3日〜1週間）に対象者が摂取した食品すべてを記録する。

- ●**目安量記録法**（food recording method）　摂取食品の目安重量を記録する。
- ●**秤量記録法**（food weighting method）　摂取食品の重量を量って記録する。
- ●**陰　膳　法**（duplicated method）　実際に対象者が摂取した食事と同じもの（1人前多く食事をつくってもらう）を科学的に分析し，対象者の摂取栄養量を推定する。
- ●**写真記録法**（food photograph recording method）　対象者が食べた食品を写真に撮り，記録し，食べた量を推定する。

（5）食に関連するその他の状況調査

食に関連するその他の状況調査

① 食　知　識
●対象者の食教育状況のほか，テレビ・新聞・雑誌・書籍などのマスコミ，インターネットからの食情報収集や，取捨選択・整理の状況などを把握する。極端な情報，誤った情報，エビデンス（科学的根拠）が欠けた情報，思い込みや偏った情報をもっている場合もあるので，注意を要する。

② 食　態　度
●対象者の食嗜好（好き嫌い，偏り，ばっかり食べ，味つけ），食べる量（過食，少食），食事にかける時間（速さ，噛む回数，消化吸収），食意欲（旺盛，減退），食べるマナーなどを調査する。

③ 食　行　動
●対象者の食事回数（欠食，間食，夜食の有無），食事時刻（規則正しいかどうか），食事の所要時間（楽しんでいるか，よく噛んでいるか），食事場所（家，外食─レストラン，ファストフード，立ち食い，職場，学校，その他），共食者（孤食，個食，家族団らん），料理担当者（内食・中食・外食，出前，持ち帰り弁当，調理済み食品）などを調査する。

④ 食スキル
●対象者の調理技術・技能の有無・程度，食事メニューのレパートリー（料理の種類と調理法），主食・主菜・副菜（汁，果物，牛乳など）の組み合わせ方，間食のとり方などを調べる。

⑤ 生　活　習　慣（ライフスタイル）
●対象者についての喫煙，飲酒，嗜好品，服薬，サプリメント，身体活動，仕事，習慣化した日常行動などを把握する。

対象者それぞれの食知識，食態度，食行動，食スキルなども栄養マネジメントに影響をすることを念頭に置いておく。食に関する以下に示す諸因子も評価・判定の基準のひとつとなり，それらの状況に応じてヘルスケアプランの内容を適宜変える。

（6）食環境ほかの環境要因

私たちの食生活は，とり巻く生活環境，社会・経済・文化的環境，自然環境の影響を大きく受けている。対象者の背景にあるさまざまな環境条件を把握し，それを考慮して栄養マネジメントを行う。

主な環境要因

① 食 環 境	●対象者の食卓をとり巻く環境・食空間，家族団らん，食の外部化，安全性，食のトレーサビリティ*12，食品の表示，おいしさ，地産地消，スローフード*13，旬，食文化，経済性（家計），個食，孤食，情報の氾濫状況を調査する。
② 生 活 環 境	●対象者の成長・発達，家族構成，核家族化，共稼ぎ世帯，学校生活，職場，居住地・住宅環境などを把握する。
③ 社会・経済・文化的環境	●24時間型社会の出現（コンビニなどの24時間営業），食品素材の表示・偽装問題，食品由来の感染症の発生，少子化・超高齢化社会，食育，生活習慣病の増加，不況による経済的打撃，食文化の継承，宗教など対象者をとり巻く社会・経済・文化的環境を把握する。
④ 自 然 環 境	●地域性（都市，農山村，漁村など），気候（寒暖，湿度など），風土，交通の発達などの自然環境を考慮する。

*12 **食のトレーサビリティ**：生産→加工→流通→消費者への販売などの各過程で，食品についての情報を記録・保管しておくことで，消費者側から生産者側の方向へ履歴を追跡し，さかのぼることができること。

*13 **スローフード**：ファストフードの反対語という意味だけではなく，伝統的な食材・料理・質のいい食品を守る，食文化を大切にする，食育をすすめるなどの活動全般のこと。

（7）QOL（生活の質，人生の質）

QOL（quality of life）は国際的に重要視されている価値観で，**生活の質**，または**人生の質**と訳される。QOLには**社会的価値観**と**個人的価値観**が含まれている。個人的価値観はとくに，とらえ方が人それぞれさまざまであり，また同じ人であっても時間とともに変化することも多く，評価はむずかしい。

栄養マネジメントを行う際には，対象者のQOLを考慮することが大切である。たとえば，終末期がんなどの回復を見込めない医療現場においては，QOLの重要性から，患者の医療を評価する基準のひとつとしている。

対象者のQOLの評価・判定の方法は，多方向（身体的・社会的・精神的側面やコミュニケーションなど）からの質問をとり入れた調査によって行う。そのため，よく質問を吟味するとともに結果の信頼性を検討する必要がある。QOLは質であるため，量では評価しきれない部分があり，また他の対象者との比較だけでは妥当性を欠くことも多いので注意を要する。QOLを充実させるための対象者をとり巻くアメニティ（快適さ）の環境整備をすることも重要である。

3. アセスメント結果からの現状把握と課題の抽出

　① 対象者の現状の把握

●前述の(1)～(7)について，対象者の現状（過去も含めて）を具体的に把握・認識する。対象者の資質などを理解することも大切である。

　② 健康・栄養問題の検出

●①について，対象者の健康・栄養に関して何が問題であるかを分析し，明らかにする。

③ 解決策の計画と提案

●問題に対する解決策を構築する。解決策は対象者の外的・内的状況により変わるものであり，一方的に解決策を決定することはできない。コンプライアンス*14よりもアドヒアランス*15により，対象者と共に解決策を見つけていく。そのためにはあらかじめ，対象者への計画と提案をいくつか準備しておくことも必要である。また，対象者との信頼関係を構築していくことが大切である。

*14　**コンプライアンス**：命令・要求に従う意。たとえば，医療現場では，医療者の治療の指示（服薬など）に患者が従うことを意味する。
〔医療者　⟹　患者〕

*15　**アドヒアランス**：たとえば，医療現場でのアドヒアランスは，患者（対象者）が医療者から示される治療方針に積極的にかかわりながら治療を進めていくことを意味する。患者が一方的に医療者からの指示を受けるのではなく，相互関係をもち，治療方針の決定に参加して治療を行う。
〔医療者　⟺　患者〕

4. 目標達成のための個人目標設定

　栄養ケア・栄養プログラムの作成では，実施に先立って目標の設定を行う。目標は期間の長さにより，長期・中期・短期目標の3つに分けられる。これらを組み合わせて，モチベーションを高めて継続し，達成をめざす。

目標設定の種類

(1) 長 期 目 標 の 設 定

●対象者のゴールにあたる大目標。総括・統括的目標であり，まず最初にプログラムの大前提として設定する。
〔例〕「食事と身体活動の改善により，肥満を解消する」を長期目標とする。

(2) 中 期 目 標 の 設 定

●対象者が長期目標を達成するにあたって，その中間的期間までにめざす目標。
〔例〕長期目標達成のために，「食事バランスの改善と平日・休日の身体活動量アップで3か月間で3kgの減量をする」を中期目標とする。

(3) 短 期 目 標 の 設 定

●対象者が長期目標・中期目標を達成するための，すぐ実践する具体的な目標。
〔例〕長期目標（肥満解消）および中期目標（3か月間で3kg減量）達成のために，「①夕食後の間食をやめて，朝食をとる，②平日は通勤時一駅分歩き，休日にジムで1時間運動をする」を短期目標とする。

　栄養ケア・栄養プログラムの実施時には，行動科学理論やカウンセリング，コーチング，アドヒアランスなどの手法を応用しながら，対象者の実践などに対するサポート（支援・援助）を行う。実施においては，対象者とのラポール（信頼関係）を形成していくことが非常に大切である。

　行動科学理論とは，環境，動機づけや欲求をはじめとする種々の条件，経験などが，ヒトの行動にどのような影響を与えたり，行動を決定したりするかを予測し，体系化したものである。たとえば，特定保健指導においては，対象者の行動変容が重要であるが，この変容を効果的に行うために，行動科学理論が応用される。

1. 栄養ケア・栄養プログラム計画の作成と実施

　栄養リスク者〔栄養スクリーニングで選抜（ピックアップ）された対象者〕の栄養アセスメントに基づいて，栄養ケア・栄養プログラムを作成する。計画にあたっては，管理栄養士・栄養士による栄養補給・栄養療法，栄養教育，栄養カウンセリングなどの栄養のプランだけでなく，他職種・専門領域（医師・歯科医師，保健師・看護師，薬剤師，介護福祉士，ケアマネージャー，健康運動指導士ら）それぞれの立場からのプランを総合して作成する。

(1) 課題の必要性・優先性

●対象者の現状からの課題を整理し，そのなかで何を優先させてプログラムを作成するか検討する。
〔例〕特定保健指導対象者に，①揚げ物を毎日昼と夜に食べる，②間食が多い，③砂糖入りミルクコーヒーの摂取が多い，④時々オイルドレッシングをたくさん用いるという課題がある場合，どれも改善することで摂取エネルギーを減らすことができるが，対象者が間食とコーヒーを減らすことに対してはストレスが大きいが，揚げ物の量・回数の改善に取り組む気持ちをもっている場合には，②③の改善より，①の改善を優先させる。また，取り組む目標を1つにしぼる場合には，④は時々なので，①の改善を優先させる提案を行うとよい。

(2) 課題の実施可能性

●対象者の課題からつくったプログラムが，理論上優れていたとしても，対象者にとって実施することがむずかしかったり，対象者によっては向いていないプログラムであることも多い。対象者が，あるいは対象者に対して，実施できる内容であるか吟味を要する。
〔例〕特定保健指導対象者が，「寝る2時間前には食事をしない」という目標をたてても，残業などで帰宅が11時を過ぎ，それから夕飯を食べる生活環境である場合には，就寝時間が遅くなり，睡眠時間に影響がでるため，目標を見直す必要がある。

(3) 資源と費用

●プログラムを実施できるかどうか，プログラムの内容の吟味のほかに，資源や費用の検討も必要となる。
〔例〕特定保健指導では，面接，電話，メール，レターなど，選択可能な方法がいくつかあるが，どの方法を用いて対象者を支援するかは，ヒト・もの・お金などの検討も行ったうえで，決定する。

2. モニタリングと個人評価

（1）モニタリング

　モニタリングは実施上において，対象者が積極的・協力的かどうか，合併症の有無，栄養補給法や協力者などに問題がないかなどを評価・判定する過程である。適切なモニタリングが行われなければ，栄養プログラムが効果的であったと評価することはできない。モニタリングにおいて，栄養評価指標の改善目標が達成されていれば，栄養プログラムは終了する。

主な評価の種類

(1) 過程（経過）評価
- 対象者の栄養ケア・栄養プログラムの目標達成に向けての過程（プロセス）の評価。プログラムの進捗状況，対象者の実践状況および目標の実現可能性，「ヒト・もの・お金」など資源の活用状況，組織の協力体制などを評価する。これらの評価をもとにして，必要ならばプログラムを修正したり，目標を変更したりする。

(2) 影響評価（短期目標）
- プログラム実施の途中で，栄養補給や，栄養教育，栄養カウンセリング，栄養コーチング，アドヒアランスなどの影響を受けて，どの程度，あるいはどのように変化したか，短期目標を中心として，対象者の行動変容や環境状況の変化を評価する。

(3) 結果評価（中・長期目標）
- プログラム実施の中期以降，あるいは最後に，結果として以前と比べてどの程度，あるいはどのように変化し，中・長期目標を達成できたかを評価する。

(4) 総合評価
- 一つの評価だけではなく，あらゆる視点から行った評価を総合する。対象者，担当者，プログラムそれぞれの総合評価と，それらすべてを含むサービスについての総合評価がある。

(5) 経済評価（費用効果，費用便益）
- 栄養マネジメントにおいては，プログラムサービスの経済的な評価を行う必要がある。費用効果や費用便益，あるいはその組み合わせなどにより，サービス内容を評価したり，資源の投資などを検討する。

代表的な経済評価

① 費用効果
- プログラムサービスなどにおいていくつかの方法があるなかで，費用はどれが安いかを比べるが，便益（利益）を単に金銭評価するのではなく，客観的数値で評価する。

〔例〕

治療方法	費用	治癒率
A	500万円	1/3
B	600万円	1/2

Aの治療方法の費用対効果：500万円÷1/3＝1,500万円
Bの治療方法の費用対効果：600万円÷1/2＝1,200万円
⇒治癒に関する費用　Bのほうが望ましい。

② 費用便益
- 便益から，かかる費用を引いて，純便益を計算し，効果を金銭評価する。異なる目的や手段についてのサービスなどを比較できる。

(6) モニタリング・評価
- 対象者の健康状態や環境などの変化や介入効果の状況把握，プログラムの進行管理，監視などを目的として，そのために設定した指標を測定・分析する。

短期目標，あるいは長期目標が達成されていない場合には，問題点を抽出・整理し，優先的に解決すべき点を明らかにする。短期目標を達成可能なレベルに変更するか，介入方法を変更するかどうか，対象者の状況に合わせて再考し，栄養ケアプランを変更する。

　代謝上の問題については，血液調査結果などから確認し，それに対応する栄養ケアプランを作成する。

　モニタリング期間はアセスメント項目によって異なる。喫食率は毎日，あるいは1週間ごと，身体計測値は1週間，あるいは1か月ごと，血清アルブミン値は1か月ごとのように各項目の変化の速さに適切に対処する。同時に，計画・方法に無理がないか，業務が効率よく適正に遂行されているかどうかの確認もあわせて，モニタリング期間やその方法を設定していくことが必要である。

（2）評価の種類

　栄養ケア・栄養プログラムの実施とともに評価が始まるが，各段階で定期的に行う。評価が偏らないように，対象者も含め，他職種等との連携も必要である。

3. マネジメントの評価

（1）評価のデザイン

　健康と疾患に影響を与える要因を研究・評価する主な方法を，以下に示す。目的・資源・環境などの条件により，研究・評価方法を選択する。

　図1－5にはコホート研究と症例対照研究の比較を示した。

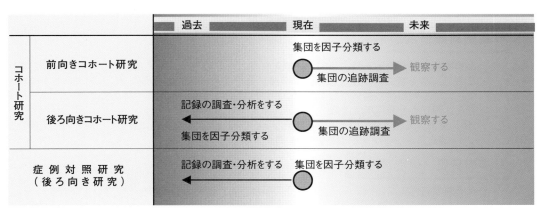

図1－5　コホート研究と症例対照研究の比較
（集団の因子分類時期と観察・調査・分析の方向）

(1) 無作為化比較試験 (RCT)

● 対象者をランダムに2つの群（**介入群と対照群**）に分け，疾病の治療法・予防法などの有効性を評価する。時間や費用などがかかるが，結果の信頼性が最も高い方法。

(2) コホート研究の応用

● ある因子に暴露した集団（コホート）としていない集団（たとえば，ある薬を飲んでいる集団と飲んでいない集団）に分けて比較分析し，その因子との因果関係を追跡研究する。あるリスクにより将来どんな疾患に罹患するか，どのような病態になるか，リスクはどのくらいかなどを分析する。前向きコホート研究と後ろ向きコホート研究に分けられる。

① 前向きコホート研究

● 大規模な集団（多人数の健康な集団，通常数万〜数十万人）を対象として，原因となりえるある因子（食習慣，臨床検査値，生活習慣など）をあらかじめ調査したうえで，その集団を前向きに（現在から未来に向かって），長期間（通常5年〜20年）追跡調査し，原因となりえる事柄との関係を分析していく。多大な手間と費用がかかる。
〔例〕①健康な大規模集団で肺がんになる可能性のある要因（喫煙）について調査する。②この集団を追跡調査して，肺がんの罹患者を確認する。③最初に調査した要因（喫煙）と，その後の肺がんへの罹患との因果関係を分析する。

② 後ろ向きコホート研究 ☆**ポイント**：いったん後ろ（過去）にさかのぼって研究し，追跡調査は前向きに（未来に向かって）行う。

● すでに事象（疾病など）が起こってしまった状況下から，事象の起こった集団を事後的に（後ろ向きに）追跡調査する〔疾病などの要因について，過去にさかのぼって調査して，事後の集団追跡を未来に向かって行う〕。
〔例〕事故による放射能汚染者集団について，事後的に汚染者の状況をさかのぼって調査し，集団を追跡してがん発生率の因果関係を分析する。

(3) 介入前後の比較

● 個人または集団に介入を行い，介入の前後で評価項目を測定し，どの程度差があったか，効果を評価する。対照群を設ける場合と設けない場合がある。対照群を設けた場合のほうが信頼性が高くなる。

(4) 症例対照研究の応用 （後ろ向き研究）

● ある疾病者集団群と，性・年齢・環境条件などをなるべくそろえた健康な対照群を比較することで，ある特定因子と疾患の因果関係を分析する。研究は後ろ向きに（過去にさかのぼって）行う。対照群の選択がむずかしいが，比較的小規模・短期間で実施できる。コホート研究と比較すると通常精度は低い。
〔例〕肥満者集団と，性別・年齢・職業などが似通った健康な集団に対して，両者の生活習慣を過去にさかのぼって（後ろ向き）調査する。

(5) 事例評価（個別評価）

● ある対象者個人についての評価。集団の場合でも，個々人の事例をとりあげ，評価を行う。

（2）評価結果のフィードバック

　評価結果のフィードバックについては，本章第1節2，(1) PDCAサイクルの意義と目的，および（2）PDCAサイクルと栄養ケア・マネジメント (pp.3〜6) を参照。

(1) アセスメント，計画，実施へのフィードバック

●栄養ケア・栄養プログラムの評価結果やその過程を分析して，アセスメント，計画，実施の各段階へフィードバックさせることで，よりよい方法や目標達成をめざす。

(2) 栄養ケア・栄養プログラムの見直し

●プログラムが対象者にとって，およびシステムとして，適当なものであったかを分析・検討し，継続・修正したり，新プログラムを導入したりする。

(3) 栄養ケア・栄養プログラムの標準化

●栄養マネジメントを機能的・効率的に進行できるように，フィードバックを活用し，仕様書やマニュアルを作成して標準化し，よりよいシステムの構築を行う。

(4) 栄養マネジメントの記録（報告書）

●栄養マネジメントの記録をすることにより，ふり返りをするとともに，次回以降の栄養ケア・栄養プログラムサービスの参考資料としても活用する。

●参考文献●

・市丸雄平，岡　純編著：マスター三訂応用栄養学，建帛社，2015
・江澤郁子，津田博子編：Nブックス四訂応用栄養学〔第2版〕，建帛社，2016
・厚生労働省：標準的な健診・保健指導プログラム（確定版），2007
・管理栄養士国家試験過去問題集，5年分徹底解説，中央法規，2017

スタディ　解答

1．○　　2．×〔ヒトの栄養状態とは，栄養素の摂取，消化吸収，利用，貯蔵，さらに排泄等の総合的な状態であるため，食事調査による栄養素摂取量だけでは評価，判定できない。食事，身体計測，臨床検査，さらに臨床診査等から得た主観的かつ客観的情報により，個人やある特定集団の栄養状態を総合的に評価する〕

3．×〔上腕囲は，上腕の皮下脂肪厚と上腕筋囲の両方が含まれているものであり，筋肉量は予測できない。上腕筋囲＝上腕囲（cm）－0.314×皮脂厚（mm）で算出し，筋肉量を予測する〕　　4．×〔目標設定には，栄養評価から明らかになった問題点が解決可能な目標とする。目標は短期目標と長期目標に区分し，実行可能な具体的な目標設定とする。目標が複数になる場合は優先順位をつけ，目標達成までの期間を設定することなどの注意が必要である〕　　5．○　　6．×〔たんぱく質の栄養状態判定には，レチノール結合たんぱく質（半減期0.4～0.7日），血清プレアルブミン（半減期2～3日），トランスフェリン（半減期7～10日），血清アルブミン（半減期18～23日）が用いられ，血清アルブミンの半減期が最も長く，静的アセスメントとして用いられる〕

7．×〔内臓脂肪量は，ウエスト／ヒップ比や，腹部のCTスキャンならびにウエスト周囲径値によって評価できる〕　　8．○　　9．×〔モニタリングは途中経過のアセスメントを評価するものである〕

10．×〔栄養スクリーニングは，対象者が栄養リスクを保有しているかどうかを早い段階で知るための検査で栄養リスク者を選定するために実施される〕　　11．○　　12．○　　13．×〔設定した最終的な結果目標の達成程度の評価は「結果評価」である。影響評価は，対象者の健康・栄養状態に影響を及ぼすような活動や行動に変容が観察されたかを評価する〕　　14．○

食事摂取基準の基礎的理解　第 **2** 章

■ 概要とねらい ■

　日本人の食事摂取基準は，社会の状況を反映しながら5年ごとに改定されてきた。日本人の食事摂取基準（2005年版）から用いられてきた策定方針を踏襲し，**日本人の食事摂取基準（2020年版）**では，栄養に関連した身体・代謝機能の低下の回避の観点から，健康の保持・増進，生活習慣病の発症予防及び重症化予防に加え，高齢者の低栄養予防やフレイル予防も視野に入れた食事摂取基準となっている。利用者は，算定された数値にこだわらず，食事摂取基準の考え方を十分に理解したうえで，より総合的な判断をしながら用いることが求められている。

スタディ　日本人の食事摂取基準（2020年版）について，正しいものに○，誤っているものに×を（　）に記入しなさい。

（　）1．高齢者の低栄養やフレイル予防も視野に入れて策定された。

（　）2．対象は，健康な個人並びに集団を対象としているが，高血圧，脂質異常，高血糖，腎機能低下に関するリスクを有している場合でも対象としている。

（　）3．栄養素の指標の目的は，「摂取不足の回避」，「過剰摂取による健康障害の回避」の2つからなる。

（　）4．耐容上限量（UL）は，生活習慣病の一次予防を目的として算定する。

（　）5．高齢者の年齢区分は70歳以上とした。

（　）6．推定平均必要量は，98%の者が充足している量である。

（　）7．目標量に対してはエビデンスレベルが示されている。

（　）8．耐用上限量にはサプリメントは含めない。

（　）9．エネルギーについては，摂取量および消費量のバランス（エネルギー収支バランス）の維持を示す指標として，BMI（body mass index）が用いられる。

（　）10．たんぱく質の食事摂取基準は，窒素平衡維持量をもとに算出されている。

（　）11．妊婦の体たんぱく質蓄積量は，体カルシウム増加量より算出された。

（　）12．脂質の目標量の上限は，飽和脂肪酸の過剰摂取を介して発症する生活習慣病の予防を考慮した。

（　）13．ビタミンCの策定根拠は，壊血病の予防である。

1　食事摂取基準の意義

1.　食事摂取基準の目的

　日本人の食事摂取基準（dietary reference intakes：DRIs）は，健康な個人および集団を対象として，国民の健康の保持・増進，生活習慣病の予防のために参照する**エネルギーおよび栄養素摂取の基準**として，厚生労働省から発表される，栄養業務におけるわが国で唯一の包括的なガイドラインである。日本人の食事摂取基準は，社会状況の変化を反映しながら**5年ごとに改定**され，**2020年版**では，栄養に関連した身体・代謝機能の低下の回避の観点から，健康の保持・増進，生活習慣病の発症予防および重症化予防に加え，**高齢者の低栄養予防やフレイル予防も視野**に入れて策定された食事摂取基準となっている。

　食事摂取基準の対象は健康な個人および健康な者を中心として構成されている集団とし，生活習慣病等に関する危険因子を有していたり，また高齢者においてはフレイルに関する危険因子を有していても，おおむね自立した日常生活を営んでいる者およびこのような者を中心として構成されている集団は含んでいる。

　また，疾患を有していたり，疾患に関する高いリスクを有していたりする個人および集団に対して治療を目的とする場合は，食事摂取基準におけるエネルギーおよび栄養素の摂取に関する基本的な考え方を必ず理解し，その疾患に関連する基本的な考え方を必ず理解したうえで，その疾患に関する治療ガイドライン等の栄養管理指針を用いることになる。

2.　証拠に基づく政策立案（EBPM: evidence based policy making）による策定

　健康増進法に基づき，厚生労働大臣が定めるものとされている熱量（エネルギー）および栄養素について，国民の健康の保持・増進を図るうえで重要な栄養素，かつ十分な科学的根拠に基づき，望ましい摂取量の基準を策定できるものが，諸外国の食事摂取基準も参考にして策定されている。

2　食事摂取基準策定の基礎理論

　エネルギーは，エネルギー摂取の過不足の回避を目的とする**1つの指標**（**目標とするBMI**）が設定された。エネルギー以外の栄養素については，「摂取不足の回避を目的とする指標」，「過剰摂取による健康障害の回避を目的とする指標」，「生活習慣病の発症予防」の**3分類**され，**5つの指標**（**推定平均必要量，推奨量，目安量，耐容上限量，目標量**）で構成されている（図2−1）。

〈目　的〉	〈指　標〉
摂取不足の回避	推定平均必要量，推奨量 ＊これらを推定できない場合の代替指標：**目安量**
過剰摂取による健康障害の回避	耐容上限量
生活習慣病の発症予防	目　標　量

＊十分な科学的根拠がある栄養素については，上記の指標とは別に，生活習慣病の重症化予防およびフレイル予防を目的とした量を設定

図2－1　栄養素の指標の目的と種類

(厚生労働省：「日本人の食事摂取基準（2020年版）」策定検討会報告書，p.3，2019)

（1）エネルギー摂取の過不足からの回避を目的とした指標の特徴

　日本人の食事摂取基準（2020年版）では，エネルギーの摂取量及び消費量のバランス（エネルギー収支バランス）の維持を示す指標として，BMI（body mass index）が2015年版に引き続き用いられた。このため，成人における観察疫学研究において報告された総死亡率が最も低かったBMIの範囲，日本人のBMIの実態などを総合的に検証し，目標とするBMIの範囲が提示されている。

◆推定エネルギー必要量

　エネルギー必要量については，無視できない個人間差が要因として多数存在するため，性・年齢階級・身体活動レベル別に単一の値として示すのは困難である。しかし，エネルギー必要量の概念は重要であること，目標とするBMIの提示が成人に限られていること，エネルギー必要量に依存することが知られている栄養素の推定平均必要量の算出にあたってエネルギー必要量の概数が必要となることなどから，推定エネルギー必要量は参考表（巻末表）として示された。

 エネルギー消費量

　推定エネルギー必要量は「基礎代謝量×身体活動レベル」で求められる。基礎代謝量は基礎代謝基準値に体重を乗じることで求められる。適正体重の範囲にある者はその体重を用いればよい。しかし，低体重，過体重の者では，現体重を用いるとエネルギー必要量が低くあるいは高く算出されるので，注意が必要である。

　身体活動レベル（PAL：physical activity level）は日常の身体活動から推定されるが，測定に必要な情報が得られない場合の一般的な日常生活では，身体活動レベルⅡ（ふつう）として扱うことが最も現実的であろう。

　二重標識水法（DLW：doubly labeled water method）によってエネルギー消費量を求める方法が最も正確であるとされている。この方法は水の水素と酸素をそれぞれ安定同位体でラベルしておき，その水を摂取し，尿中への排泄状況を一定期間（たとえば15日間）追跡することにより，体内での二酸化炭素の生成量を測定し，エネルギー消費量を求める方法である。期間中の生活状況を拘束しないで，日常生活のエネルギー消費量を測定できる。しかし，測定に高費用を要するため，測定は限られる。

（2）栄養素の摂取不足からの回避を目的とした指標の特徴

　図2-2は，エネルギー以外の栄養素に関する食事摂取基準の概念（目標量を除く）を示したものである。それぞれの指標について以下に解説する。

◆推定平均必要量（estimated average requirement：EAR）

　ある対象集団において測定された必要量の分布に基づき，母集団における必要量の平均値の推定量を示す。すなわち，当該集団に属する50%の者が必要量を満たす（同時に，50%の人が必要量を満たさない）と推定される摂取量である。

◆推奨量（recommended dietary allowance：RDA）

　ある対象集団において測定された必要量の分布に基づき，母集団に属するほとんどの者（97~98%）が充足している量である。推奨量は，推定平均必要量が与えられる栄養素に対して設定され，推定平均必要量を用いて算出される。

　　推奨量＝推定平均必要量×（1＋2×変動係数)＝推定平均必要量×推奨量算定係数

◆目安量（adequate intake：AI）

　目安量は，十分な科学的根拠が得られず「推定平均必要量」が算定できない場合に算定されている。次の3つの概念に基づいて算定されている。どの概念に基づくものであるかは，栄養素や性・年齢階級によって異なる。

　①　特定の集団において，生体指標等を用いた健康状態の確認と当該栄養素摂取量の調査を同時に行い，その結果から不足状態を示す人がほとんど存在しない摂取量を推測し，その値を用いる場合：対象集団で不足状態を示す人がほとんど存在しない場合には栄養素量の中央値を用いる。

　②　生体指標等を用いた健康状態の確認ができないが，健康な日本人を中心として構成されている集団の代表的な栄養素摂取量の分布が得られる場合：栄養素摂取量の中央値を用いる。

　③　母乳で保育されている健康な乳児の摂取量に基づく場合：母乳中の栄養素濃度と哺乳量との積を用いる。

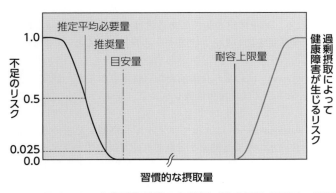

（注）習慣的な摂取量と摂取不足または過剰摂取に由来する健康障害のリスク，すなわち健康障害が生じる確率との関係を概念的に示している。この概念を集団にあてはめると，摂取不足を生じる者の割合または過剰摂取によって健康障害を生じる者の割合を示す図として理解することもできる。

図2-2　食事摂取基準の各指標（推定平均必要量，推奨量，目安量，耐容上限量）を理解するための概念図
（厚生労働省：「日本人の食事摂取基準（2020年版）」策定検討会報告書，p.7，2019)

第2章　食事摂取基準の基礎的理解

（3）栄養素の過剰摂取からの回避を目的とした指標の特徴

◆耐容上限量（tolerable upper intake level：UL）

　健康障害をもたらすリスクがないとみなされる習慣的な摂取量の上限を与える量とされ，これを超えて摂取すると，過剰摂取によって生じる潜在的な健康障害のリスクが高まると考えられる量である。理論的には，「耐容上限量」は，「健康障害が発現しないことが知られている習慣的な摂取量」の最大値（健康障害非発現量，no observed adverse effect level：NOAEL）と「健康障害が発現したことが知られている習慣的な摂取量」の最小値（最低健康障害発現量，lowest observed adverse effect level：LOAEL）との間に存在するが，得られた数値の不確実性と安全性に配慮して，NOAELまたはLOAELを「不確実性因子」（uncertain factor: UF）で除した値を耐用上限量とした。

（4）生活習慣病の予防を目的とした指標の特徴

◆目標量(tentative dietary goal for preventing life-style related diseases：DG)

　目標量は，生活習慣病の予防を目的として，特定の集団において，その疾患のリスクや，その代理指標となる生体指標の値が低くなると考えられる栄養状態が達成できる量として算定し，現在の日本人が当面の目標とすべき摂取量として設定されている。各栄養素の特徴を考慮し，次の３種類の算定方法が用いられている。目標量を理解するための概念図は図２－３に示したとおりである。

① 　望ましいと考えられる摂取量よりも現在の日本人の摂取量が少ない場合：食物繊維，カリウム

② 　望ましいと考えられる摂取量よりも現在の日本人の摂取量が多い場合：飽和脂肪酸，ナトリウム（食塩相当量）

③ 　生活習慣病予防を目的とした複合的指標：エネルギー産生栄養素バランス〔たんぱく質，脂質，炭水化物(アルコール含む)が，総エネルギー摂取量に占めるべき割合〕

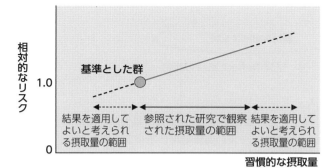

（注）　栄養素摂取量と生活習慣病のリスクとの関連は連続的であり，かつ，閾値が存在しない場合が多い。関連が直線的で閾値のない典型的な例を図に示した。実際には，不明確ながら閾値が存在すると考えられるものや関連が曲線的なものも存在する。

図２－３　目標量を理解するための概念図
（厚生労働省：「日本人の食事摂取基準（2020年版）」策定検討会報告書，p.6，2019）

（5）レビューの方法

　日本人の食事摂取基準（2020年版）は，可能な限り科学的根拠に基づいた策定を行うことを基本とし，システマティック・レビューの手法を用いて国内外の学術論文や

入手可能な学術資料を最大限活用し，メタ・アナリシスなど情報の統合が定量的に行われている場合には，優先的に参考にされている。今回の策定では，目標量に対して**エビデンスレベル**が示されている（表2−1）。

表2−1　目標量の算定に付したエビデンスレベル[1,2]

エビデンスレベル	数値の算定に用いられた根拠	栄養素
D1	介入研究又はコホート研究のメタ・アナリシス，並びにその他の介入研究又はコホート研究に基づく。	たんぱく質，飽和脂肪酸，食物繊維，ナトリウム（食塩相当量），カリウム
D2	複数の介入研究又はコホート研究に基づく。	―
D3	日本人の摂取量等分布に関する観察研究（記述疫学研究）に基づく。	脂質
D4	他の国・団体の食事摂取基準又はそれに類似する基準に基づく。	―
D5	その他	炭水化物[3]

1 複数のエビデンスレベルが該当する場合は以上のレベルとする。
2 目標量は食事摂取基準として十分な科学的な根拠がある栄養素について策定するものであり，エビデンスレベルはあくまでも参考情報である点に留意すべきである。
3 炭水化物の目標は，総エネルギー摂取量（100%エネルギー）のうち，たんぱく質及び脂質が占めるべき割合を差し引いた値である
（厚生労働省：「日本人の食事摂取基準（2020年版）」策定検討会報告書，p.9，2019）

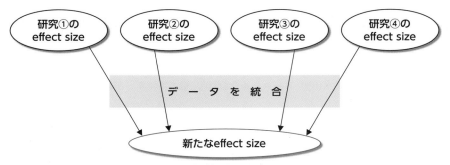

図2−4　研究のeffect sizeの統合

　エビデンスとメタ・アナリシス

　エビデンスとは，証拠・根拠という意味である。**エビデンス（根拠）に基づいた医療**（EBM：evidence-based medicine）とは，治療効果・副作用・予後の臨床結果に基づき医療を行うというもので，専門誌や学会で公表された過去の臨床結果や論文などを広く検索し，時には新たに臨床研究を行うことにより，なるべく客観的な疫学的観察や統計学による治療結果の比較に根拠を求めながら，患者とも共に方針を決めることをいう（図2−4）。

　メタ・アナリシスとは，過去に行われた複数の研究結果を統合し，より信頼性の高い結果を求めること，またはそのための手法や統計解析のことで，個々の研究ではデータ不足のために有意な結果がでなかったとしても，メタ・アナリシスによってより精度の高い（標準偏差の小さい）結果を得ることができる。

（6）年齢区分

　乳児については，「出生後6か月未満（0〜5か月）」と「6か月以上1歳未満（6〜11か月）」の2つに区分するが，とくに成長に合わせてより詳細な年齢区分設定が必要と考えられたエネルギーおよびたんぱく質については，「出生後6か月未満（0〜5か月）」および「6か月以上9か月未満（6〜8か月）」，「9か月以上1歳未満（9〜11か月）」の3つの区分としている。1〜17歳を小児，18歳以上を成人とし，高齢者は65歳以上とし，年齢区分については，65〜74歳，75歳以上の2つの区分としている。なお，栄養素等によっては，高齢者における各年齢区分のエビデンスが必ずしも十分ではない点に留意すべきである。

（7）参照体位

　参照する体位（身長・体重）は，性および年齢に応じ，日本人として平均的な体位をもった人を想定し，健全な発育ならびに健康の保持・増進，生活習慣病の予防を考えるうえでの参照値として提示し，これを参照体位（参照身長・参照体重）と呼んでいる。

（8）策定された食事摂取基準

　1歳以上について基準が策定された栄養素とその指標および数値を巻末に示した。
　推定平均必要量はさまざまな実験研究方法により求められている。日本人の食事摂取基準（2020年版）で策定された推定平均必要量の求め方は4つに分類できる。

　①　集団内の半数の人に不足または欠乏の症状が現れ得る摂取量をもって推定平均必要量としたもの：ビタミンA，ナイアシン，葉酸，ナトリウム，ヨウ素，セレン

　②　集団内の半数の人で体内量が維持される摂取量をもって推定平均必要量とした栄養素：たんぱく質，ビタミンB_6，カルシウム，マグネシウム，亜鉛，銅，モリブデン

　③　集団内の半数の人で，体内量が飽和している栄養素をもって推定平均必要量とした栄養素：ビタミンB_1，ビタミンB_2

　④　上記①〜③以外の方法で推定平均必要量が定められた栄養素：ビタミンC，鉄

【策定の留意事項】

　①　摂取源：食事として経口摂取される通常の食品に含まれるエネルギーと栄養素を対象とする。耐容上限量については，いわゆる健康食品やサプリメント由来のエネルギーと栄養素も含む。通常の食品のみでは必要量を満たすことが困難なものとして，胎児の神経管閉鎖障害のリスク低減のために，妊娠を計画している女性，妊娠の可能性がある女性および妊娠初期の女性に付加する葉酸に限り，通常の食品以外の食品に含まれる葉酸の摂取について提示してある。

　②　摂取期間：食事摂取基準は，習慣的な摂取量の基準を与えるものであり，「1日あたり」を単位として表現したものであるが，短期間（たとえば，1日間）の食事の

基準を示すものではない。ある程度の測定誤差，個人間差を容認し，さらに，日間変動が非常に大きい一部の栄養素を除けば，習慣的な摂取を把握し，管理するために要する期間はおおむね「1か月程度」と考えられている。

3　食事摂取基準活用の基礎理論

　健康な個人または集団を対象として，健康の保持・増進，生活習慣病の予防のための食事改善に食事摂取基準を活用する場合は，PDCAサイクル（図2-5）に基づく活用を基本とする。
　食事摂取状況のアセスメントにより，エネルギー・栄養素の摂取量が適切かどうかを評価する。食事評価に基づき，食事改善計画の立案，食事改善を実施し，それらの検証を行う。検証を行う際には，食事評価を行う。検証結果を踏まえ，計画や実施の内容を改善する。

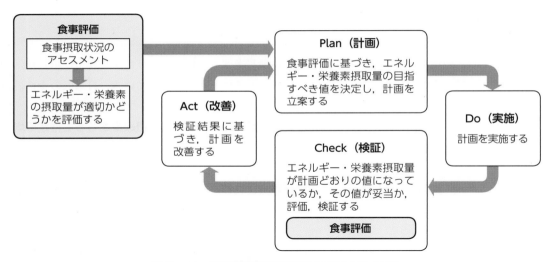

図2-5　食事摂取基準の活用とPDCAサイクル
（厚生労働省：「日本人の食事摂取基準(2020年版)」策定検討会報告書，p.23，2019）

1. 食事摂取状況のアセスメント方法と留意点

（1）食事摂取基準の活用と食事状況のアセスメント

　食事摂取，すなわちエネルギーおよび各栄養素の摂取状況を評価するためには，**食事調査によって得られる摂取量と食事摂取基準の各指標で示されている値を比較する**ことによって行うことができる。ただし，エネルギー摂取量の過不足の評価には，**BMI** または**体重変化量**を用いる。食事調査によって得られる摂取量には必ず**測定誤差**が伴うため，実施する食事調査について，測定誤差の種類とその特徴，程度を知ることが重要である。食事調査の測定誤差でとくに留意を要するものに，過小申告・過

大申告と日間変動の 2つがある。

　また，食事調査からエネルギーおよび各栄養素の摂取量を推定する際には，日本食品標準成分表（食品成分表）を用いて栄養価計算を行うが，食品成分表の栄養素量と実際にその摂取量を推定しようとする食品のなかに含まれる栄養素量は必ずしも同じではなく，そうした誤差の存在を理解したうえで対応する。

　さらに，エネルギーや栄養素の摂取量が適切かどうかの評価は，生活環境や生活習慣等を踏まえ，対象者の状況に応じて臨床症状や臨床検査値も含め，**総合的に評価**する必要がある。なお，臨床症状や臨床検査値は，対象とする栄養素の摂取状況以外の影響も受けた結果であることに留意する（図2－6）。

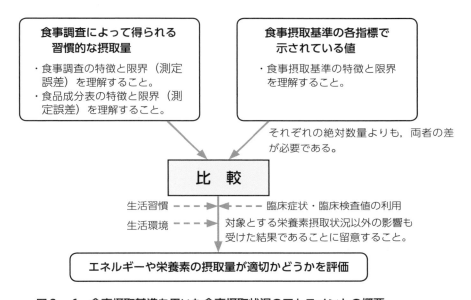

図2－6　食事摂取基準を用いた食事摂取状況のアセスメントの概要
（厚生労働省：「日本の食事摂取基準（2020年版）」策定検討会報告書, p.24, 2019）

（2）食 事 調 査

　食事摂取状況に関する調査法には，**陰膳法，食事記録法，食事思い出し法，食物摂取頻度法，食事歴法，生体指標**などがある。それぞれの特徴によって長所と短所があることに留意し，食事調査の目的や状況に合わせて適宜選択する必要がある。

（3）食事調査の測定誤差
1）過小申告・過大申告

　食事調査法には複数種類が知られており，その多くが対象者による自己申告に基づいて情報を収集する。その場合の**過小申告・過大申告**は避けられない。このうち，出現頻度が高いのは過小申告であり，とくに留意を要するものはエネルギー摂取量の過小申告である。調査法や対象者によってその程度は異なるものの，エネルギー摂取量では，日本人の集団平均値として男性で11％程度，女性で15％程度の過小申告が存在する。さらに，過小申告・過大申告の程度は肥満度の影響を強く受けている。

3　食事摂取基準活用の基礎理論

2）エネルギー調整

エネルギー摂取量と栄養素摂取量との間には，多くの場合，強い正の相関が認められる。栄養素摂取量の過小・過大申告はエネルギー摂取量の過小・過大申告に強く相関し，また，栄養素摂取量の日間変動はエネルギー摂取量の日間変動に強く同期する。そこで，エネルギー摂取量の過小・過大申告および日間変動による影響を可能な限り小さくしたエネルギー調整と呼ばれている密度法を用いる。密度法では，エネルギー産生栄養素については，当該栄養素由来のエネルギーが総エネルギー摂取量に占める割合（％エネルギー）として表現される。エネルギーを産生しない栄養素については，一定のエネルギー（たとえば1,000kcal）を摂取した場合に摂取した栄養素量（重量）で表現する。

3）日間変動

エネルギーならびに栄養素摂取量に日間変動が存在する。対象とする摂取期間は習慣的であるため，日間変動を考慮し，その影響を除去した摂取量の情報が必要となる。日間変動の程度は個人，集団によって異なり，また，栄養素によっても異なる。

2. 活用における基本的留意事項

（1）身体状況調査

身体状況のなかでも体重ならびにBMIは，エネルギー管理の観点から最も重要な指標であり，積極的に用いることが勧められる。食事改善を計画し，実施した結果を評価する場合には，BMIの変化よりも体重の数値変化が大きいため鋭敏な指標である。体重の減少または増加を目指す場合は，おおむね4週間ごとに体重を継続的に計測記録し，16週間以上のフォローを行うことが勧められる。

体格の指標としては，このほかに腹囲や体脂肪率などがある。必要に応じて利用することが望ましい。

（2）臨床症状・臨床検査の利用

栄養素摂取量の過不足の指標として，臨床症状および臨床検査を利用できる場合がある。たとえば，鉄欠乏性貧血における血中ヘモグロビン濃度などの血液指標や月経のある女性における経血量，血清LDLコレステロールやアルブミンなども利用可能である。しかし，臨床症状や臨床検査値は対象とする栄養素の摂取状況以外の影響も受けた結果であるため，慎重な解釈と利用が望まれる。

（3）食品成分表の利用

食事調査によってエネルギーおよび栄養素の摂取量を推定したり，献立からエネルギーおよび栄養素の給与量を推定したりする際には，食品成分表を用いて栄養価計算を行う。2020年版の策定時にわが国で最も広く用いられていたものは日本食品標準成分表2015年版（七訂）であるが，栄養素の定義に関しては，食事摂取基準と日本食

表2－2　食事摂取基準と日本食品標準成分表2015年版（七訂）及び日本食品標準
　　　　成分表2015年（七訂）追補2017年版で定義が異なる栄養素とその内容

| 栄養素 | 定義 | | 食事摂取基準の活用に際して日本食品標準成分表を用いる時の留意点 |
	食事摂取基準	日本食品標準成分表	
ビタミンE	α-トコフェロールだけを用いている	α-，β-，γ-及びδ-トコフェロールをそれぞれ報告している。	α-トコフェロールだけを用いる。
ナイアシン	ナイアシン当量を用いている	ナイアシンとナイアシン当量をそれぞれ報告している	ナイアシン当量だけを用いる。

（厚生労働省：「日本人の食事摂取基準(2020年版)」策定検討会報告書，p.33，2019）

品標準成分表2015年版（七訂）とで異なるものがある（表2－2）。

　なお，日本食品標準成分表2020年版（八訂）が，2020年12月に公表された。ここでは，エネルギーの計算方法が変更されているので注意が必要である。

　また，食品成分表の栄養素量と，実際にその摂取量や給与量を推定しようとする食品の中に含まれる栄養素量は必ずしも同じではない。しかし，この誤差の方向やその程度を定量化して示すことは困難である。そのため，食品成分表を利用する際には，この誤差の存在を十分に理解したうえで柔軟な対応が望まれる。

3.　個人の食事改善を目的とした食事摂取基準の活用の基本的概念

　食事摂取基準を活用し，食事摂取状況のアセスメントを行い，個人の摂取量から，摂取不足や過剰摂取の可能性等を推定する。その結果に基づいて，食事摂取基準を活用し，摂取不足や過剰摂取を防ぎ，生活習慣病の発症予防のための適切なエネルギーや栄養素の摂取量について目標とする値を提案し，食事改善の計画，実施につなげる（表2－3）。

（1）食事摂取状況のアセスメント

　個人の日々選択する食品は異なり，食欲も違う，日々の摂取量に影響を及ぼす要因が存在するため，個人の習慣的な摂取量を把握することは困難である。このように個人の摂取量には，測定誤差が含まれた値である。とくに日間変動が大きく，個人の真の摂取量ではないことなど，数値の限界を理解し，食事摂取基準の指標を適用して，アセスメントを行う。エネルギー摂取量は，エネルギー出納の正負を評価するものであり，その評価指標にはBMIまたは体重変化量を用いる。

（2）食事改善の計画と実施

　食事改善の計画と実施は，食事摂取状況の評価を行い，その結果に基づいて行う。その結果を参考にして，食事改善の計画を立案し，実施する。そのためには，対象とする個人の特性を十分に把握しておくことが重要となる。また，目的に応じて臨床症

表2-3　個人の食事改善を目的として食事摂取基準を活用する場合の基本的事項

目的	用いる指標	食事摂取状況のアセスメント	食事改善の計画と実施
エネルギー摂取の過不足の評価	体重変化量 BMI	○体重変化量を測定 ○測定されたBMIが，目標とするBMIの範囲を下回っていれば「不足」，上回っていれば「過剰」のおそれがないか，他の要因も含め，総合的に判断	○BMIが目標とする範囲内に留まること，又はその方向に体重が改善することを目的として立案 〈留意点〉おおむね4週間ごとに体重を計測記録し，16週間以上フォローを行う
栄養素の摂取不足の評価	推定平均必要量 推奨量 目安量	○測定された摂取量と推定平均必要量及び推奨量から不足の可能性とその確率を推定 ○目安量を用いる場合は，測定された摂取量と目安量を比較し，不足していないことを確認	○推奨量よりも摂取量が少ない場合は，推奨量を目指す計画を立案 ○摂取量が目安量付近かそれ以上であれば，その量を維持する計画を立案 〈留意点〉測定された摂取量が目安量を下回っている場合は，不足の有無やその程度を判断できない
栄養素の過剰摂取の評価	耐容上限量	○測定された摂取量と耐容上限量から過剰摂取の可能性の有無を推定	○耐容上限量を超えて摂取している場合は耐容上限量未満になるための計画を立案 〈留意点〉耐容上限量を超えた摂取は避けるべきであり，それを超えて摂取していることが明らかになった場合は，問題を解決するために速やかに計画を修正，実施
生活習慣病の予防を目的とした評価	目標量	○測定された摂取量と目標量を比較。ただし，発症予防を目的としている生活習慣病が関連する他の栄養関連因子及び非栄養性の関連因子の存在とその程度も測定し，これらを総合的に考慮した上で評価	○摂取量が目標量の範囲内に入ることを目的とした計画を立案 〈留意点〉発症予防を目的としている生活習慣病が関連する他の栄養関連因子及び非栄養性の関連因子の存在と程度を明らかにし，これらを総合的に考慮した上で，対象とする栄養素の摂取量の改善の程度を判断。また，生活習慣病の特徴から考えて，長い年月にわたって実施可能な改善計画の立案と実施が望ましい

（厚生労働省：「日本人の食事摂取基準（2020年版）」策定検討会報告書, p.40, 2019）

状や臨床検査のデータを用いる。

4. 集団の食事改善を目的とした評価・計画と実施

　食事摂取基準を適用し，食事摂取状況のアセスメントを行い，集団の摂取量の分布から，摂取不足や過剰摂取の可能性がある人の割合等を推定する。その結果に基づいて，食事摂取基準を適用し，摂取不足や過剰摂取を防ぎ，生活習慣病の予防のための適切なエネルギーや栄養素の摂取量について目標とする値を提案し，食事改善の計画，実施につなげる。

（1）食事摂取状況のアセスメント

　エネルギー摂取の過不足を評価する場合にはBMIの分布を用いる。各栄養素については，食事調査法によって得られる摂取量の分布を用いる。その際，食事調査法に起因する測定誤差（とくに，過小申告・過大申告と日間変動）が結果に及ぼす影響の意味と程度を十分に理解して評価を行う。

（2）食事改善の計画と実施

　集団の食事改善を目的とした食事摂取状況のアセスメント結果に基づき，食事摂取基準を適用した食事改善の計画と実施を行う。

4　エネルギー・栄養素別 食事摂取基準

1. エネルギー

　2015年版に引き続き，エネルギーの摂取量および消費量のバランス（エネルギー収支のバランス）の維持を示す指標として目標とするBMIが採用された（表2−4参照）。推定エネルギー必要量値については，参考表として提示された（巻末表）。

2. エネルギー摂取量の過不足の評価法

　エネルギー摂取量は，食品に含まれる脂質，たんぱく質，炭水化物のそれぞれについて，エネルギー換算係数を用いて算定したものの和である。一方，**エネルギー消費量**は，**基礎代謝，食後の熱産生，身体活動**の3つに分類される。身体活動はさらに，運動，日常の生活活動，自発的活動の3つに分けられる。

　エネルギー出納バランスは，「エネルギー摂取量−エネルギー消費量」として定義される。

　成人においては，その結果が体重の変化やBMIの変化として表され，たとえばエネルギー摂取量がエネルギー消費量を上まわる状態が続けば体重は増加し，逆にエネルギー消費量がエネルギー摂取量を上まわる状態（負のエネルギー出納バランス）では体重が減少する。

　健康の保持・増進，生活習慣病予防の観点からは，エネルギー摂取量が必要量を過不足なく充足するだけでは不十分であり，望ましいBMIを維持するエネルギー摂取量（＝エネルギー消費量）であることが重要である。そのため，エネルギーの摂取量および消費量のバランスの維持を示す指標としてBMIが採用され，目標とするBMI の範囲を以下のように示した（表2−4）。

表2 - 4　目標とするBMIの範囲（18歳以上）[1,2]

年齢（歳）	目標とするBMI（kg/m²）
18〜49	18.5〜24.9
50〜64	20.0〜24.9
65〜74[3]	21.5〜24.9
75以上[3]	21.5〜24.9

1 男女共通。あくまでも参考として使用すべきである。
2 観察疫学研究において報告された総死亡率が最も低かったBMIを基に，疾患別の発症率とBMIの関連，死因とBMIとの関連，喫煙や疾患の合併によるBMIや死亡リスクへの影響，日本人のBMIの実態に配慮し，総合的に判断し目標とする範囲を設定。
3 高齢者では，フレイルの予防及び生活習慣病の発症予防の両者に配慮する必要があることも踏まえ，当面目標とするBMIの範囲を21.5〜24.9kg/m²とした。

（厚生労働省：「日本人の食事摂取基準（2020年版）」策定検討会報告書，p.61，2019）

3. たんぱく質

　たんぱく質の必要量（推定平均必要量）は，「**推定平均必要量＝維持必要量＋新生組織蓄積量**」と表される。また，推奨量は，「**推奨量＝推定平均必要量×推奨量算定係数**」と表される。なお，新生組織蓄積量は，小児と妊婦においてのみ生じる。

（1）成人・高齢者・授乳婦

　窒素出納法を用いて得られたたんぱく質維持必要量は，1歳以上の年齢区分すべてで，男女ともに，たんぱく質維持必要量を0.66 g/kg体重/日とした。日常食混合たんぱく質における維持必要量として，日常食混合たんぱく質の利用効率を90%と見積もり，「**維持必要量＝良質な動物性たんぱく質における維持必要量÷日常食混合たんぱく質の利用効率**」とした。たんぱく質維持必要量はkg体重あたりで報告されているため，これに参照体重を乗じて1人1日あたりのたんぱく質維持必要量とした。すなわち，「**維持必要量（g/日）＝維持必要量（g/kg体重/日）×参照体重（kg）**」とした。

　授乳婦における付加量については，母乳中たんぱく質量を食事性たんぱく質から母乳たんぱく質への変換効率を70%と見積もり，「**維持必要量への付加量＝母乳中たんぱく質量÷食事性たんぱく質から母乳たんぱく質への変換効率**」とした。

（2）小　　児

　1〜17歳の小児は成長に伴い蓄積されるたんぱく質蓄積量を**要因加算法**によって算出された。すなわち，「**たんぱく質蓄積量＝体重増加量×体たんぱく質**」とした。

　たんぱく質蓄積量は，成長に伴うたんぱく質の蓄積量として，小児の各年齢階級における参照体重の増加量と参照体重に対する体たんぱく質の割合から算出した。

　　　新生組織蓄積量 ＝ たんぱく質蓄積量 ÷ 蓄積効率

　小児におけるたんぱく質摂取の重要性を考慮し，丸め処理には切り上げが用いられている。

（3）妊　　婦

　妊娠期の体たんぱく質蓄積量は，**体カリウム増加量**より間接的に算定した。すなわち，カリウム・窒素比（2.15mmolカリウム/g窒素），およびたんぱく質換算係数（6.25）を用いて，体たんぱく質蓄積量を，「**たんぱく質蓄積量＝体カリウム蓄積量÷カリウム・窒素比×たんぱく質換算係数**」で算出した。

　体たんぱく質蓄積量は，妊娠中の体重増加により変化することを考慮に入れる必要があり，最終的な体重増加量を11kgとして策定している。

（4）たんぱく質目標量の設定

　たんぱく質摂取量は低すぎても高すぎても他のエネルギー産生栄養素とともに主な

生活習慣病の発症および重症化に関連する。高齢者ではとくにフレイルおよびサルコペニアの発症予防も考慮した値であることが望まれる。そこで推奨量と目標量のそれぞれの定義から考えて，そのいずれか一方を満たすのではなく，推奨量を満たしたうえで，主な生活習慣病やフレイルの発症予防を目的とする値として目標量が算定されている（巻末表p.209参照）。

4. 脂　質

　脂質では，**脂質，飽和脂肪酸，n−6系脂肪酸，n−3系脂肪酸**の基準を設定しているが，炭水化物やたんぱく質の摂取量を考慮して設定する必要があるため，1歳以上の目標量は，総エネルギー摂取量に占める割合（%エネルギー：%E）で示された。脂質の目標量を設定する主な目的は，飽和脂肪酸の過剰摂取を介して発症する生活習慣病を予防することにある。このことから，上限は，飽和脂肪酸の目標量を考慮して設定され，下限は，必須脂肪酸の目標量を下まわらないように設定された。なお，コレステロールは体内で合成されるため，目標量の設定は困難であるが，脂質異常症の重症化予防の目的から200mg/日未満に留めることが望ましいことが記載されている。

5. 炭　水　化　物

　炭水化物が直接に特定の健康障害の原因となるとの報告は，2型糖尿病を除けば，理論的にも疫学的にも乏しい。そのため，炭水化物については推定平均必要量（および推奨量）も耐容上限量も設定しない。同様の理由により，目安量も設定されていない。一方，炭水化物はエネルギー源として重要であるため，この観点から指標を算定する必要があり，アルコールを含む合計量として，たんぱく質および脂質の残余として目標量（範囲）が設定されている。

　食物繊維は数多くの生活習慣病の発症率または死亡率との関連が検討されており，メタ・アナリシスによって数多くの疾患と有意な負の関連が報告されているまれな栄養素である。食物繊維は，摂取不足が対象とする生活習慣病の発症に関連するという報告が多いことから，3歳以上で目標量を設定されている。

　アルコール（エタノール）はエネルギーを産生するが，炭水化物でも人にとって必須の栄養素ではないため，食事摂取基準としては，アルコールの過剰摂取による健康障害への注意喚起を行うに留め，指標は算定しないことにした。

6. エネルギー産生栄養素バランス

　「エネルギーを産生する栄養素であるたんぱく質，脂質，炭水化物（アルコールを含む）とこれらの構成成分が，総エネルギー摂取量に占めるべき割合（%エネルギー）」が**目標量**として示された（巻末表p.209）。

7. ビタミンの食事摂取基準設定の特徴

日本人の食事摂取基準（2020年版）で策定されたビタミンは，脂溶性ビタミンが4種類（ビタミンA，ビタミンD，ビタミンE，ビタミンK），水溶性ビタミンが9種類（ビタミンB_1，ビタミンB_2，ナイアシン，ビタミンB_6，ビタミンB_{12}，葉酸，パントテン酸，ビオチン，ビタミンC）の合計13種類である。これらの摂取基準の科学的根拠を表2-5に示す。

（1）ビタミンD

骨折リスクを上昇させないビタミンDの必要量に基づき目安量が設定されている。日照により皮膚でビタミンDが産生されることを踏まえ，フレイル予防を図る者はもとより，全年齢区分を通じて，日常生活において可能な範囲内での適度な日照を心がける。ビタミンDの摂取については，日照時間を考慮に入れることが重要である。

（2）ビタミンB_1，ビタミンB_2，ビタミンC

ビタミンB_1は脚気を予防するに足る最小必要量からでなく，ビタミンB_2は欠乏症である口唇炎，口角炎，舌炎などの皮膚炎を予防するに足る最小摂取量から求めた値ではなく，それぞれの**体内量が飽和する最小摂取量**をもって推定平均必要量とした。また，ビタミンCは欠乏症である壊血病の予防ではなく，**心臓血管系の疾病予防効果および抗酸化作用を発揮できる最小摂取量**をもって推定平均必要量とした。いずれも欠乏症を回避する最小摂取量をもとに設定した値ではないことに注意すべきである。たとえば，災害時の避難所における食事提供の計画・評価のために，当面の目標とする栄養素の参照量として活用する際には留意が必要である。

表2-5　ビタミンの必要量の科学的根拠

脂溶性ビタミン	ビタミンA	【EAR】肝臓内ビタミンA貯蔵量を20μg/gに維持するために必要な量
	ビタミンD	【AI】全国4地域における16日間食事記録法を用いた調査結果
	ビタミンE	【AI】国民健康・栄養調査の中央値
	ビタミンK	【AI】国民健康・栄養調査の結果と日本人のビタミンK摂取量の調査結果
水溶性ビタミン	ビタミンB_1	【EAR】ビタミンB_1摂取量と尿中ビタミンB_1排泄量との関係における変曲点
	ビタミンB_2	【EAR】ビタミンB_2摂取量と尿中ビタミンB_2排泄量との関係における変曲点
	ナイアシン	【EAR】ペラグラ発症予防レベルの尿中ナイアシン代謝産物排泄量
	ビタミンB_6	【EAR】血漿PLP濃度を30nmol/Lに維持する摂取量
	ビタミンB_{12}	【EAR】悪性貧血患者への筋肉内注射投与による治療に必要な量
	葉酸	【EAR】赤血球中葉酸濃度を305nmol/L以上に維持する量
	パントテン酸	【AI】国民健康・栄養調査の中央値
	ビオチン	【AI】トータルダイエット法による調査
	ビタミンC	【EAR】心臓血管系の疾病予防と抗酸化作用が期待できる血漿ビタミンC濃度を維持できる摂取量

（3）葉　　酸

　　胎児の神経管閉鎖障害は受胎後およそ28日で閉鎖する神経管の形成異常であり，葉酸の欠乏が要因となる。多くの場合，妊娠を知るのは，神経管の形成に重要な時期（受胎後およそ28日間）よりも遅いので，妊娠初期だけでなく，妊娠を計画している女性，妊娠の可能性がある女性は神経管閉鎖障害発症の予防のために付加的に400μg/日の葉酸（プテロイルモノグルタミン酸）の摂取が望まれる。

8.　ミネラル（無機質）

　　日本人の食事摂取基準（2020年版）で策定されたミネラルは，**多量ミネラルが5種類**（ナトリウム，カリウム，カルシウム，マグネシウム，リン），**微量ミネラルが8種類**（鉄，亜鉛，銅，マンガン，ヨウ素，セレン，クロム，モリブデン）の合計13種類である。ミネラルの食事摂取基準の科学的根拠を表2－6に示す。

（1）ナトリウム（食塩相当量）

　　目標量は，男性7.5g/日未満，女性6.5g/日未満であるが，高血圧および慢性腎臓病（CKD）の重症化予防のための食塩相当量は男女とも6.0g/日未満とする。

（2）カリウム

　　WHO（世界保健機関）のガイドラインでは，成人の血圧と心血管疾患，脳卒中，冠状動脈性心臓病のリスクを減らすために，食物からのカリウム摂取量を増やすことを強く推奨し，カリウム摂取量と血圧，心血管疾患などとの関係を検討した結果，これらの生活習慣病の予防のために3,510mg/日のカリウム摂取を推奨している。そこ

表2－6　ミネラルの必要量の科学的根拠

多量ミネラル	ナトリウム	【EAR】不可避損失量
	カリウム	【AI】国民健康・栄養調査の中央値
	カルシウム	【EAR】要因加算法を用いた骨量を維持するために必要な摂取量
	マグネシウム	【EAR】出納実験によるMg平衡維持量
	リン	【AI】国民健康・栄養調査の中央値
微量ミネラル	鉄	【EAR】鉄損失，鉄蓄積，吸収率など，要因加算法を用いて算出
	亜鉛	【EAR】要因加算法における総排泄量を補う真の吸収量の達成に必要な摂取量
	銅	【EAR】Cuの平衡維持量と血漿・血清Cu濃度
	マンガン	【AI】日本人を対象とした食事調査結果
	ヨウ素	【EAR】甲状腺への1日当たりの蓄積量
	セレン	【EAR】血漿グルタチオンペルオキシダーゼ活性値が飽和値の2/3となるときの摂取量。
	クロム	【AI】食品成分表を用いた日本人のCr摂取量
	モリブデン	【EAR】アメリカ人を対象とした出納実験による平衡維持量

4　エネルギー・栄養素別 食事摂取基準

で，「平成28年国民健康・栄養調査」の結果に基づく日本人の成人（18歳以上）におけるカリウム摂取量の中央値（2,183mg/日）と3,510mg/日との中間値である2,842mg/日を，目標量を算出するための参照値とした。

（3）カルシウム

　1歳以上については，**要因加算法**を用いて推定平均必要量が設定されている。性別および年齢階級ごとの参照体重を基にして**体内蓄積量，尿中排泄量，経皮的損失量**を算出し，これらの合計を見かけの**吸収率**で除して算出している。推奨量は，個人間変動係数を10％と見積もり，推定平均必要量に推奨量算定係数1.2を乗じた値とした。

（4）鉄

　推定平均必要量は，**要因加算法**を用いて算定されている。要因加算法で用いられた諸量としては，①**基本的鉄損失**，②**成長に伴う鉄損失**，③**月経血による鉄損失**，④**吸収率**，⑤**必要量の個人間変動**がある。

　①　**成人男性・月経のない女性**：推定平均必要量＝基本的鉄損失÷吸収率（15％）
　②　**月経のある女性**：推定平均必要量＝（基本的鉄損失＋月経血による鉄損失）÷吸収率（15％）
　③　**小児（男児・月経のない女児）**：推定平均必要量＝（基本的鉄損失＋ヘモグロビン中鉄蓄積＋非貯蔵性組織鉄の増加＋貯蔵鉄の増加）÷吸収率（15％）

　推奨量は①，②ともに個人間の変動係数を10％と見積もり，推定平均必要量に推奨量算定係数1.2を乗じた値とした。③の変動係数は20％（1〜5歳），10％（6歳以上）であることより推奨量算定係数は各々1.4および1.2である。

●**参考文献**●
　・厚生労働省：「日本人の食事摂取基準（2020年版）」策定検討会報告書，2019

スタディ　解答
1．○　　2．○　　3．×〔「生活習慣予防」の3つからなる〕　　4．×〔耐用上限量は，健康障害をもたらすリスクがないとみなされる習慣的な摂取量の上限を与える量として示される〕　5．×〔高齢者の年齢区分は，65〜74歳と75歳以上の2区分とした〕　6．×〔50％の者が必要量を満たす量〕　7．○
8．×〔いわゆる健康食品やサプリメント由来のエネルギーと栄養素も含む〕　9．○　　10．○
11．×〔体カリウム増加量〕　12．○　　13．×〔心臓血管系の疾病予防と抗酸化作用が期待できる量〕

第2章　食事摂取基準の基礎的理解

妊娠期の栄養

第 **3** 章

◢ **概要とねらい** ◣

　妊娠期とは新しい命を自らの身体に宿す時期であり，女性のライフステージのなかでもとりわけ身体的，精神的，社会的に大きな変化をもたらす。胎児は母体からの栄養素供給によってのみ発育することから，妊娠期の過ごし方が母児へ与える影響は大きい。また，この時期は母体にとっては種々の疾患が顕在化しやすく，分娩後の健康状態にも反映することがあるので，母体の生理的変化を理解し，健やかな妊娠期を過ごすことができるよう，栄養管理の実践が求められる。

スタディ　正しいものに○，誤っているものに×を（　）に記入しなさい。

（　）1．妊娠悪阻により起こるウェルニッケ・コルサコフ症候群はビタミンB_{12}欠乏が原因である。

（　）2．妊娠中の鉄欠乏性貧血では，不飽和鉄結合能は上昇する。

（　）3．妊娠後期では，妊婦のインスリン抵抗性が亢進する。

（　）4．妊娠時に診断された明らかな糖尿病は妊娠糖尿病に含まれる。

（　）5．妊娠初期には栄養機能食品による葉酸の摂取は控える。

（　）6．「妊娠前からはじめる妊産婦のための食生活指針」では，非妊娠時に低体重（やせ）であった妊婦の体重増加量指導の目安は12〜15kgであるとしている。

（　）7．「妊娠前からはじめる妊産婦のための食生活指針」では，妊婦の喫煙は子どもの出生体重に影響しないとしている。

（　）8．世界保健機関（WHO）による妊娠性貧血の基準は，血中ヘモグロビン濃度が12g/dL以下である。

（　）9．β−カロテンの過剰摂取により胎児奇形を起こす危険性が高い。

（　）10．臍帯静脈は2本ある。

1　女性の生理

1.　性　周　期

　思春期になると，排卵に向けて原始卵胞の発育が始まる。

　女性の性周期は，中枢である視床下部－下垂体と標的臓器の卵巣のホルモン分泌に連動して，周期的にくり返される。子宮内膜は性周期ホルモンの分泌変化によって，周期的な形態的および機能的変化を示す（図3－1）。

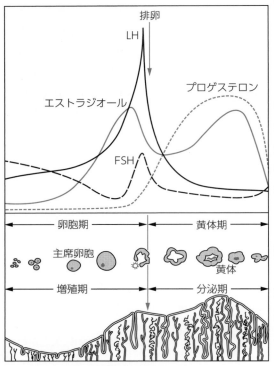

図3－1　月経周期における血中ホルモン，
**　　　　子宮内膜の変化**
（丸尾　猛，武内亨介：新しい産科学，p.27，
　名古屋大学出版会，2002より）

（1）視床下部－下垂体から分泌されるホルモン

　ゴナドトロピン（性腺刺激ホルモン）放出ホルモン（gonadotropin-releasing hormone；GnRH）は，視床下部で産生され下垂体門脈に律動的に分泌される。下垂体前葉（以下，下垂体）にはGnRH受容体があり，律動的に分泌されたGnRHに同期してゴナドトロピンが分泌される。下垂体のゴナドトロピン産生細胞（ゴナドトロフ）から分泌されるホルモンには，**卵胞刺激ホルモン**（follicle stimulating hormone；FSH)と**黄体化ホルモン**（黄体形成ホルモン，luteinizing hormone；LH）がある。FSHは卵胞発育促進作用があり，顆粒膜細胞に作用してエストロゲン産生を促進する。卵胞が成熟しエストロゲンの分泌がピークに達すると，ポジティブフィードバックによりLHを大量に分泌する（**LHサージ**）。このLHサージの刺激により排卵が生じる。

（2）卵巣から分泌されるホルモン

1）エストロゲン（卵胞ホルモン）

　エストロゲンには，エストロン（E_1)，エストラジオール（E_2），エストリオール（E_3）の3種があり，エストラジオールの活性が最も高い。エストロゲンは子宮に働き，子宮内膜を増殖・肥厚させる（増殖期）。

２）プロゲステロン（黄体ホルモン）

　排卵後に卵胞が黄体化すると，黄体からプロゲステロンが分泌される。エストロゲンも黄体から分泌されるが，その量はプロゲステロンより少ない。プロゲステロンは，GnRHの分泌を抑制し子宮内膜をさらに肥厚させ，受精卵が着床しやすい状態をつくる（分泌期）。プロゲステロンは排卵後14日程度分泌される。妊娠が成立しないと黄体は白体へと変化してプロゲステロンが分泌されなくなるため，子宮内膜が剥がれ落ち月経が訪れる。

２．妊娠の成立

（１）卵巣における卵胞発育

　月経周期の初期には複数の卵胞が存在するが，FSH，LH，エストラジオールの刺激を受けて，原始卵胞，一次卵胞，二次卵胞へと発育し，そのなかからとくに発育した卵胞のみが排卵直前の成熟卵胞（グラーフ卵胞）へと進展する。成熟卵胞内部の卵子は，顆粒膜細胞に包まれた状態で腹腔内に排出される（排卵）。排卵後の卵胞は黄体となり，妊娠が成立した場合は妊娠黄体へと移行する（図３－２）。

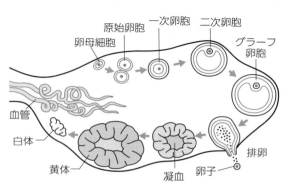

図３－２　卵巣における卵胞発育
（苛原　稔：標準産科婦人科学，p.36，医学書院，2011）

（２）受　　精

　受精とは，精子と卵子が結合し細胞質と核が融合する現象である。膣内に射精された精子は子宮腔内から卵管膨大部に達し，そこで卵子と結合する。受精にいたらなかった卵子は排卵後約24時間で退化する。

（３）着　　床

　受精が成立すると受精卵は細胞分裂をくり返しながら卵管を移動し，受精後４〜５日目に桑実胚となって子宮腔に達し，６〜７日目には胚盤胞となり子宮内膜に接触する。胚盤胞は絨毛膜を形成する栄養胚葉と胎児を形成する胎児胚葉からなる。栄養胚葉が肥厚した子宮内層に侵入し，受精卵は子宮内膜に埋没していく。そのころには子宮内膜の螺旋動脈から血液が供給されるようになり，絨毛が形成され強固な接着を形成し妊娠が成立する。

3．胎児付属物

　胎児が子宮内で発育するための組織や器官として，胎盤，臍帯，羊水，卵膜があり，これらを総称して胎児付属物という。

（1）胎　　盤

　胎盤を構成するのは胎児と母体の両者である。受精卵が着床したところに，子宮内膜由来の脱落膜と胎児由来の絨毛膜により形成される。絨毛内を循環する胎児血液と絨毛間腔の母体血液は混じりあうことはない。

　胎盤の重要な機能のひとつは母体から胎児への栄養素の輸送である。輸送の形態は単純拡散，促進拡散，能動輸送などにより行われ栄養素によって異なる。また，胎児の肺は呼吸機能がなく，胎盤でのガス交換を介して呼吸をしている。胎盤はこのように物質の受け渡しや呼吸器，消化器，排泄器の役割を果たしている。さらに，胎盤は妊娠を維持するためのホルモンを分泌する臓器でもある。胎盤は妊娠15週（妊娠4か月末）ごろに完成し，その後も増大して妊娠38週ごろまで発育する。

（2）臍　　帯

　臍帯は胎児と胎盤をつなぐ索条器官で，胎児の臍輪から出て胎盤の胎児面に付着する。1本の臍帯静脈と2本の臍帯動脈を含み，らせんを形成（捻転）している。妊娠後期には50～60cmとなる。胎児は胎児循環と呼ばれる特有の循環器系を有する。

（3）羊　　水

　羊水は子宮腔を満たす液で妊娠初期から存在し，妊娠32週前後で700～800mLと最大量に達する。これらは，外部からの物理的な衝撃から胎児を保護するとともに，抗菌作用によって子宮内感染を防止する働きがある。

（4）卵　　膜

　卵膜は胎児と羊水を包む3層からなる膜で，一番内側の層を羊膜という。

4．胎児の成長

　受精卵は各胚葉からの器官分化終了までの胎芽期（妊娠8週未満）を経て，妊娠11週末にはヒトとしての形態がほぼ完成する。妊娠週数は最終月経の第1日目から起算し，280日（妊娠40週0日）目が分娩予定日にあたる。

5．母体の生理的変化

　妊娠により母体の生理的機能は大きく変化する。その多くは妊娠の終了とともに妊

娠前の状態に戻る。

（1）体 重 増 加

妊娠中の母体の体重増加は，胎児と胎児付属物および母体側の子宮と乳房の発育，血流量と細胞外液量の増加に加え，脂質やたんぱく質の蓄積による（表3－1）。

表3－1　妊娠中の母体組織重量と体重の変化

組織または部位	その時点までの重量累積増加 (g)			
	妊娠10週	20週	30週	40週
胎　　児	5	300	1,500	3,400
胎　　盤	20	170	430	650
羊　　水	30	350	750	800
子　　宮	140	320	600	970
乳　　房	45	180	360	405
血　　液	100	600	1,300	1,450
血 管 外 液	0	30	80	1,480
母体蓄積（脂肪）	310	2,050	3,480	3,345
総　　計	650	4,000	8,500	12,500

(資料) Hytten FE : Clinical Physiology in Obstetrics, 2nd *ed*., pp.173–179, Blackwell, Oxford, 1991

（2）循環血液量と血液の変化

妊娠初期から**循環血漿量**は増加しはじめ，妊娠30〜36週ごろに最高となり，非妊娠時の約50％の増加を示す。**赤血球数**は非妊娠時の20％程度の増加にとどまるため，**ヘマトクリット値**は低下する。これは生理的な変化であり，胎児の発育促進や母体血液の粘性を低下させるなどの意義をもつ。**血清アルブミン総量**は増加するが循環血漿量がそれ以上に増加するため，濃度は低下する。血液凝固の第Ⅰ因子である**フィブリノーゲン**は増加する。**血小板**は軽度の低下があるものの，妊娠中は血液凝固能が亢進している。

（3）循 環 器 系

心拍出量は妊娠初期から増加して妊娠30週ごろには非妊娠時の40％増となるが，妊娠後期にはやや減少する。妊娠中の**血圧**は初期から20週ごろにかけて緩やかに下降してその後やや上昇するが，通常は妊娠前より低い。

（4）泌 尿 器 系

腎機能では，糸球体濾過量および腎血漿流量は増加する。糸球体濾過量の増加と尿細管での再吸収低下のため，血糖値が正常範囲内であっても尿糖を認めることがある。尿たんぱくは通常みられない。また，増大した子宮により膀胱が圧迫されるため，**膀胱容積**が減少して頻尿となる。

（5）消 化 器 系

妊娠初期には，つわりによる味覚の変化や悪心などが生じる。中期以降では，肥大

した子宮が胃や消化管を圧迫するため胃もたれや便秘などが起こりやすい。

（6）内分泌系

　妊娠維持のための各種ホルモン濃度は，妊娠の進行に伴って変化する（図3－3）。

1）ヒト絨毛性ゴナドトロピン（human chorionic gonadotropin；hCG）

　ヒト絨毛性ゴナドトロピンは妊娠黄体の機能を高め，子宮内膜の妊娠性変化を助長
する。妊娠8～9週でピークとなり，その後減少する。尿中hCGは妊娠初期に高値
となるので，妊娠の早期診断に用いられる。

2）エストロゲン

　エストロゲンはプロゲステロンとともに妊娠維持に重要なステロイドホルモンであ
り，妊娠後期にかけて血中濃度が上昇する。胎盤でのエストロゲン合成は非妊娠時の
卵巣での合成経路とは大きく異なる。エストロン（E_1）とエストラジオール（E_2）は
絨毛上皮の合胞体栄養膜細胞から分泌され，エストリオール（E_3）は胎児副腎で代
謝・生産され胎盤に移行して産生される。エストロゲンは，子宮細胞の肥大増殖や子
宮内膜の増殖，さらに脱落膜血管の新生を促す。高濃度のエストロゲンは乳汁分泌を
抑制する。

3）プロゲステロン

　妊娠初期では妊娠黄体でプロゲステロンが産生され，5週以降では合胞体栄養膜細

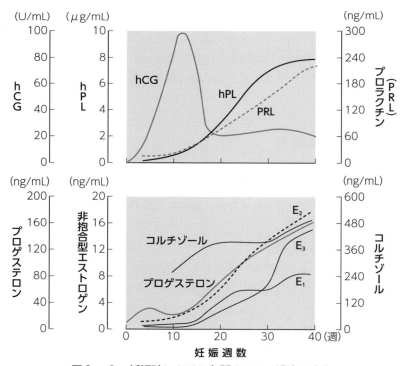

図3－3　妊娠時における各種ホルモン濃度の変化

（資料）Rebar RW: Maternal–Fetal Medicine, 4th *ed.*, pp.106–121, WB Saunders, Philadelphia, 1999

胞がプロゲステロンを産生し，胎盤からの分泌へと移行する。妊娠後期になると，月経周期の黄体期に産生していた約10倍のプロゲステロンが胎盤で産生される。プロゲステロンは，子宮内膜内小血管の発育を促し，エストロゲンとともに子宮内膜の発育を促す。また，子宮収縮に対する抑制作用により妊娠を維持する。

4）プロラクチン（prolactin；PRL）

下垂体前葉から分泌されるプロラクチン（PRL）は妊娠中に増加する。プロラクチンは乳腺細胞の増殖と乳汁分泌を促し，分娩後の授乳に備える。しかし，増加したエストロゲンが乳腺のプロラクチン受容体の働きを抑制するので，妊娠中には乳汁分泌はみられない。

5）ヒト胎盤ラクトーゲン（human placental lactogen；hPL）

ヒト胎盤ラクトーゲン（hPL）の分泌は，胎児の発育が急激に進む妊娠後期に増加する。hPLは母体における糖，脂質代謝を変化させる。母体の脂質分解を促進させ，また抗インスリン作用による血糖上昇に関与するなど，胎児へのグルコース供給を促進し胎児の発育に大きく関与する。

（7）子宮と乳房の変化

非妊娠時の子宮の重量は40〜70gで，妊娠後期の終わりごろには1,000g前後の重量となる。乳房は乳腺の肥大・増殖と脂肪組織の増加により，非妊娠時の3〜4倍になる。

（8）体温の変化

排卵後からの高温相（36.7〜37.2℃）が妊娠16週ごろまで続き，妊娠24週以降ごろから低温相（36.0〜36.5℃）に戻る。

6．母体の代謝変化

妊娠に伴う内分泌環境の変化により母体の代謝機構に著しい変化が生じる。これは胎児の発育を円滑に進めるために必要なものであり，母体および胎児が営む代謝機構と胎盤の機能が密接に関与し，合目的性をもった特異な物質代謝を営む。母体の代謝変化を理解することは，妊婦の栄養管理において重要である。

（1）エネルギー代謝

基礎代謝は妊娠6か月ごろより上昇し，妊娠後期の終わりごろには非妊娠時より20〜30％増加する。妊娠後期に増加する体重には脂肪や水分の蓄積も含まれているので，これらを除いた活性組織でみた基礎代謝はさらに亢進していると考えられる。

（2）糖質代謝

母体の糖代謝は非妊娠時とは大きく異なる。インスリン分泌が亢進しているにもか

かわらずインスリンに対する反応が低下する（インスリン抵抗性）ため，食後高血糖を呈する。この傾向は妊娠後期で顕著となる。胎盤由来のホルモン分泌が増加することや胎盤に存在するブドウ糖輸送体（GLUT－3）なども関与し，胎児が糖を利用しやすい環境が整う。

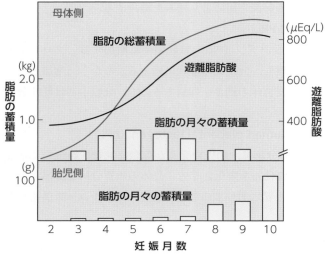

図3－4　母体および胎児の脂肪蓄積量
（望月眞人：日本新生児学会雑誌，**32**，4，533，1996）

（3）脂 質 代 謝

　妊婦の血清脂質は妊娠後期に著しく増加し，脂質異常症の状態となる。とくに，中性脂肪の増加が大きい。母体の脂肪蓄積量をみると，妊娠5か月ごろにピークとなり，その後は減少しており，前半は同化，後半は異化にシフトすることがわかる（図3－4）。これは胎児にグルコースを供給するための生理的な機序であり，母体のエネルギー源はグルコースから脂質へと変わっていく。

（4）たんぱく質代謝

　妊娠初期からたんぱく質は蓄積され，窒素出納はプラスとなる。妊娠中は窒素摂取量に比べて排出がきわめて少なくなり，たんぱく質の蓄積が起こると考えられる。しかし，蓄積されたたんぱく質は同時に異化作用によりアミノ酸となり胎児に供給され，全体として同化も異化も亢進している。

7. 分　　　娩

　分娩とは，胎児およびその付属物を母体外に排出し妊娠を終了する過程をいい，陣痛の発来とともに始まり胎盤の娩出によって終わる。**陣痛**とは，不随意に周期的に反復して起こる子宮体部収縮である。分娩時の平均出血量は300mL程度である。

2　妊娠期の栄養アセスメントと栄養ケア

1. 栄養アセスメント

　妊娠初期からの適切な**栄養アセスメント**と**栄養ケア**は，合併症の発症を予防し，妊娠を継続するために重要である。栄養アセスメントの項目（表3－2）や臨床検査値の変化（表3－3）を把握する必要がある。なかでも，体重増加量は重要なアセスメ

表3－2　栄養アセスメントの項目

臨床診査 （問診）	年齢，身長，非妊娠時の体重，職業，生活時間，身体活動，食欲，既往症，服薬状況，家族歴，喫煙，飲酒，食生活を含む生活習慣，月経歴，妊娠歴，出産歴（回数や妊娠中の合併症の有無など），児の出生体重，分娩方法，自覚症状など
臨床診査 （観察）	筋肉や皮膚の状態，骨格，爪，浮腫，静脈瘤，精神的安定性，目の動きなど
身体計測	身長，体重，血圧，腹囲，子宮底長など
臨床検査	尿検査：尿たんぱく質，尿糖，尿ケトン体など 血液検査：血糖（妊娠糖尿病のスクリーニング），血清鉄，ヘモグロビン，ヘマトクリット，アルブミン，グロブリン，各種抗体（HBV，HCV，風疹，CMVなど）

HBV：B型肝炎ウイルス，HCV：C型肝炎ウイルス，CMV：サイトメガロウイルス

表3－3　非妊婦と妊婦の臨床検査値の比較

項　　目	非 妊 婦	妊　婦	変　化
循環血液量（mL）	4,000	5,250	⬆
循環赤血球量（mL）	1,600	1,900	⬆
血色素量（g/dL）	12〜16	10〜14	⬇
ヘマトクリット（%）	37〜48	32〜42	⬇
血清鉄（μg/dL）	75〜150	65〜120	⬇
白血球数（/mm³）	4,300〜10,800	5,000〜15,000	⬆
フィブリノーゲン（mg/dL）	250〜400	250〜600	⬆
総たんぱく質（g/dL）	6.0〜8.4	5.5〜7.5	⬇
アルブミン（g/dL）	3.5〜5.0	3.0〜4.5	⬇
総コレステロール（mg/dL）	120〜220	180〜400	⬆
遊離脂肪酸（μg/L）	770	1,226	⬆
トリグリセリド（mg/dL）	10〜190	45〜290	⬆

（資料）金岡　毅：産婦人科の実際，36，2，251，1987より抜粋）

ント項目である。しかし，体格評価の基準や体重増加量の推奨値に関しては目的の異なる複数の方針がある。「日本産科婦人科栄養委員会」が示す体格区分では，非妊娠時のBMI 18kg/m²未満を「やせ」，BMI 24kg/m²以上を「肥満」としている。

2．栄 養 ケ ア

　妊娠に伴う身体的変化は各期に特徴的なものがあり，それぞれに応じた**栄養ケア**を行う。

（1）妊娠初期（〜13週6日）
　初期は身体の体形的変化の自覚は少ない時期ではあるが，妊娠を継続するホルモンの分泌により**さまざまな体調の変化**が現れる。つわりは，妊婦の多くが経験する体調の変化である。この時期は付加するエネルギー量を必要としないので，食生活面であまり神経質になる必要はなく，心地よい生活のリズムをつけるとよい。ただし，胎児の器官分化の臨界期にあたるので注意を要する。

1）栄養と奇形

① **葉　　酸**：妊娠前から十分な葉酸摂取により，**神経管閉鎖障害**（受胎後約28日で閉鎖する神経管の形成異常）の発症抑制効果が報告され，妊娠の可能性のある女性は受胎前後に付加的な摂取が望ましく，栄養機能食品の利用も推奨されている。

② **ビタミンA**：ビタミンAの過剰摂取が催奇形性発現に関与すると推定される。厚生労働省は，ビタミンAを含有する健康食品やビタミンAを高濃度に含有する食品等の継続的な多量摂取への注意喚起をしている。

③ **水　　銀**：魚介類は良質なたんぱく質を含み，EPAやDHA等の高度不飽和脂肪酸や微量栄養素の給源である。しかし，**魚介類に含まれる水銀が胎児に影響を与える可能性**を懸念することから，妊娠中における魚介類摂取についての注意事項が厚生労働省より通知されている。魚介類の種類と量を考慮して摂取することが必要である。

2）嗜好品，服薬

① **た ば こ**：たばこの煙のニコチンは血管を収縮させ，子宮胎盤循環血液量が減少する。また，一酸化炭素は血液の酸素運搬能を低下させ，胎児は低酸素状態となる。喫煙妊婦は低出生体重児の出産リスクが高くなる。

② **飲　　酒**：アルコールは胎盤を通して胎児に移行する。飲酒により，胎児の中枢神経障害や発育遅延などを伴う先天異常がみられることがある（胎児アルコール症候群）。

③ **服　　薬**：胎児の器官が形成される妊娠初期は**薬物の影響を受けやすい**。疾病のコントロールのために服薬している場合は医師と相談する。

 ウイルス感染

　ウイルスの母子感染には，経胎盤感染，産道感染，母乳感染の経路があり，病原体により感染時期や侵入経路が異なる。妊娠中の感染により胎児に種々の症状が発症するものが多い。風疹感受性世代の存在が指摘され，2013年には日本国内で風疹の流行がみられた。サイトメガロウイルス（CMV）は乳幼児に神経学的な障害をもたらす。その他，ヒト免疫不全ウイルス（HIV），B型肝炎ウイルス，C型肝炎ウイルス，単純ヘルペスウイルス，ヒト成人T細胞白血病ウイルスなどによる感染症がある。

（2）妊娠中期（14週0日〜27週6日）

　中期には，つわり症状がおさまり，**胎動を自覚**するようになる。食欲が回復してくるため，バランスのとれた食事を心がける。散歩や適度な運動は，血液循環をよくし出産に向けての体力づくりにも効果的である。

（3）妊娠後期（28週0日〜）

　後期になると，胎児が急速に成長するため子宮がさらに大きくなる。必要とする栄養量は増加するが，大きくなった子宮が胃を圧迫して1回の食事量が少なくなるので，3食のほかに補食を考える。体調の変化が起きやすいので十分な休養をとる。

3．妊婦の食事摂取基準

　母体代謝の変化と胎児の発育を促すために必要な栄養素を摂取することが，栄養管理上重要である。妊婦については「日本人の食事摂取基準（2020年版）」に付加量が示されている（巻末表参照）。

（1）エネルギー

　妊婦の推定エネルギー必要量は，妊娠前の推定エネルギー必要量に妊婦のエネルギー付加量を加えて求める。付加量の算定は，妊娠による総消費エネルギーの変化量とエネルギー蓄積量から算出する。

　全妊娠期における体重あたりの総エネルギー消費量にはほとんど差がなく，総エネルギー消費量の変化分および最終的な体重増加量11kgに対応するたんぱく質および脂肪としてのエネルギー蓄積量を加味して，付加量は，初期：50kcal/日，中期：250kcal/日，後期：450kcal/日としている。

　また，妊婦個々の体格や妊娠中の体重増加量および胎児の発育状況の評価を行うことが必要である。

（2）たんぱく質

　妊娠期は，体たんぱく質が蓄積される。体たんぱく質蓄積量は体カリウム増加量から間接的に算定した。妊娠各期におけるたんぱく質蓄積量の比が初期：中期：後期＝0：1：3.9という報告から，各期の1日あたりの体たんぱく質蓄積量を算出した。付加量（推奨量）は，初期：0g/日，中期：5g/日，後期：25g/日としている。

　目標量は，妊婦(初期・中期)：13〜20％エネルギー，妊婦(後期)：15〜20％エネルギーとした。

（3）脂　　　質

　脂肪エネルギー比率（20〜30％エネルギー），および飽和脂肪酸（7％エネルギー以下）は非妊娠時と同じ目標量である。n−6系脂肪酸（9g/日）とn−3系脂肪酸（1.6g/日）は，目安量を設定した。また，アラキドン酸やDHAは神経組織の構成成分であることから，妊娠中はより多くのn−3系脂肪酸の摂取が必要とされる。

（4）脂溶性ビタミン

　①　ビタミンA：ビタミンAは胎盤経由で胎児に供給されるので，胎児へのビタミンA移行蓄積量を付加する必要がある。正期産児の体内ビタミンA貯蔵量は3,600μgとされ，妊娠後期の3か月でこの量のほとんどが蓄積される。母体の吸収率を70％と仮定し，後期における付加量（推定平均必要量）を60μgRAE/日，付加量（推奨量）は算定係数1.4を乗じて80μgRAE/日とした。

　②　ビタミンD：妊婦のビタミンD目安量を算定するだけのデータがないことから，非妊娠時と同じ値（8.5μg/日）を適用した。また，日照により皮膚でビタミンD

が産生されることを踏まえ，日常生活において可能な範囲で適度な日光浴を心がけるとともに，ビタミンDの摂取については日照時間を考慮に入れることが重要である。

③　ビタミンK：妊婦のビタミンK摂取が胎児や出生直後の新生児におけるビタミンKの栄養状態に大きく影響することはないことから，非妊娠時と同じ値（150μg/日）を適用した。

（5）水溶性ビタミン

①　ビタミンB$_1$，ビタミンB$_2$，ナイアシン：ビタミンB$_1$およびビタミンB$_2$はエネルギー要求量に応じて増大するという代謝性から算出した。妊娠後期で算定された値を妊娠期全体の付加量とした。

ナイアシンのトリプトファン・ニコチンアミド転換率が非妊娠時に比べて増大することから，付加量の設定はない。

②　ビタミンB$_6$：胎盤や胎児に必要な体たんぱく質の蓄積を考慮して，非妊娠時での推定平均必要量算定の参照値と妊娠期のたんぱく質の蓄積量を基に算定した。

③　葉　　酸：妊娠は葉酸の必要量を増加させる。妊婦の付加量は，赤血球中の葉酸レベルを適正に維持できる値を基に設定され，付加量（推奨量）を240μg/日とした。妊婦の付加量は，中期および後期にのみ設定された。

なお，妊娠を計画している女性，または妊娠の可能性のある女性，および妊娠初期の妊婦は，神経管閉鎖障害のリスクの低減のために，サプリメントおよび強化食品から摂取する葉酸を400μg/日摂取することが望まれる。

④　ビタミンC：ビタミンCは新生児の壊血病を防ぐことができるということから，付加量（推定平均必要量，推奨量とも）を10mg/日とした。

（6）ミネラル（無機質）

①　カルシウム：胎児に蓄積されるカルシウムの大半は，妊娠後期に母体から供給される。妊娠中は腸管からのカルシウム吸収率が大きく増加する。日本人を対象とした出納試験におけるカルシウム吸収率は，非妊娠時23±8％に対し，妊娠後期には見かけ上42±19％という報告がある。さらに，通常よりも多くカルシウムを摂取した場合には，母親の尿中カルシウム排泄量が増加する。このことから，推奨量を摂取している場合には，カルシウムの付加量は必要ないとされている。

②　鉄：妊婦の鉄の付加量は，胎児への鉄貯蔵，臍帯・胎盤中への鉄貯蔵，循環血液量の増加に伴う鉄需要の増加と吸収率を考慮して算定された。全妊娠期間の鉄需要増加を合計で300mgと仮定し，妊娠に伴う鉄の必要量を各期別に算出した。鉄需要のほとんどが中期と後期に増加する。さらに，吸収率を初期15％，中期と後期を40％とした。付加量（推奨量）は，初期2.5mg/日，中期・後期9.5mg/日とした。

③　ヨウ素：妊婦のヨウ素の付加量は，新生児の甲状腺内ヨウ素量に関するデータを基に設定された。妊娠中はヨウ素過剰への感受性が高いと考えられるため，非妊娠時よりも過剰摂取に注意する必要があり，非妊娠時よりも低い値が設定された。

4. 妊産婦の疾患と栄養ケア

（1）つわりと妊娠悪阻

　妊娠初期における消化器系を主体とした症状で，食欲不振，悪心，嘔吐，嗜好の変化などをつわりという。経産婦よりも初産婦に多く，これらの消化器系症状は妊婦の50〜80％にみられる。原因には妊娠による内分泌の変化や精神的要因などが考えられるが，詳細は明らかでない。本症は妊娠5〜6週から発症し，妊娠16週ごろまでには自然治癒するものが多いが，まれに重症化することがある。悪心や嘔吐の蔓延化による飲食物摂取が損なわれ，体重減少，尿ケトン体陽性，代謝性アシドーシスなどの代謝障害をきたし治療が必要となったものを妊娠悪阻という。

　軽症のつわりはとくに治療を必要としない。つわりが解消されれば食欲が戻るのであまり神経質にならなくてもよい。少量頻回の食事と水分の摂取を基本とし，休息・安静を心がける。

　妊娠悪阻では，悪心や嘔吐が強く食事療法が行えないときは輸液療法となる。この場合，ウェルニッケ脳症予防のためにビタミンB_1の補充は必須である。

（2）貧　　血

　循環血漿量が急激に増加してくる妊娠28週以降になると，血球成分量が血漿量の増加に追いつかず，血中ヘモグロビン濃度は希釈により低下し，見かけ上の貧血状態になる（生理的水血症）。一方，妊娠に起因する貧血を妊娠性貧血という。妊娠期にみられる貧血の大部分は鉄欠乏による小球性低色素性貧血である。これは妊娠中に起こりやすい合併症であり，全妊婦の約40％に生じるとされる。妊娠期の鉄需要亢進は母体の貯蔵鉄（フェリチン）を減少させ，鉄欠乏性貧血を顕在化させる。妊娠前からの貧血予防の重要性が示唆される。また，ビタミンB_{12}欠乏や葉酸欠乏による大球性高色素性貧血が認められることがある。

【妊婦の貧血診断】

　WHOによる妊婦の貧血の基準は全期間を通して，ヘモグロビン（Hb）濃度11.0g/dL未満，ヘマトクリット（Ht）値33％未満となっている。しかし，母体の血液性状は時期によって変化するため，妊娠各期において貧血に対する考え方は異なるべきである。妊娠初期では鉄需要や血漿量の増加はまだ少ないため，この時期の貧血は妊娠前の状態を反映している。この時期には，Hbとフェリチンによる判定が必要である。血漿量が増加してくる中期から後期では，生理的水血症と真の鉄欠乏性貧血を区別するために，HbやHtに加えて平均赤血球容積（MCV）を測定することが望ましい。

【栄養ケアと食生活上の注意】

　母体から胎児への鉄の移行は，濃度勾配にかかわらず胎盤のトランスフェリン受容体を介して，母体から胎児へ輸送される（能動輸送）。妊娠中の貧血は早産や胎児発育不全と関連があることから，予防や治療のために食事への配慮が必要である。鉄含有量の多い食品はもとより，鉄吸収を促進し造血に関連する栄養素（たんぱく質，

銅，ビタミンC，葉酸，ビタミンB_{12}など）の摂取に留意する。必要に応じて，経口的に鉄剤投与がされることもある。

（3）低体重・過体重

　妊娠期における体重増加量と種々のリスクとの関連については，妊娠期の体重増加量が少ない場合は低出生体重児分娩や早産のリスクが高まり，体重増加量が多い場合には妊娠高血圧症候群や巨大児分娩，帝王切開分娩などのリスクが高まる。しかし，妊娠による適正な体重増加量については一律に決めるのではなく，妊娠以前の体格なども考慮して個別に対応していくことが求められる。

　「健やか親子21」推進検討会（厚生労働省）は，若い女性における食事の偏りや低体重者の増加など健康上の諸問題が指摘されることから，母子の健康のために適切な食習慣の確立を図ることを目的として**妊産婦のための食生活指針**を作成した（2006年）。また，2021年にはその一部を改定し，「妊娠前からはじめる妊産婦のための食生活指針」とした。指針では，妊娠期の望ましい食生活のための実践項目や妊娠中の体重増加量について具体的に示されている（表3－4）。

表3－4　妊娠中の体重増加指導の目安[1]（妊娠前からはじめる妊産婦のための食生活指針）

妊娠前の体格[*2]		体重増加量指導の目安
低体重（やせ）	18.5未満	12～15kg
普通体重	18.5以上25.0未満	10～13kg
肥満（1度）	25.0以上30.0未満	7～10kg
肥満（2度以上）	30.0以上	個別対応（上限5kgまでが目安）

1　「増加量を厳格に指導する根拠は必ずしも十分ではないと認識し，個人差を考慮したゆるやかな指導を心がける」産婦人科診療ガイドライン産科編2020　CQ 010　より
2　日本肥満学会の肥満度分類に準じた。

 低出生体重児の増加

　出生時体重が2,500g未満の児を低出生体重児という。出生数が減少するなかで，わが国における低出生体重児の出生割合が増加している（図3－5）。また，20歳代女性の「やせ」の割合は増加しており，2015年では22.3％であった。Barkerらは胎生期の低栄養状態が成人期の心血管障害発症のリスク要因であるとの仮説を提唱している。

　妊娠前の体格が周産期における種々の有害事象のリスク要因となることから，妊娠前から望ましい生活習慣の形成が重要である。

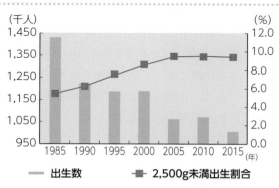

図3－5　出生数と出生時体重2,500g未満児の出生割合の年次推移
（資料）厚生労働省：人口動態統計

（4）妊娠糖尿病（gestational diabetes mellitus；GDM）

　妊娠時はインスリン抵抗性が増すので，耐糖能は低下しやすく，血糖値は上昇しやすい。妊娠は，潜在的な糖代謝異常を顕在化させる一因であるともいえる。

　妊娠中の耐糖能異常には，糖尿病が妊娠前から存在している糖尿病合併妊娠と，妊娠中に発見される糖代謝異常がある。後者には，「妊娠中の明らかな糖尿病」と「妊娠糖尿病（GDM）」がある。

【妊娠糖尿病の定義】（日本糖尿病学会，日本糖尿病・妊娠学会，日本産科婦人科学会：2015年8月1日改訂）

　「妊娠中にはじめて発見または発症した糖尿病に至っていない糖代謝異常であり，妊娠中の明らかな糖尿病，糖尿病合併妊娠は含めない」と定義された。

【合　併　症】

　妊娠糖尿病の発症には，種々の危険因子がある（表3－5）。

　GDMは，妊娠高血圧や巨大児にもとづく難産など周産期合併症を増加させる。さらに，子どもの成長期合併症や母体の将来の2型糖尿病発症につながるなどの報告もある。したがって，GDMの既往者が分娩後6〜12週の間に耐糖能の再評価を受けることは，母体の健康増進のために役立つ。

表3－5　妊娠糖尿病の発症危険因子

● 糖尿病の家族歴
● 肥満
● 35歳以上の高年齢
● 巨大児分娩既往
● 原因不明の習慣性流早産歴
● 妊娠高血圧症候群
● 羊水過多症

（資料）日本糖尿病・妊娠学会

【診断基準（表3－6）】

　Hyperglycemia and Adverse Pregnancy Outcomes（HAPO）studyの結果をもとに協議され，妊娠糖尿病の診断基準が変更された（2010年）。診断基準の改定により，GDMと診断される妊婦の増加が懸念されている。

表3－6　妊娠中に発見される耐糖能異常の診断基準

● 妊娠糖尿病（GDM）
75g糖負荷試験において次の基準の1点以上を満たした場合に診断する 　1．空腹時血糖値≧92mg/dL 　2．1時間値≧180mg/dL 　3．2時間値≧153mg/dL

（日本糖尿病・妊娠学会，2010年改訂）

【予防と食事管理】

　GDMの予防には，早期発見が重要である。そのため，妊娠初期と中期にスクリーニングの実施が推奨される。スクリーニングで陽性であった場合は75g糖負荷試験を行い，診断基準（表3－6）により診断する。また，生活習慣や食事の改善，さらに身体活動を活発にして母体の過剰な体重増加を抑えることが重要である。妊娠糖尿病の血糖コントロールの基本は食事療法である。

1）血糖管理

　空腹時血糖値70〜100mg/dL，食後2時間血糖値120mg/dL未満，HbA1c 5.8%未満，GA（グリコアルブミン）15.8%未満を目標とする。

2）食 事 療 法

① **総エネルギー量**：標準体重×30（kcal/日）を目安とする。肥満妊婦（非妊時BMI≧25）の場合には付加量をつけない。非肥満妊婦（非妊時BMI＜25）の場合には各期ごとに付加量をつけることを推奨することが多いが，産婦人科診療ガイドライン（2017）では妊娠期間にかかわらず200（kcal/日）の付加量を推奨している。

② **分 割 食**：食後高血糖や食前の低血糖，高ケトン血症の抑制のためには，食事を4〜6回に分割して摂取することが有効である。

3）インスリン療法

食事療法で適切な血糖管理ができない場合は，インスリン療法を行う。

（5）妊娠高血圧症候群（hypertensive disorders of pregnancy：HDP）

妊娠すると循環血液量が増加するが，代償的に血管抵抗が減弱して，血圧はむしろ低下する。しかし，高血圧を主症状とした疾患は産科領域における代表的疾患のひとつである。本症は，胎盤形成障害や母体の血管内皮細胞障害が関与して起こると考えられているが，原因は不明な点も多い。

名称が，「妊娠中毒症」から「妊娠高血圧症候群」に変更され（2005年），さらに欧米諸国の分類との整合性を図るため，定義と病型分類が変更された（2018年）。

【定　　　義】

妊娠時に高血圧を認めた場合，妊娠高血圧症候群とする。妊娠高血圧症候群は**妊娠高血圧腎症，妊娠高血圧，加重型妊娠高血圧腎症，高血圧合併妊娠**に分類される（日本妊娠高血圧学会，2018）。

【分　　　類】

従来の病型分類から子癇（しかん）を削除し，高血圧合併妊娠を加えた。表3-7に病型分類を示す。また，発症時期により，妊娠34週未満に発症する場合を早発型，34週以降を遅発型とした。

【妊娠高血圧症候群における高血圧とたんぱく尿の診断基準】

①収縮期血圧140mmHg以上，または，拡張期血圧90ｍｍHg以上の場合を高血圧と診断する。

②次のいずれかに該当する場合をたんぱく尿と診断する。

・24時間尿で300mg/日以上のたんぱく尿が検出された場合

・随時尿でたんぱく質/クレアチニン（P/C）比が0.3mg/mg・CRE以上である場合

【合　併　症】

母体においてはHELLP症候群，脳血管障害，子癇，常位胎盤早期剥離（はくり），早産などの増加，胎児においては胎盤循環不全による低出生体重児のリスクが高くなるなど，母児双方に大きな影響を与える。

【予防と食事管理】

発症危険因子には，初産婦，高齢妊婦，高血圧家族歴，糖尿病家族歴，肥満などがあげられるが，予知する決定的なものは今のところ見あたらない。生活面での予防

表 3 - 7　妊娠高血圧症候群の病型分類　(日本妊娠高血圧学会　2018)

1．妊娠高血圧腎症：preeclampsia (PE)

(1)妊娠20週以降に初めて高血圧を発症し，かつ，たんぱく尿を伴うもので分娩12週までに正常に復する場合

(2)妊娠20週以降に初めて発症した高血圧に，たんぱく尿を認めなくても基礎疾患のない肝機能障害，進行性の腎障害，脳卒中，神経障害，血液凝固障害のいずれかを認める場合で，分娩12週までに正常に復する場合

(3)妊娠20週以降に初めて発症した高血圧に，たんぱく尿を認めなくても子宮胎盤機能不全を伴う場合

2．妊娠高血圧：gestational hypertension (GH)

妊娠20週以降に初めて高血圧を発症し，分娩12週までに正常に復する場合で，かつ妊娠高血圧腎症の定義に当てはまらないもの

3．加重型妊娠高血圧腎症：superimposed preeclampsia (SPE)

(1)高血圧が妊娠前あるいは妊娠20週までに存在し，妊娠20週以降にたんぱく尿，もしくは基礎疾患のない肝腎機能障害，脳卒中，神経障害，血液凝固障害のいずれかを伴う場合

(2)高血圧とたんぱく尿が妊娠前あるいは妊娠20週までに存在し，妊娠20週以降にいずれかまたは両症状が増悪する場合

(3)たんぱく尿のみを呈する腎疾患が妊娠前あるいは妊娠20週までに存在し，妊娠20週以降に高血圧が発症する場合

(4)高血圧が妊娠前あるいは妊娠20週までに存在し，妊娠20週以降に子宮胎盤機能不全を伴う場合

4．高血圧合併妊娠：chronic hypertension (CH)

高血圧が妊娠前あるいは妊娠20週までに存在し，加重型妊娠高血圧腎症を発症していない場合

は，安静にしてストレスを避ける，軽度の運動や規則正しい生活などがあげられる。

1）食事療法（妊娠高血圧症候群の診療指針2015）

① **エネルギー摂取**：予防には，妊娠中の適切な体重増加が重要である。総摂取エネルギー量は，非妊娠時のBMIが24未満では理想（標準）体重×30kcal＋200kcal/日，BMI24以上では理想（標準）体重×30kcal/日とする。

② **食塩摂取**：食塩制限の効果には否定的な報告が多い。循環血液量が減少している妊娠高血圧症候群妊婦では，食塩制限によりさらに循環血液量を減少させる可能性も指摘されている。食塩摂取は取りすぎに注意し7〜8g/日程度とし，極端な制限は勧めない。

③ **水分摂取**：妊娠高血圧症候群妊婦では循環血液量の減少を認めるため，極端な制限は行わない。

④ **たんぱく質摂取**：理想体重×1.0g/日とし，予防には理想体重 × 1.2〜1.4g/日が望ましい。

⑤ **そ の 他**：動物性脂肪と糖質の制限および高ビタミン食が望ましい。

2）薬 物 療 法

重症の場合は，安静や食事療法のみではなく降圧剤も用いる。しかし，血圧の急激な変動は胎盤血流の低下を起こすので注意が必要である。

（6）産褥期の健康とQOL

産褥とは，分娩を終了した母体が妊娠前の状態に復古するまでをさし，その期間はおよそ6〜8週間とされている。子宮は分娩後約4週で妊娠前の大きさに復古する。

産褥期の急激な内分泌変化や社会心理学的な要因などから精神疾患が発症しやすく，軽度のうつ状態（マタニティ・ブルーズ）や産褥精神病と呼ばれる精神障害の発症がみられることがある。十分な睡眠や休息をとることは，これらの予防に必要である。

●参考文献●
・岡井　崇ほか編：標準産科婦人科学，医学書院，2011
・杉本充弘編：ナースの産科学，中外医学社，2013
・周産期医学：周産期栄養学 増刊号，1992
・江差隆年ほか：応用栄養学（第5版），同文書院，2010
・杉山　隆：学際領域の診療．妊産婦と栄養，日本産科婦人科学会雑誌，2005
・道方香織ほか：産科疾患の診断・治療・管理．妊娠の生理，日本産科婦人科学会雑誌，2007
・日本糖尿病学会編：科学的根拠に基づく糖尿病診療ガイドライン2019，2019
・日本妊娠高血圧学会編：妊娠高血圧症候群管理ガイドライン2009，2009
・日本妊娠高血圧学会編：妊娠高血圧症候群 新定義分類 運用上のポイント，2019
・厚生労働省：「日本人の食事摂取基準（2020年版）」策定検討会報告書，2019
・厚生労働省：妊娠前からはじめる妊産婦のための食生活指針，2021

スタディ　解答

1．×〔ウェルニッケ脳症は，不完全な食事摂取などの原因によりビタミンB_1が欠乏して起こる神経学的異常〕
2．○〔貧血により血清鉄が低下するため，不飽和鉄結合能は上昇〕　　3．○〔胎児にグルコースを優先的に供給〕　　4．×〔妊娠糖尿病とは，妊娠中にはじめて発見，発症した糖尿病にいたらない糖代謝異常。妊娠中に判明した明らかな糖尿病とは区別される〕　　5．×〔神経管閉鎖障害の予防のために妊娠前および妊娠初期の葉酸補給が勧められる。ただし，多量摂取による健康障害があることに注意〕　　6．○　　7．×〔「たばことお酒の害から赤ちゃんを守りましょう」という指針が示され，喫煙，受動喫煙は胎児や乳児の発育，母乳分泌に影響を与えると記されている〕　　8．×〔11.0g/dL未満〕　　9．×〔ビタミンAの過剰摂取に注意が必要〕　　10．×〔臍帯の内部には1本の太い臍帯静脈と2本の細い臍帯動脈がある〕

授乳期の栄養

◤ **概要とねらい** ◢

　授乳期は，乳児の生命の源であり栄養源である母乳を母親の体内で生産し，哺乳させて乳児の健康を守り育てる重要な時期である。また妊娠時に大きく変化した母親の身体は，授乳を通して妊娠前の状態に少しずつ戻っていく。すなわち，授乳は母親の健康を守る役割をも担っている。

　本章では，授乳による母親の心身の変化，授乳のメカニズム，母乳の利点，授乳と疾病，授乳中の母親に必要な栄養や食事などについて学ぶ。

スタディ　　正しいものに○，誤っているものに×を（　）に記入しなさい。

（　）1．「母乳育児成功のための10のステップ（WHO/UNICEF，2018年）」では，出産後，できるだけすぐに母乳育児が始められるよう提唱している。

（　）2．「母乳育児成功のための10のステップ（WHO/UNICEF，2018年）」では，授乳時以外は赤ちゃんと母親を別室にするよう提唱している。

（　）3．胎盤由来のエストロゲンは，乳汁分泌に関係しない。

（　）4．脂質は，成熟乳より初乳に多く含まれる。

（　）5．人乳は，牛乳よりたんぱく質中のカゼインの割合が少ない。

（　）6．日本人の食事摂取基準（2020年版）では，出産後5か月までの泌乳量を400mL/日としている。

（　）7．非妊娠時の体格区分が「ふつう」の妊婦は，妊娠中の体重増加指導の目安を10〜13kgとする。

（　）8．吸啜刺激は，オキシトシンの分泌を低下させる。

（　）9．分泌型IgAは，成熟乳より初乳に多く含まれる。

（　）10．母親の摂取したアルコールは，母乳に移行しない。

1 授乳期女性の生理的特徴と生活

授乳期とは乳汁を母体内で産生して乳児を養い育む期間であり，乳児がほとんどの栄養を乳以外の食物から摂取できるようになるまでには**約1年**を要する。また，この時期には，妊娠期に肥大した子宮，ホルモン分泌，血流量などが非妊娠時の状態へと戻っていく。**産後から6～8週間までを産褥期**と呼び，母体の変化が著しい。

1．生理的な変化

（1）体　　重

妊娠中に**母体の体重**は7～12kg増加する。その内訳は**胎児3kg，胎盤およびその付属物1kg，母体の血液や細胞外液の増加2～3kg，子宮や乳房の肥大1kg，母体の脂肪蓄積2～3kg**である。これらのうち，胎児，胎盤とその付属物は出血を伴って体外に排泄されるため，**出産直後には5～6kgの減少**をみる。

体脂肪等による体重増加は，授乳による消費エネルギーの増加や尿量の増加により分娩後数週間は比較的速やかに，さらに出産後約6か月までは緩やかに減少する。

（2）体　　温

分娩により活動代謝が亢進し，分娩直後には一過性に**体温の上昇**をみる。しかし，24時間以内には妊娠時の体温よりやや低めに安定する。妊娠中に基礎体温を上昇させていた胎盤由来のプロゲステロン分泌が低下するためである。

出産後4～5日経過しても体温が戻らない場合は，感染症などを疑う必要もある。産褥熱は分娩24時間以降10日以内に38度以上の高熱が2日間以上続くもので，子宮や膣が大腸菌などに感染することで発症する。

（3）循　環　器

妊娠後半期に増加した循環血液量は，分娩による出血や悪露により減少する。赤血球や血中ヘモグロビン濃度は，分娩後の利尿亢進に伴う水分喪失により一時的に上昇するが，失った水分が戻るにつれ分娩後2～3日で最低値を示し，その後徐々に回復する。白血球は分娩直後に最高に達するが，1～2週間で非妊娠時に戻る。

血圧は分娩によって一時的に増加することもあるが，それ以降は低下して平常時に戻り，安定する。脈拍は分娩直後には不安定になりやすく，分娩後2～3日間に遅脈や徐脈がみられる場合もある。

（4）泌　尿　器

分娩後2～5日は利尿ホルモンの亢進やエストロゲンの減少などにより利尿作用が亢進し，尿量が増加する。

（5）消　化　器

　分娩後2～3日は，子宮体積の減少による腸壁の緊張の緩み，分娩に伴う膣口亀裂縫合部の疼痛，縫合部が開口するおそれなどから便秘傾向となりやすい。

　また，分娩後の食欲不振による食事や水分摂取の減少，安静による運動不足は，便秘傾向を助長する。

（6）子　　　宮

　妊娠後半期に子宮壁の平滑筋細胞肥大により約1,000gに増大した子宮重量は，6～8週で非妊娠時の50～100gに戻る。また，産褥1日目に臍の高さにあった子宮底は，同じく6～8週後には妊娠時の位置に戻る。分娩による胎盤剥離などによって生じた子宮内膜の創傷は，約6週で妊娠前の状態に回復する。これを子宮復古といい，初産婦，母乳を与える母親，早産・多胎・出血などのない母親では速い。子宮の大きさや重量が減少するのは子宮内膜などが分解排泄されるためで，排泄された組織は膣粘膜からの分泌物とともに悪露の主たる成分となる。母乳を与える母親の子宮復古が速いのは，母乳分泌により脳下垂体後葉から分泌されるオキシトシンの作用による。

2．授乳婦の生活

　新しい命が誕生することにより，母親の生活には大きな変化がもたらされる。母親

表4－1　授乳について困ったこと（回答者：0～2歳児の保護者）　　（単位：％）

授乳について困ったこと	割合% （n＝1,242）	栄養方法（1か月）別（n＝1,200）		
		母乳栄養 （n＝616）	混合栄養 （n＝541）	人工栄養 （n＝43）
困ったことがある	77.8	69.6	88.2	69.8
母乳が足りているかどうかわからない	40.7	31.2	53.8	16.3
母乳が不足気味	20.4	8.9	33.6	9.3
授乳が負担，大変	20.0	16.6	23.7	18.6
人工乳（粉ミルク）を飲むのをいやがる	16.5	19.2	15.7	2.3
外出の際に授乳できる場所がない	14.3	15.7	14.4	2.3
子どもの体重の増え方がよくない	13.8	10.2	19.0	9.3
卒乳の時期や方法がわからない	12.9	11.0	16.1	2.3
母乳が出ない	11.2	5.2	15.9	37.2
母親の健康状態	11.1	11.2	9.8	14.0
母乳を飲むのをいやがる	7.8	3.7	11.1	23.3
子どもの体重が増えすぎる	6.8	5.8	7.9	7.0
母乳を飲みすぎる	4.4	6.7	2.2	0.0
人工乳（粉ミルク）を飲みすぎる	3.7	1.1	6.1	7.0
母親の仕事（勤務）で思うように授乳ができない	3.5	4.2	3.0	0.0
相談する人がいない，もしくは，わからない	1.7	0.8	2.6	0.0
相談する場所がない，もしくは，わからない	1.0	0.3	1.7	0.0
その他	5.2	4.9	5.7	4.7
特にない	22.2	30.4	11.8	30.2

（複数回答）

（資料）厚生労働省「平成27年度乳幼児栄養調査」より

は乳児のために母乳を体内生産して与えるという重要な任務を担うのみならず，乳児の発育に伴うさまざまなケアを行う中心的役割をも担っている。母親は新しい命にかかわるだけでなく，乳児の兄姉や父親，祖父母など，家族の日常生活を支える役割も担っていることが多い。体調の変化や育児に対する不安で，気分が落ち込むこともよくある。

　表4－1は2015（平成27）年度度乳幼児栄養調査の結果である。「授乳について困ったこと」という質問に対し，「母乳が足りているかどうかわからない」40.7％，「母乳が不足気味」20.4％，「授乳が負担，大変」20.0％の順で多かった。授乳期の栄養法（1か月）別にみると，授乳について何らか困ったことのあるものの割合は，混合栄養が88.2％と最も高く，人工栄養が69.8％，母乳栄養が69.6％であった。また，授乳について困ったことは，母乳栄養，混合栄養，人工栄養で高い割合を示す項目に違いがみられた。核家族化による育児の相談者が身近にいなくなっている現在では，夫の理解と側近者や行政の支援がより重要である。

3．授乳期の食事

　授乳期は母乳を産生し，乳児を養い育む時期である。十分かつ適切な量の栄養と休養をとり，母乳分泌のメカニズムを理解したうえで分泌が滞ることのないように努めたい。

（1）母乳分泌のメカニズム

　妊娠中に胎盤により分泌促進されるエストロゲンやプロゲステロン，脳下垂体前葉から分泌されるプロラクチンは，乳房を肥大させ，乳腺を発達させる。また，ヒト胎盤ラクトゲンなどのホルモンも乳房の発育に寄与し，妊娠後半期には乳房の大きさは非妊娠時より1～2kgの増加がみられる。しかし，妊娠後半期に乳頭を刺激しても乳頭先端部からはわずかに母乳がにじみ出る程度で，十分量の母乳分泌は行われない。この仕組みを司っているのがエストロゲンやプロゲステロンである。これらはプ

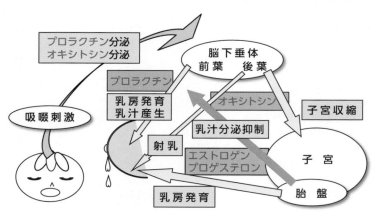

図4－1　乳汁分泌におけるホルモンの働き

ロラクチンの乳たんぱく質合成や乳糖合成酵素による乳糖合成を抑制し，母乳産生を阻止する。分娩後胎盤が排出されてエストロゲンやプロゲステロンの分泌が低下すると，抑制作用が解除されて乳汁分泌が開始される。

　脳下垂体後葉から分泌されるオキシトシンは乳腺の筋上皮細胞を収縮させ，乳頭から乳汁を放出（射乳）させる。プロラクチンは乳汁の産生を促す。オキシトシンやプロラクチンの分泌は乳児が乳首を吸う刺激（吸啜刺激）によって増大し，乳汁分泌量は次第に増大する。オキシトシンは子宮を収縮させ，子宮復古も促す。図４−１は各種のホルモンによって乳汁が分泌される機序である。

（２）母乳の成分変化

　母乳の成分は，分娩から数日を経て徐々に変化する。その違いは偶発的なものではなく，乳児の栄養要求や生理状態にかなったものであり，自然の摂理ともいえる。乳児の栄養や健康のために日々成分の変化していく母乳を，その時々にしっかりと与えることが大切である。

１）初　　乳

　分娩後３〜５日間に分泌される母乳を初乳と呼ぶ。たんぱく質や抗菌物質，ミネラルに富み，乳糖や脂質は少ない。透明感があり色はやや黄色みを帯び，粘稠性がある。

　抗菌物質としては免疫グロブリン（Ig）であるIgA，IgM，IgG，さらにリゾチームやラクトフェリンが含まれる。IgAは初乳中に含まれる免疫グロブリンの90％以上を占めており，食物アレルギーの原因となるIgEの腸内吸収を妨げるともいわれている。リゾチームは酵素の一種で，細菌の細胞壁を分解して細菌を死活化させる。また，たんぱく質であるラクトフェリンは細菌やウイルス中の鉄分を奪って繁殖を抑制するほか，ビフィズス因子となって乳児の腸内環境を整える作用がある。冷凍母乳では，これら抗菌物質は加熱処理により変性するため注意を要する。

２）成乳（永久乳，成熟乳）

　成乳は分娩後６〜10日に分泌され始め，糖質や脂質に富み，乳白色でサラッとした性状である。乳糖を分解するラクターゼの活性は分娩直後には低いが，母乳を与えると急速に活性化される。また，脂質を消化する膵液リパーゼの活性は新生児では低いが，母乳中に含まれる胆汁酸刺激性リパーゼにより脂肪消化が助けられる。初乳から成乳へと移り変わる途中の乳汁は移行乳と呼ばれ，成分的には初乳と成乳の中間的存在である。

（３）母乳栄養の利点

　母乳は人間の母親が人間の子どものためにつくり出した自然の恵みであり，牛乳等を原料とした育児用ミルクに比べ，次のような利点がある。これらを母親だけでなく乳児を取り巻く家族や社会の人々が理解し，母乳栄養を推進していく必要がある。しかし一方で，母乳育児の実施がむずかしいケースもある。母乳を与えられない母親も

安心して育児に臨めるよう，周囲の理解と支援が大切である。

　①　**栄養成分組成**：**母乳**には，**乳児が必要としている栄養成分を必要十分量含んで**いる。その組成と分泌量は新生児の消化能力に最適であり，容易に消化される。人工乳の素材である牛乳には，胃内でハードカード（凝塊）をつくりやすい**カゼイン**を多く含む。一価不飽和脂肪酸や多価不飽和脂肪酸は母乳に多く，飽和脂肪酸は牛乳に多く含まれている。炭水化物（**乳糖**）は母乳に多く，カルシウムは牛乳に多い。母乳の栄養成分含量は母親の食事に影響されるため，適切な栄養摂取は大切である。

　②　**腎臓への負荷**：代謝産物や過剰な無機塩類は，腎臓で濾過されて尿となって排泄される。栄養成分組成が乳児に必要な成分を必要な分だけ含んでいる母乳は，代謝産物の過剰排泄がなく，**腎臓への負荷が少ない**。

　③　**感 染 症**：母乳は母親の乳首から直接乳児の口腔内に放出される。大気中に浮遊する細菌やカビによる汚染を受けず，**衛生的**に与えることができる。さらに，母乳に含まれる，リゾチーム，ラクトフェリン，IgAなどの抗菌物質・免疫グロブリンにより**乳児の抵抗力**が高まり，感染症にかかりにくく重症化しにくい。

　④　**生活習慣病**：母乳栄養児は小児期の肥満，大人になってからの２型糖尿病発症リスクが低い。

　⑤　**母子関係の形成**：母乳授乳時には母親と乳児の肌が直接触れ合い，母子間のスキンシップを図りやすく，乳児の健やかな精神発達を促す。

　⑥　**母体の回復**：授乳時に分泌されるオキシトシンは，子宮が非妊娠時の状態に戻るのを助け，母体の回復を促進する。

　⑦　**手　　　間**：育児用ミルクでは哺乳瓶の消毒や乳汁を冷ますなどの手間がかかる。母乳ではそれらの作業を必要とせず，乳児が欲しがったときにすぐ与えられる。

（4）母乳栄養時に配慮したい点

　母乳栄養は多くの利点があるが，次のような場合には母子の将来を見据えて母乳栄養を続けるか否かを慎重に検討する必要がある。

　①　**ウイルス感染**：成人Ｔ細胞白血病ウイルス，サイトメガロウイルス，**ヒト免疫不全ウイルス**は，乳児が産道を通過して娩出される過程であるいは母乳摂取によって，母親から乳児に稀に感染することがある。母親がこれらのウイルスのキャリアか否かは妊娠時の血液検査で明らかにできるので，対応方法を準備しておく。

　②　**母乳汚染**：農薬の成分であるBHCやDDT，発がん性のあるPCB，環境ホルモンと呼ばれるダイオキシンなど，残留性や毒性の強い物質が母乳を汚染し，汚染された母乳を通して乳児の健康が蝕まれるおそれがある。

　多くの**母乳汚染物質**は脂溶性であり，生物中の脂肪に蓄積される。獣や魚の内臓，脂肪組織をできるだけ喫食しないようにする。

　③　**母体の体力**：母親の体力が著しく低下しているときや母親が重い疾病を抱えている場合は，病状の悪化が危惧されるため，授乳を中止する。

　④　**乳児ビタミンK不足**：ビタミンKは血液凝固に関与するビタミンで，不足する

と腸管や頭蓋内で出血した場合に止血されず，後遺症を残すことがある。ビタミンKは腸内細菌によって産生されるため成人では不足することはないが，生後1か月以内の新生児では腸内細菌叢が十分に形成されていないため，母乳中のビタミンK含有量が少ないと欠乏症になりやすい。近年では出生時，退院時，生後1か月時にビタミンKを乳児に経口投与するため，乳児ビタミンK欠乏症は激減した。

⑤　**母乳不足**：母乳の哺乳量は母親が目で確認することがむずかしく**母乳不足を見落とす**，あるいはすぐに母乳不足と決めつけて育児用ミルクに切り替えてしまいがちである。アセスメントによって哺乳の状況を正しく判断し，適切な対応を図るべきである。

（5）授乳婦の食事摂取基準（エネルギーおよび栄養素の摂取）

授乳中は母乳生成のためにエネルギーや栄養素を多く必要とする。一方で妊娠中の蓄積脂肪は母親の健康を維持増進するために減少させる必要がある。そこで，授乳婦のエネルギーおよび栄養素の摂取について，日本人の食事摂取基準（2020年版）の策定方法に準じて概要を説明する。

1）エネルギー

1日の泌乳量（哺乳量と同様とした）が780mL，**母乳1L中のエネルギー**が663kcalであることから，母乳に移行するエネルギーは517kcal/日である。また，体重減少分のエネルギーを体重1kgあたり6,500kcal，体重減少分を1か月0.8kgとすると，1日に減少させるエネルギーは173kcalとなる。したがって，母乳に移行するエネルギー517kcalから体重減少分の173kcalを減算すると344kcalとなり，これを50kcal単位で丸め，授乳期の付加量は350kcal/日としている。

授乳婦の推定エネルギー必要量は，年齢別・身体活動別推定エネルギー必要量に対する付加量350kcal/日として示された。

2）たんぱく質

たんぱく質の付加量は乳汁に移行するたんぱく質量により算出された。1日あたりの泌乳量780mL，母乳1L中のたんぱく質量12.6g，食事性たんぱく質から母乳たんぱく質への変換効率70%から1日の推定平均必要量に対する増加量は14.04gである。さらに，推奨量に対する増加量は個人間の変動係数を考慮して17.6gとなる。付加量はこれらの数値を丸め，推定平均必要量を15g/日，推奨量を20g/日とした。

3）脂　　質

脂質エネルギー比率および飽和脂肪酸はいずれも非妊娠時と同様とし，それぞれ目標量20〜30%エネルギー，目標量7%エネルギー以下とした。

また，n−6系とn−3系不飽和脂肪酸は，授乳婦の多くに不足がなく，かつ母乳中に十分量を分泌できる量とし，それぞれ目安量10g/日，目安量1.8g/日とした。

4）ビタミンおよびミネラル

ビタミンおよびミネラルは，乳汁に移行する量あるいは乳児の発育や健康に必要な量に配慮し，1日の泌乳量780mL中に含まれる量，個人間変動係数，相対生体利用

率，吸収率，栄養素等摂取状況調査結果などから求めた。

　日本人の食事摂取基準（2020年版）で策定された栄養素のなかで，**付加量が0とさ**れたのはカルシウム，マグネシウムの2種，**非妊娠期と同じ量を適用するとされた**のはビタミンD，ビタミンK，ビオチン，ナトリウム，リン，マンガン，クロムの7種である。

　授乳婦のカルシウムは乳汁中に大量に移行するが，カルシウムの腸管吸収率は軽度に増加し，また尿中カルシウム排泄量は減少するため，非妊娠時に比べて付加量は設定されていない。推奨量を満たすに十分なカルシウムを摂取できるように，気をつけたい。

　ビタミンKは新生児のビタミンK欠乏に配慮が必要と考えられるが，授乳婦における不足がみられないことから，非妊娠時と同じ量が提示された。

（6）食品の摂取

　若い女性の食事状況をみると，ダイエットなどの目的で朝食を欠食し，食品摂取量の少ない傾向がみられる。また，穀物，乳，野菜の摂取量が少なく嗜好品や菓子の摂取が多いなど，食品の偏りもみられる。

　上記を踏まえ，授乳婦が健やかな生活を営むための**食品構成案**を表4－2に示した。食品群の数は国民健康・栄養調査で用いられる18食品群から菓子類，嗜好飲料類，調味料・香辛料類を除いた15群とし，食品群別荷重平均成分表は同調査の食品群別栄養素等摂状況を参考に作成した。穀物エネルギー比50％，動物性たんぱく質比50％とし，野菜の摂取目標量は「健康日本21」で示された350g／日，緑黄色野菜は野菜総量の1／3量とした。

　また，授乳婦の特性を考え，次の点に配慮した。

① 便秘予防と乳汁分泌促進の意味で**水分**が不足しないように心がける。水分摂取不足は便中の水分を減少させて便秘を招くので気をつけたい。水分はお茶類でもよいが，コーヒー・紅茶・緑茶中のカフェインが乳汁に移行することもあるので注意する。コーヒーを1日に2〜3杯以上摂取する場合に泌乳量が低下するという報告もある。アルコールも乳汁に移行し，母乳のにおいの変化によって乳児の哺乳量を減少させる。長期にわたる多量のアルコール摂取はプロラクチン分泌を低下させ，泌乳量を減少させるともいわれている。したがって，嗜好品的な飲料は極力控えめにし，水や白湯，あるいは牛乳などによる水分補給が好ましい。

② **脂肪**の摂取過剰に留意する。高エネルギー・高脂肪の食事は乳腺を詰まらせ乳腺炎を起こしやすいともいわれる。肉などの脂肪だけでなく，洋菓子類に用いられるバターや生クリームなどの摂取量にも気をつける。

表4－2　授乳婦の食品構成案

		単位	非妊娠時 （18～49歳女性） 身体活動レベルⅡ	授乳期 身体活動レベルⅡ （　）内は付加量	
食品群別摂取目標	穀類		560	690	（130）
	いも類		100	150	（50）
	砂糖・甘味料類		15	15	（0）
	豆類		120	120	（0）
	種実類		5	5	（0）
	緑黄色野菜類		150	200	（50）
	その他の野菜類		200	200	（0）
	果実類	g	100	100	（0）
	きのこ類		20	20	（0）
	藻類		10	10	（0）
	魚介類		80	110	（30）
	肉類		80	100	（20）
	卵類		50	100	（50）
	乳類		200	200	（0）
	油脂類		10	10	（0）
栄養素等摂取状況	エネルギー	kcal	2,041	2,485	（444）
	たんぱく質	g	78.8	100.0	（21.2）
	脂質	g	57.1	68.8	（11.7）
	PFC比　たんぱく質	%	15.4	16.1	
	PFC比　脂質	%	25.2	24.9	
	PFC比　炭水化物	%	58.2	57.6	
	穀物エネルギー比	%	48.7	49.3	
	動物性たんぱく質比	%	53.4	57.5	
	カルシウム	mg	698	787	（89）
	鉄	mg	8.4	10.6	（2.2）
	ビタミンA	μgRAE	761	1,014	（253）

▶ 2　授乳期の栄養とアセスメント

1. アセスメントの必要性

　授乳期は妊娠中に変化した母体が非妊娠時の状態に復帰する時期であり，乳児のために乳汁を生産し乳児を養い育む時期である。身体的にも精神的にも大きな負荷のかかる時期であり，授乳婦や乳児を取り巻く家族，社会の理解と協力が必要とされる。

　心身の異常を見過ごさないよう，的確な**アセスメント**を行い，母体と乳児の健康を維持増進させることが大切である。

2. アセスメントの留意点

授乳婦に対して行うアセスメントのポイントを以下に示す。

（1）身体計測

体重は分娩後6か月を目安に非妊娠時の体重に戻るのが望ましく，増加や減少停滞がみられる場合は摂取栄養量の過不足を考える。また，妊娠期に発症した妊娠高血圧症候群が改善されず高血圧とともに浮腫がみられるような場合もあり，注意が必要である。

（2）臨床診査

1）乳腺炎

乳房の張り，乳房の色，痛みや発熱の有無，乳汁分泌量などにより，乳腺炎の発症を確認する。乳腺炎の場合は乳汁がうっ滞して乳房が赤く腫れ，痛みやしこり，発熱などがみられる。早期に発見し，速やかに治療を開始する。

2）母乳分泌不足

乳房の張り，授乳時間，授乳間隔，乳児の体重増加状況や便の状況，乳児の機嫌などから，母乳分泌不足をみる。

3）乳汁の質

嗜好飲料中のカフェインやアルコール，タバコ中のニコチン，薬剤などは，乳汁に移行して乳児の健康を阻害したり母乳分泌を滞らせたりする。これら嗜好品の摂取量（食事調査でもチェック），喫煙量，薬剤の種類と量を問診し，乳汁の質の低下や分泌量低下を招かないよう留意する。

4）精神的なケア

授乳期は慣れない育児によるストレス，哺乳による疲れや睡眠不足により，精神的安定を欠きがちである。分娩直後の数日間にはマタニティ・ブルーズという一過性で軽度の精神障害もみられる。これは日本人には比較的少ないが，高齢出産，不定愁訴の多い妊婦，初産などの場合にかかりやすい。授乳婦の抱えている悩みや不安が軽減されるよう授乳婦を励まし，疲労や睡眠不足が解消されるよう支援する。

（3）臨床検査

分娩による出血，悪露の継続などにより，鉄欠乏性貧血となることがある。貧血によって授乳婦の疲労度は増し，抵抗力が低下し，子宮の回復が遅れる。また，母乳分泌にも影響し，母乳不足を招く原因となる。血色素量や血球数を計測する。

定期的に検温することも大切である。とくに，分娩後数日間は毎日一定時刻に検温する。分娩によって上昇した体温が数時間後には平常体温に戻るはずであるが，産褥熱の場合には高体温が持続する。産道感染などによる発熱も検温によってチェックされる。

（4）食 事 調 査

　料理や食品の摂取状況を聞き，栄養素等摂取状況，食品群別摂取状況の結果から適切な食物摂取がされているかをチェックする。アルコール，カフェインなど，嗜好品の摂取状況も聞き取る。授乳婦の負担にならないよう簡便で，かつ的確な実態把握が可能な方法を選択する。

3　授乳期の栄養と疾患

1. 乳 腺 炎

　乳管内に乳汁がうっ滞することによって発症するうっ滞性乳腺炎は，乳房の張り，発赤やしこり，疼痛などを症状とし，乳房のマッサージや搾乳を早期に行うことで治癒が可能である。しかし，うっ滞性乳腺炎に不潔な授乳操作や乳児の口腔内感染などが重なると乳頭からブドウ球菌などが侵入して急性化膿性乳腺炎を起こし，発赤や腫脹，疼痛は著しくなり，高熱をみる。乳汁中に膿が混入して乳汁は黄色みを帯び，乳汁独特の甘みや芳香がなくなる。乳児がこの乳汁を飲んでも健康上の問題はないが，嫌って飲まなくなる場合が多い。乳汁のうっ滞を防ぐため，乳児の飲み残しは毎回搾乳して乳房を空にする。乳房のケア時には手指の清潔にも心がける。

2. 母乳分泌不足

　十分な休養，適切な栄養摂取，くり返し母乳を吸わせること（吸綴刺激）により，母乳分泌は増大する。しかし乳房の張りがない，哺乳時間が長い，授乳間隔が短い，体重増加が思わしくない，機嫌が悪い，排便回数や量が少ないなどの兆候が複数みられた場合は母乳不足を疑い，速やかに育児用ミルクの利用を考える。哺乳時間については，健康な乳児の1回あたりの哺乳時間は10〜15分で，最初の5分で全哺乳量の70〜80％を摂取する。母乳不足があると哺乳時間が長くなり，乳首をなかなか離さない。体重の平均増加率は0〜3か月では30g/日，3〜6か月では15〜20g/日とされている。個人差はあるが，この値より著しく低い場合は母乳不足を考える必要がある。

4　授乳期の栄養とケア

　授乳期は新たな環境のなかで母と子の関係を構築していく時期であり，心身のケアは欠かすことができない。母子の関係を直接的に結びつけているのは母乳であり，乳児にとっても母親にとっても重要な役割を担っている。母乳栄養の継続や推進という

視点から，そのケアについて考えてみよう。

1. 母乳育児継続のために母親や家族のできること

　母乳栄養を継続していくために，母親は食品の安全に気を配りながら，必要かつ適切な栄養を摂取する必要がある。睡眠不足や過労，過度なストレスは母乳分泌に影響するので，子育てや授乳に対する不安から解放されるよう配慮する。乳児と年齢の近い兄姉がいる場合，母親の心身の負担は大きい。乳児の養育に関する家族間での考え方の違いなどもストレスの原因となりやすいので，家族で話し合っておくことも必要である。また，授乳後の飲み残しを搾る，乳頭や乳房マッサージを心がけるなど乳房の手入れをし，十分な乳汁が分泌されるよう努めることも大切である。働く母親にとっては，産休や育児休業を確保し，安心して子育てできる体制を整えておく。授乳期にやむを得ず仕事に復帰するときには，保育所での冷凍母乳受け入れ状況なども調べておく。

2. 母乳育児成功のための10のステップ

　母乳育児に関する妊娠中の考え方について，2015（平成27）年度乳幼児栄養調査結果（図4－2）では，「ぜひ母乳で育てたいと思った」と回答した者の割合は43.0％，「母乳が出れば母乳で育てたいと思った」50.4％であり，合計すると母乳で育てたいと思った者の割合は9割を超えていた。

　母親の母乳育児に対する希望を叶えるためには，母親や家族の意思だけではなく，産科の医師や助産師，保健師，看護師などのスタッフが母乳育児支援に関する十分な知識や能力，技術をもっていることが不可欠である。WHO/UNICEF（ユニセフ：国連児童基金）は2018年，「母乳育児成功のための10のステップ」（表4－3）を共同声明で発表した。これは1989年に公表された「母乳育児を成功させるための10か条」を改訂したもので，産科施設やそこで働く職員が実行すべきことを具体的に示している。母乳で育てたいという母親の意思が全うされるよう，社会全体で支援を強化していくことが大切である。

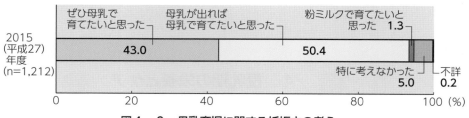

図4－2　母乳育児に関する妊娠中の考え
〔回答者：平成27年度0〜2歳児の保護者（母親）〕
（厚生労働省：平成27年度 乳幼児栄養調査結果の概要，p.4）

表4－3　母乳育児成功のための10のステップ（2018年改訂）

	重要な管理方法
1 a	母乳代替品のマーケティングに関する国際規約及び関連する世界保健総会の決議を確実に遵守する。
1 b	定期的にスタッフや両親に伝達するため，乳児の授乳に関する方針を文書にする。
1 c	継続的なモニタリングとデータマネジメントのためのシステムを構築する。
2	スタッフが母乳育児を支援するための十分な知識，能力と技術を持っていることを担保する。

	臨床における主要な実践
3	妊婦やその家族と母乳育児の重要性や実践方法について話し合う。
4	出産後できるだけすぐに，直接かつ妨げられない肌と肌の触れ合いができるようにし，母乳育児を始められるよう母親を支援する。
5	母乳育児の開始と継続，そしてよくある困難に対処できるように母親を支援する。
6	新生児に対して，医療目的の場合を除いて，母乳以外には食べ物や液体を与えてはいけない。
7	母親と乳児が一緒にいられ，24時間同室で過ごすことができるようにする。
8	母親が乳児の授乳に関する合図を認識し，応答出来るよう母親を支援する。
9	母親に哺乳瓶やその乳首，おしゃぶりの利用やリスクについて助言すること。
10	両親と乳児が，継続的な支援やケアをタイムリーに受けることができるよう，退院時に調整すること。

（「赤ちゃんに優しい病院運動」を実施しようとする産科施設等のための実践ガイダンス※より）
※　WHO/UNICEF「IMPEMENTATION GUIDANCE Protecting, promoting and supporting Breastfeeding in facilities providing maternity and newborn services: the revised BABY-FRIENDLY HOSPITAL INITIATIVE」
（資料）授乳・離乳の支援ガイド, p.49, 2019

3.　授乳・離乳の支援ガイド

　厚生労働省は2019（平成31）年，12年ぶりに，授乳・離乳の支援ガイドを改定した。この12年間で科学的知見が集積され，授乳および離乳を取り巻く環境が変化したからである。本ガイドは，妊産婦や子どもにかかわる保健医療従事者が基本的事項を共有し，支援を進められるよう作成されたものであり，授乳等の支援のポイントを表4－4に示した。母乳で育てたいと思っている母親が無理をせず自然に母乳育児に取り組めること，母子の健康などの理由から育児用ミルクを選択する場合も母親が安心して育児に取り組めることに配慮している。

　国の提示したガイドを軸とし，都道府県，市町村，医療機関などでは，妊娠期からの継続的，かつ一貫したケアが実施できるよう力を注いでいる。

5　母子保健対策

　核家族化，少子化，女性の社会進出，男女雇用機会均等，食生活をはじめとした人々の暮らし方の変化により，子育ての環境は大きく様変わりしている。そのようななかで出産や育児に対する不安やストレスを抱えている母親も多く，出産や育児は家族という小さなコミュニティだけの問題ではない。行政は社会情勢に合わせた的確な支援を行い，母子が心身ともに健やかに暮らせる環境をつくる必要がある。

　母子保健施策は1965（昭和40）年の母子保健法，1994（平成6）年のエンゼルプラン，1999（平成11）年の新エンゼルプラン，2000（平成12）年の健やか親子21な

表4-4 授乳等の支援のポイント

	母乳の場合	育児用ミルクを用いる場合
妊 娠 期	・母子にとって母乳は基本であり，母乳で育てたいと思っている人が無理せず自然に実現できるよう，妊娠中から支援を行う。 ・妊婦やその家族に対して，具体的な授乳方法や母乳（育児）の利点等について，両親学級や妊婦健康診査等の機会を通じて情報提供を行う。 ・母親の疾患や感染症，薬の使用，子どもの状態，母親の分泌状況等の様々な理由から育児用ミルクを選択する母親に対しては，十分な情報提供の上，その決定を尊重するとともに，母親の心の状態に十分に配慮した支援を行う。 ・妊婦及び授乳中の母親の食生活は，母子の健康状態や乳汁分泌に関連があるため，食事のバランスや禁煙等の生活全般に関する配慮事項を示した「妊産婦のための食生活指針」を踏まえ，妊娠期から食生活の改善を促す支援を行う。	
授乳の開始から授乳のリズムの確立まで	・特に出産後から退院までの間は母乳と子どもが終日，一緒にいられるように支援する。 ・子どもが欲しがるとき，母親が飲ませたいときには，いつでも授乳できるように支援する。 ・母親と子どもの状態を把握するとともに，母親の気持ちや感情を受けとめ，あせらず授乳のリズムを確立できるよう支援する。 ・子どもの発育は，出生体重や出生週数，栄養方法，子どもの状態によって変わってくるため，乳幼児身体発育曲線を用い，これまでの発育経過を踏まえるとともに，授乳回数や授乳量，排尿排便の回数や機嫌等の子どもの状況に応じた支援を行う。 ・できるだけ静かな環境で，適切な子どもの抱き方で，目と目を合わせて，優しく声をかける等授乳時の関わりについて支援を行う。 ・父親や家族等による授乳への支援が，母親に過度の負担を与えることのないよう，父親や家族等への情報提供を行う。 ・体重増加不良等への専門的支援，子育て世代包括支援センター等をはじめとする困った時に相談できる場所の紹介や仲間づくり，産後ケア事業等の母子保健事業等を活用し，きめ細かな支援を行うことも考えられる。	
	・出産後はできるだけ早く，母子がふれあって母乳を飲めるように支援する。 ・子どもが欲しがるサインや，授乳時の抱き方，乳房の含ませ方等について伝え，適切に授乳できるよう支援する。 ・母乳が足りているか等の不安がある場合は，子どもの体重や授乳状況等を把握するとともに，母親の不安を受け止めながら，自信をもって母乳を与えることができるよう支援する。	・授乳を通して，母子・親子のスキンシップが図られるよう，しっかり抱いて，優しく声かけを行う等暖かいふれあいを重視した支援を行う。 ・子どもの欲しがるサインや，授乳時の抱き方，哺乳瓶の乳首の含ませ方等について伝え，適切に授乳できるよう支援する。 ・育児用ミルクの使用方法や飲み残しの取扱等について，安全に使用できるよう支援する。
授乳の進行	・母親等と子どもの状態を把握しながらあせらず授乳のリズムを確立できるよう支援する。 ・授乳のリズムの確立以降も，母親等がこれまで実践してきた授乳・育児が継続できるように支援する。	
	・母乳育児を継続するために，母乳不足感や体重増加不良などへの専門的支援，困った時に相談できる母子保健事業の紹介や仲間づくり等，社会全体で支援できるようにする。	・授乳量は，子どもによって授乳量は異なるので，回数よりも1日に飲む量を中心に考えるようにする。そのため，育児用ミルクの授乳では，1日の目安量に達しなくても子どもが元気で，体重が増えているならば心配はない。 ・授乳量や体重増加不良などへの専門的支援，困った時に相談できる母子保健事業の紹介や仲間づくり等，社会全体で支援できるようにする。
離乳への移行	・いつまで乳汁を継続することが適切かに関しては，母親等の考えを尊重して支援を進める。 ・母親等が子どもの状態や自らの状態から，授乳を継続するのか，終了するのかを判断できるように情報提供を心がける。	

（資料）授乳・離乳の支援ガイド，p.21，2019

第4章　授乳期の栄養

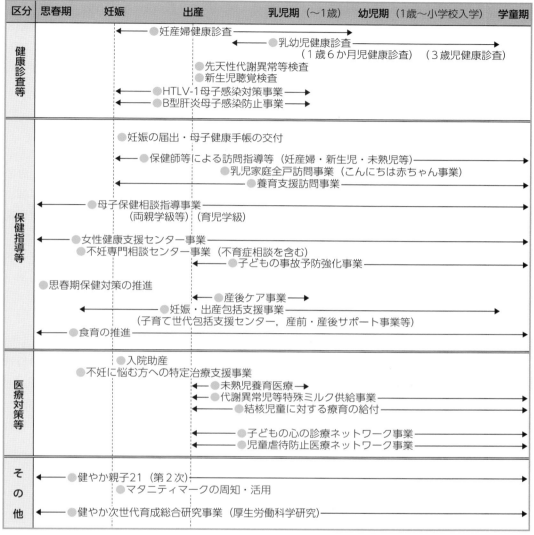

区分	思春期	妊娠	出産	乳児期（～1歳）	幼児期（1歳～小学校入学）	学童期

健康診査等
- ●妊産婦健康診査
- ●乳幼児健康診査
  - （1歳6か月児健康診査）　（3歳児健康診査）
- ●先天性代謝異常等検査
- ●新生児聴覚検査
- ●HTLV-1母子感染対策事業
- ●B型肝炎母子感染防止事業

保健指導等
- ●妊娠の届出・母子健康手帳の交付
- ●保健師等による訪問指導等（妊産婦・新生児・未熟児等）
- ●乳児家庭全戸訪問事業（こんにちは赤ちゃん事業）
- ●養育支援訪問事業
- ●母子保健相談指導事業
  - （両親学級等）（育児学級）
- ●女性健康支援センター事業
- ●不妊専門相談センター事業（不育症相談を含む）
- ●子どもの事故予防強化事業
- ●思春期保健対策の推進
- ●産後ケア事業
- ●妊娠・出産包括支援事業
  - （子育て世代包括支援センター，産前・産後サポート事業等）
- ●食育の推進

医療対策等
- ●入院助産
- ●不妊に悩む方への特定治療支援事業
- ●未熟児養育医療
- ●代謝異常児等特殊ミルク供給事業
- ●結核児童に対する療育の給付
- ●子どもの心の診療ネットワーク事業
- ●児童虐待防止医療ネットワーク事業

その他
- ●健やか親子21（第2次）
- ●マタニティマークの周知・活用
- ●健やか次世代育成総合研究事業（厚生労働科学研究）

図4－3　母子保健対策の体系の概要〔2021（令和3）年4月現在〕
（厚生労働省：令和3年版 厚生労働白書 資料編 7 雇用均等・児童福祉，p.192）

どの策定により基盤が固められた。行政による母子保健サービスの内容は図4－3のとおりで，保健診査，保健指導，医療対策等が柱となっている。

1．健康診査

　母子保健法により**妊婦健診，妊婦歯科健診，乳幼児健診**などが行われている。医師は行政から交付される母子健康手帳に健診の状況を記載することになっている。

　妊婦健診により妊娠高血圧症候群，妊娠糖尿病，妊娠貧血などを早期発見し，保健指導によって健康保持と胎児の健全な発育を促すことができる。

　乳幼児健診は，乳児期の1か月，3～4か月，6～7か月，9～10か月，また幼

児期の1歳6か月と3歳などに行われる。健診により乳幼児の疾病や障害，発育や発達の遅延を発見し，健康の保持に貢献している。母子保健法では1歳6か月健診と3歳児健診が義務づけられており，公費で実施されている。また，新生児に対しては，先天性代謝異常症などのマス・スクリーニング検査が都道府県および政令指定都市により実施されている。

2. 保健指導

妊娠が認められると市区町村長に届け出をし，母子健康手帳の交付を受ける。母子健康手帳には妊娠中の経過，乳幼児健診の結果，乳幼児予防接種の状況などが医師によって記載される。また，母親自身が妊娠期や授乳期の母体の状況，乳児の発育発達状況を記録することで，母親の出産や育児に対する意識を高める。

保健所・保健センターでは，母親・両親・育児学級を通して妊産婦やそのパートナーなどに保健指導を行っている。

3. 医療対策

未熟児の養育や結核児の療育にかかわる経費の公費負担，代謝異常症児などの特殊ミルク供給など，疾病を抱えた子どもに対する医療対策を行っている。また，子どもの心の診療ネットワーク事業，児童虐待防止医療ネットワーク事業など，中核病院を中心に行政や機関が一体となって子どもの健康を支えて行こうという取り組みも行われている。

●参考文献●
・新道幸恵編集：妊婦・産婦・褥婦・新生児の看護，母性看護学31 メヂカルフレンド社，2007
・後藤節子ほか編：新版テキスト母性看護Ⅱ，名古屋大学出版会，2005
・青木康子ほか編集：助産学大系 第4巻産褥・新生児・乳幼児の生理と病態，日本看護協会出版会，2005
・武谷雄二総編集：新女性医学大系 32産褥，中山書店，2001
・「授乳・離乳の支援ガイド」改定に関する研究会：授乳・離乳の支援ガイド，2019
・平山宗宏監修：母子健康・栄養ハンドブック，医歯薬出版，2000
・厚生労働省：令和3年版厚生労働白書，2021

スタディ 解答

1．○　2．×〔お母さんと赤ちゃんが一緒にいられるよう，終日，母児同室を実施するよう提唱している〕
3．×〔エストロゲンは，分娩前の母乳分泌を抑制している〕　4．×〔初乳は成熟乳に比べてたんぱく質，ミネラル，抗菌物質が多い〕　5．○　6．×〔泌乳量は780mL/日としている〕　7．○
8．×〔吸啜刺激によりオキシトシンの分泌が上昇し，母乳分泌が高まる〕　9．○　10．×〔アルコールや薬剤などは，母乳に移行する〕

新生児期・乳児期の栄養

第 5 章

◤ **概要とねらい** ◢

　本章では，生涯で最も成長の著しい時期である新生児期・乳児期の生理的特性・成長の特性をふまえた栄養管理のあり方を学ぶ。また，身体の機能が未成熟であることを理解し，疾病の予防・健康の管理上必要な栄養管理について学ぶ。

スタディ　　正しいものに○，誤っているものに×を（　）に記入しなさい。

（　）1．乳歯は生後6，7か月ごろから生え始める。

（　）2．身長は1歳で出生時の1.5倍，体重は3倍になる。

（　）3．体重あたりの体水分量は，成人に比較して少ないので，脱水症を起こしやすい。

（　）4．免疫グロブリン（IgG）値は，生後3か月まで増加する。

（　）5．新生児頭蓋内出血の予防として，ビタミンKを投与する。

（　）6．二次性乳糖不耐症では，一時的に無乳糖乳に切り替えるか，ラクターゼなどの乳糖分解酵素を投与する。

（　）7．日本人の食事摂取基準（2020年版）では，母乳の組成に基づいて目安量を策定している。

（　）8．離乳開始前に果汁を与えて，乳汁以外の食品の味に慣れさせることが推奨されている。

（　）9．離乳食では，卵は卵白（生）から与え，慣れてきたら卵黄を与える。

（　）10．フォローアップミルクは，6か月ごろから人工栄養の代わりに与える。

1　新生児期・乳児期の生理的特徴

　出生後28日未満までを新生児期といい，出生後7日未満を**早期新生児**，7日以降28日未満を**晩期新生児期**という。妊娠22週の初めから出生後7日未満までの期間を**周産期**という。また，乳児期は出生より，満1歳までをいう。出生した体重により，2,500 g以上を**成熟児**，2,500 g未満を**低出生体重児**（未熟児）と呼び，とくに1,500 g未満を**極低出生体重児**という。

　新生児期は，子宮内で必要な栄養素や酸素をすべて，胎盤・臍帯を通して母体から供給されていた状態から，出生と同時に子宮外で自力供給を開始しなければならない生活へ移行する。ヒトのライフステージのなかで最も変化の大きい時期である。成熟児は機能的・形態学的に母体外環境に適応する能力を備えているが，低出生体重児は，適応能力が劣っている場合があることから，特別な栄養管理が必要とされることがある。

1．呼吸器系・循環器系の適応

（1）呼 吸 器 系

　出生後すぐに第一呼吸（うぶ声），すなわち肺呼吸が行われ，栄養成分が供給される。新生児の呼吸数は成人の2倍以上の40〜50回/分で1回の換気量が少なく，呼吸数が多い。胸壁筋が未発達で，横隔膜による腹式呼吸である。また，鼻孔からの呼吸しかできない。脈拍数は新生児で120〜160回/分でその後，徐々に減少する。成人に比べて高い心拍出量である。

（2）循 環 器 系

　胎児では，胎盤，臍帯を通して母体の血液から酸素や栄養成分が供給される。この生理代謝を**胎児循環**という。出生後，胎児循環はなくなり，成人と同様の体循環が開始される。体循環への移行転換は，生後短時間内に完成される。すなわち，卵円孔，ボタロー管（動脈管），アランチウス管（静脈管）は生後すぐに閉鎖される。

　出生後の造血は骨髄で行われる。新生児の血液の赤血球は最も多く，血色素量は多いが，その後漸次減少し，3〜6か月で最低値に達する（生理的貧血）。その後，増加して成人値に達する。

2．体水分量と生理的体重減少

　新生児の**体水分量**は，体重の約80％であり，成人の55〜65％に比べて多い。乳児期の水分必要量は体重1 kgあたり120〜150mLである。低年齢ほど代謝で生じた老廃物を排泄するための腎濃縮力が低いので，薄い尿が生成されるため，多くの水分が

必要になる。また，低年齢ほど水分代謝の回転が速く，尿，便のほかに皮膚や呼気から失われる不感蒸泄による損失率が高い。下痢，嘔吐の場合には，はじめに水分が外液から失われるので脱水症になりやすい。

　出生後３〜４日間に出生体重の５〜10％の体重減少がみられる。この現象を生理的体重減少という。これは皮膚や肺からの不感蒸泄，排尿便などより失われる水分量が哺乳の水分量より多いために起こる。生後１〜２週間には哺乳量の増加とともに出生時の体重に戻る。

3. 腎機能の未熟性

　腎臓は胎生期から機能しているが，出生時は糸球体濾過機能，尿細管機能とも未熟である。尿細管機能は出生後，急速に発達するものの水分や電解質，酸塩基平衡を維持する能力は弱い。尿濃縮力は弱いので，脱水症状に陥りやすい。

　乳児期もまた，腎機能は未熟である。乳児の尿の最大濃縮力は最大700mOsm／Lであり，成人の約1/2であるので，牛乳を用いる調乳では高張性脱水を生じる可能性がある。乳児期は随意的に排尿調節ができないので，頻繁に排尿する。乳児の排尿回数は15〜20回と多いが，年齢とともに減少する。排尿量は増加する。

4. 体温調節の未熟性

　体温は脳の視床下部における体温調節中枢によって調節されている。出生直後の体温調節は不安定で，生後１〜３か月の体温は気温や室温に左右されやすい。熱放散の調節が重要である。授乳，啼泣，運動，入浴などが体温上昇に影響する。乳幼児では新陳代謝が活発なため，成人より体温が高い。乳幼児の健常体温は36.5〜37.5℃である。

5. 新生児期・乳児期の発育

　身体発育の指標として，乳幼児身体発育曲線（2010年）が用いられている。パーセンタイル値で示されており，健常値（10〜90パーセンタイル値の間）から多少外れていても身体発育曲線に沿って成長していれば問題ないとされている（図５−１　成長曲線）。

（1）身　　長
　出生時に約50cmの身長は生後１年で1.5倍（75cm），４年で２倍になる。乳児期の身長の伸びは思春期とともに大きく，体重に比べて栄養状態や疾病の影響を受けにくい。

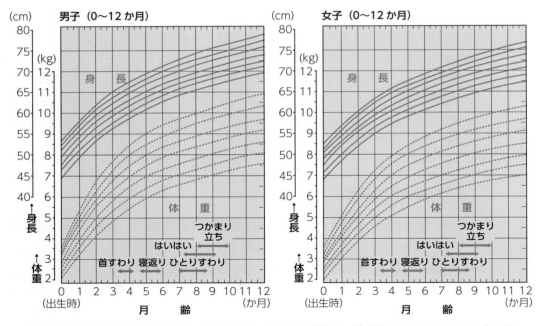

◎首すわり，寝返り，ひとりすわり，つかまり立ち，はいはいの矢印は，約半数の子どもができるようになる
　月・年齢から，約９割の子どもができるようになる月・年齢までの期間を表したものである。
（子どもができるようになったときを矢印で記入）

図５－１　乳児の身体発育曲線

（資料）厚生労働省：平成22年乳幼児身体発育調査報告書，2011

（２）体　　重

　出生時の体重は約３kgである。生後３〜４か月で出生時の約２倍，生後１年で約
３倍（９kg）になる。体重は栄養状態の影響を反映しやすいので，とくに乳汁摂取量
が十分であるか，離乳食が適正であるかの判断に用いられる。

　乳児の発育の評価には，カウプ（Kaup）指数【体重(g)／〔身長(cm)〕$^2 \times 10$】が用い
られ，３か月以上児において20以上を肥満，18以上を肥満傾向，15以上〜18未満を
健常，15未満をやせ傾向，13未満をやせとしている。

（３）頭囲・胸囲

　脳の重量および頭囲の増加は乳児期に最も多い。出生時の頭囲は33cmであり，生
後３〜４か月で40cm，満１歳で45〜46cmに達する。これは成人値の80％以上に相
当する。出生時には頭蓋骨の縫合が不完全で開いている。前頭部にはやわらかい菱形
の大泉門がある。大泉門は生後１年〜１年半ごろに閉鎖する。後頭部の小泉門は生後
まもなく閉じる。

　胸囲は出生時には約32cmであり，頭囲より若干少ないが，満１年ではほぼ同じと
なり，それ以降，胸囲のほうが大きくなる。胸囲の発達は体重と同様に栄養状態の影
響を受けやすい。

（4）生　　歯

　　乳歯は5〜7か月ごろから生え始め，2歳半から3歳で上下20本に生えそろう。乳歯はほぼ一定の順序で生える〔乳歯数(本)の目安 ＝ 月齢 － 6〕。

（5）体　脂　肪

　　新生児の体脂肪量は体重の約12％であり，1歳で27〜30％になる。

（6）免疫と生体防御

　　胎盤を通過して乳児に移行した母親由来の免疫グロブリンであるIgGは出生後次第に崩壊し，減少する。乳児のIgG産生能力は不足するため，その値は生後2〜3か月で最低値になる。生後6か月ごろまでは母体由来のIgG抗体をもっているが，このころの感染には十分な注意が必要である。

（7）心身の発達の特性

　　乳児期はすべてにおいて，著しい発育を示す時期である。体格や生理代謝に加え，運動機能の急速な発達や精神・知的面での学習の開始時期である。

1）感覚・知覚

　　乳児期の初めごろは，視覚，聴覚，嗅覚などの感覚機能は未熟であり，皮膚・粘膜の触覚も鈍感である。乳児の早い時期から積極的に意思を伝達しようとして声を発して自分の欲求を表現する。これに周囲の者がこたえることで，情緒的な絆を形成しながら，言葉を理解し，判断する能力を養う。

2）運　　動

　　運動機能には，寝返りをする，座る，はう，立つ，歩くなどの粗大運動と，物をつかむ，物を移動する，ものを書くなどの微細運動がある。これら発達の時期や速さには個人差がある。（図5－2）

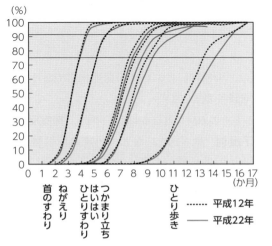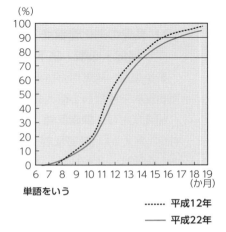

図5－2　一般調査による乳幼児の運動機能通過率・一般調査による幼児の言語機能通過率
（資料）厚生労働省：平成22年乳幼児身体発育調査報告書，2011

1　新生児期・乳児期の生理的特徴

3）精神・知性

乳児期の精神面の特徴は，表情も豊かになり，言語，情緒，社会性なども目覚ましく発達する。大脳皮質が未発達なため，情緒や興奮のコントロールができない。情緒は環境に左右されやすく，性格形成にも大きく影響する。

言語機能は生後6～7か月以降に著しく発達する（図5-2）。

4）発達の評価

健康な乳児では，順調な体重増加，活発な運動，機嫌よく，体温，食欲，便通も良好な状態である。

6. 摂食・消化管機能の発達

（1）新生児の消化

新生児は反射的に哺乳する。また，出生時に吸啜や嚥下などの運動能力を備えている。新生児の唾液分泌量は少なく，α-アミラーゼの含有量も少ない。胃液の分泌量も少なく，出生直後の胃内pHはほぼ中性であるが，出生数時間後には強い酸性になる。生後間もない新生児では，膵液リパーゼ活性はほとんどないが，胃リパーゼ活性は成人とほぼ同程度に観察される。しかし，胆汁酸の分泌量も少ないため，脂肪の消化吸収能は成人より低い。ただ，新生児，とくに母乳のみを与えられている母乳栄養児では，母乳に含まれるリパーゼの代償作用によって胃内で脂肪分解が行われるので脂肪の吸収は保たれている。膵液アミラーゼの分泌量は少なく，活性も低いが，スクラーゼ，マルターゼの活性は，出生時には成人と同等である。ラクターゼの活性は胎生期より増加し，出生後最大になるが，乳児期以後ほぼ失われる。

出生後すぐに排泄される便を胎便といい，黒褐色，緑色の無臭粘稠である。成分は腸粘膜の上皮，羊水，血液などである。胎便が排泄されたあと，移行便となり，生後3～5日程度で普通便となる。

（2）乳児の消化管機能

1）捕捉・吸啜・嚥下

新生児期，乳児期の初めごろの哺乳は，中枢神経において未発達状態であるため，原始反射と呼ばれる哺乳反射により，乳汁を飲んでいる。

哺乳反射は，**探索反射**（口唇に触れるとその方向に首をまわして探す），**捕捉反射**（乳首をくわえる），**吸啜反射**（吸う），**嚥下反射**（飲み込む）などの一連の反射機能である。生後3～4か月ごろになると，反射的哺乳行動から自分で哺乳量を調節したり，口腔に入るものを拒んだりする自律的哺乳行動ができるようになる。

2）口　　腔

でんぷん分解酵素アミラーゼを主成分とする唾液中の**プチアリン**は，生後3か月ごろから増加し，活性が高くなる。離乳食を開始し，でんぷんの摂取量が増えると著しく増加する。

3）食 道・胃

食道の蠕動運動は新生児期より普通にみられるが，食道下部の括約筋の働きは未熟であり，また胃底形成がまだ不完全で，噴門部の開閉機構も未熟なため，溢乳を起こしやすい。哺乳時に乳汁と同時に多くの空気を飲み込むため，空気と一緒に乳を戻しやすい（溢乳）ので，乳を飲ませた後に空気だけを出させること（ゲップ）も必要である。

胃液には塩酸，ペプシン，リパーゼ，レンニンが含まれている。出生時の胃内pHは中性であるが，その後は急激に酸性となる。乳児期のpHは2～4であり，成人よりやや高く，年齢とともに低下する。

新生児の**胃容量**は30～60mLであり，1年で約460mL程度になる。乳汁カゼインはレンニンの作用により凝固し，パラカゼインとなりペプシンの作用を受ける。

乳児における胃リパーゼの活性は成人とほぼ同程度である。胃リパーゼによる脂肪の消化は重要である。乳汁中の脂肪は胃リパーゼによって加水分解を受け，微細なエマルション（乳濁液）になり十二指腸に送られ，膵液リパーゼの加水分解を受ける。

4）十二指腸・小腸

新生児の**小腸**の長さは1.5～2.0mであり，成人では4～6mである。小腸の分節運動は盛んであるが，蠕動運動は少ない。

小腸内で消化が完了し，栄養素のほとんどが吸収されるが，その消化吸収は小腸管腔内消化と膜消化による。膵管から十二指腸へ送られる膵液中には，トリプシン，キモトリプシン，α-アミラーゼ，リパーゼなどが含まれ，小腸刷子縁膜にアミノペプチダーゼ，ジペプチダーゼ，マルターゼ，スクラーゼ，ラクターゼなどが存在する。

① **糖　質**：マルターゼ，スクラーゼ，ラクターゼによる膜消化は，出生時には最大に達しているが，膵液アミラーゼの分泌量および活性は低い。離乳期にでんぷんを摂取するようになると次第に増大してくるが，その量は乳児期には十分でないので，糖質の管腔内消化機能の発達は膜消化より遅れている。

② **脂　質**：胃内で乳化されたエマルションは十二指腸で胆汁酸の作用によりさらに乳化が進み，これに母乳由来のリパーゼと胃リパーゼおよび膵液リパーゼの作用により，2分子の遊離脂肪酸と1分子のモノアシルグリセロールに分解される。その後，ミセルを形成して拡散により吸収される。

③ **たんぱく質**：トリプシン活性は他のたんぱく質分解酵素よりも低いが，生後1～2か月ごろから急激に上昇する。母乳栄養児ではたんぱく質がアミノ酸および分子量の少ないペプチドにまで消化されて吸収されるが，人工栄養児では消化が十分でないことから分子量の大きいペプチドが吸収されてアレルギー発症の原因となることがある。

5）大　　　腸

大腸では，水分や電解質が吸収される。小腸で吸収されなかった腸内容物は腸内細菌による発酵，腐敗作用を受けて糞便を形成する。腸内細菌はビタミンB群やビタミンKなど人体に必要なビタミンを合成している。糞便は吸収されなかった食物残渣や

腸粘膜の脱落細胞，消化液，腸内細菌などからできている。健常な糞便は母乳栄養児と人工栄養児とでは異なっている。母乳栄養児の便は卵黄色，粘着性，無臭または酸臭，酸性である。人工栄養児の便は淡黄色，比較的かたく，腐敗臭，アルカリ性である。糖質が多いミルクを飲んでいる場合，緑便となることがある。胆道閉鎖症の場合には胆汁色素が分泌されないために白色便となる。

〔腸内細菌叢〕　母乳栄養児ではビフィズス菌が腸内で優勢であるが，人工栄養児ではビフィズス菌とともに大腸菌や腸球菌などが主要菌叢を構成している。混合栄養児の細菌叢は，30％以上を母乳から摂取していれば，ビフィズス菌が優勢になるといわれている。ただし，乳汁以外のものを摂取し始めると，母乳栄養児でも大腸菌や腸球菌などが増殖し，ビフィズス菌をしのぐようになる。

6）肝　　臓

出生時重量は100〜150g，1歳で350〜400gであり，成人では1,500〜1,800gである。乳児期では肝臓グリコーゲン量が少ないため，低血糖を起こしやすい。

7）膵　　臓

出生時重量は3〜4g，1歳で12gであり，成人では80gである。膵液分泌は生後3〜4か月ごろより増加し，トリプシンの分泌量も増してくる。膵液中のアミラーゼ濃度は低いが，離乳食などででんぷんが与えられてくると，分泌量はより増加する。

2　新生児期・乳児期の栄養アセスメントと栄養ケア

1．乳児の食事摂取基準

乳児の適正な発育のための栄養摂取の基準として，日本人の食事摂取基準（2020年版）が厚生労働省から示されている（巻末表参照）。

母乳中の栄養素濃度と健康な乳児の哺乳量から目安量として策定されている。

各栄養素の食事摂取基準の値については，出生後0〜5か月と6〜11か月の2つに区分されたが，とくに成長に合わせて詳細な設定が必要とされたエネルギーとたんぱく質については，0〜5か月，6〜8か月，9〜11か月と3つの区分で示された。

哺乳量については，0.78L／日を用いている。離乳期は6〜8か月を0.60L／日，9〜11か月を0.45L／日を哺乳量とした。

（1）エネルギー

乳児は身体活動に加えて，組織合成に要するエネルギー蓄積量相当分を摂取する必要がある。

　　　推定エネルギー必要量（kcal／日）
　　　　　　＝総エネルギー消費量（kcal／日）＋エネルギー蓄積量（kcal／日）

母乳栄養児・人工栄養児の総エネルギー消費量はそれぞれ以下のとおりであり，母乳栄養児より人工栄養児のほうが総エネルギー消費量は大きい。

母乳栄養児　総エネルギー消費量（kcal／日）＝92.8×参照体重（kg）－152.0

人工栄養児　総エネルギー消費量（kcal／日）＝82.6×参照体重（kg）－29.0

（2）たんぱく質

たんぱく質必要量は，0～5か月児では，哺乳量（0.78L／日）と母乳のたんぱく質濃度（12.6g／L）から算出され，10g／日が目安量である。

6か月以降の母乳栄養児の場合，乳汁の摂取量が減少し，離乳食の摂取量が増加することから，6～8か月と9～11か月の2つの区分とし，母乳と離乳食からの摂取量から目安量が算出された。6～8か月児15g／日，9～11か月児の目安量は25g／日としている。

人工栄養児における目安量は，人工乳のたんぱく質利用効率と母乳のたんぱく質利用効率はともに70％であるとされることから，両者の区別は設けなかった。

（3）脂　　質

脂質については，脂質（脂質エネルギー比率％），n-6系脂肪酸，n-3系脂肪酸の目安量が策定されている。

0～5か月児では，母乳中の脂肪酸含量は3.5g／100gであるので，100g中の脂肪由来のエネルギーは31.5kcalとなる。母乳100g中の総エネルギーは65kcalなので，脂肪エネルギー比率は31.5／65＝48.46から50％エネルギーと策定された。n-6系脂肪，n-3系脂肪酸はそれぞれ4g／日と0.9g／日と策定された。

6～11か月児では，0～5か月児の目安量と1～2歳児の目安量と国民健康・栄養調査結果から脂肪エネルギー比率40％，n-6系脂肪酸4g／日，n-3系脂肪酸0.8g／日が算出された。

（4）ビタミン

1）脂溶性ビタミン

ビタミンAの目安量は，0～5か月児では母乳中のビタミンA濃度（初乳を含む分娩後6か月の平均値）と哺乳中の平均値から300μgRAE／日が，6～11か月児では0～5か月時の目安量を体重比の0.75乗で外挿し，男女とも400μg／日で算出された。

ビタミンDの目安量は，くる病予防の観点から設定されている。0～5か月児における目安量は5.0μg／日としている。適度な日照を受ける環境にある6～11か月児の目安量も5.0μg／日とし，日照を受ける機会が少ない6～11か月時についても値の算定に有用なデータが十分に得られないため同じである。耐容上限量は，25μg／日としている。

0～5か月児のビタミンEの目安量では，哺乳量（0.78L／日）と日本人の母乳中のα-トコフェロール量の平均値（3.5～4.0mg／L）から3.0mg／日とされた。6～11

2　新生児期・乳児期の栄養アセスメントと栄養ケア

か月児については，体重比の0.75乗を用いて体表面積を推定する方法で4.0mg/日とされた。

ビタミンKに関しては，臨床領域では新生児頭蓋内出血予防のため出生直後にビタミンKの経口投与が行われていることを前提として，0～5か月児では母乳から摂取する量の4μg/日を目安量とし，6～11か月児では，母乳以外の食事からの摂取量も考慮して7μg/日を目安量とした。

2）水溶性ビタミン

0～5か月の乳児に関しては，母乳を適正量摂取している限り，健常に発育するとして目安量が策定され，母乳中の水溶性ビタミン濃度と哺乳量から算定されており，6～11か月児において，ビタミンB$_1$，ビタミンB$_2$，ナイアシン，ビタミンB$_6$，ビタミンB$_{12}$，葉酸，パントテン酸，ビオチン，ビタミンCの数値は0～5か月の目安量と18～29歳の推定平均必要量から0～6か月児の目安量算定基準となる値を算出し，男女ごとに求めた値を平均して，男女同一の値とした。

（5）ミネラル（無機質）

0～5か月児のナトリウム，カリウム，カルシウム，マグネシウム，リン，鉄，亜鉛，銅，マンガン，ヨウ素，セレン，クロム，モリブデンの目安量は，母乳中の濃度と哺乳量（0.78L/日）の積から設定された。一部の母乳栄養児では，母乳だけでは鉄の必要量を満たしていない場合があるので，鉄欠乏性貧血の有無と程度を確認し，必要に応じて乳児用調製粉乳などを用いて鉄の補給が必要となる。ヨウ素については，母乳中の濃度と基準哺乳量の積から算出された147μg/日の値は，アメリカの食事摂取基準の値を大きく上まわっており，アメリカの乳児との体格差を考慮して100μg/日とした。

6～11か月児のナトリウム，カリウム，カルシウム，マグネシウム，リンの目安量は母乳および離乳食の摂取量から算定された。

6～11か月児の鉄の摂取基準は，推定平均必要量と推奨量で設定されている。推奨量は男児5.0mg/日，女児4.5mg/日が算出された。亜鉛，銅，マンガン，ヨウ素，セレン，クロム，モリブデンの目安量は0～5か月児の目安量と体重比から算定された。ヨウ素の過剰摂取による健康障害発現量の最低値等から耐容上限量を0～5か月，6～11か月とも250μg/日とした。新生児はヨウ素に対する感受性がとくに高いので，母親の耐容上限量を超えるヨウ素の摂取による乳児のヨウ素高濃度の母乳の摂取に注意を要する。

2. 授乳・離乳の支援ガイド

授乳・離乳の支援ガイド（厚生労働省，2007年，改定2019年）では，授乳・離乳をとおして，①母児の健康の維持とともに親子のかかわりが穏やかに形成されることが重要視される支援，②乳汁や離乳食といった「もの」にのみ，目が向けられるのではなく，一人ひとりの子どもの成長・発達が尊重される支援，③妊産婦や子どもにかかわる保健医療従事者において，望ましい支援のあり方の基本事項の共有化，④授乳・離乳への支援が健やかな親子関係の形成や子どもの健やかな成長・発達への支援をねらいとしている（図5−3，4）。

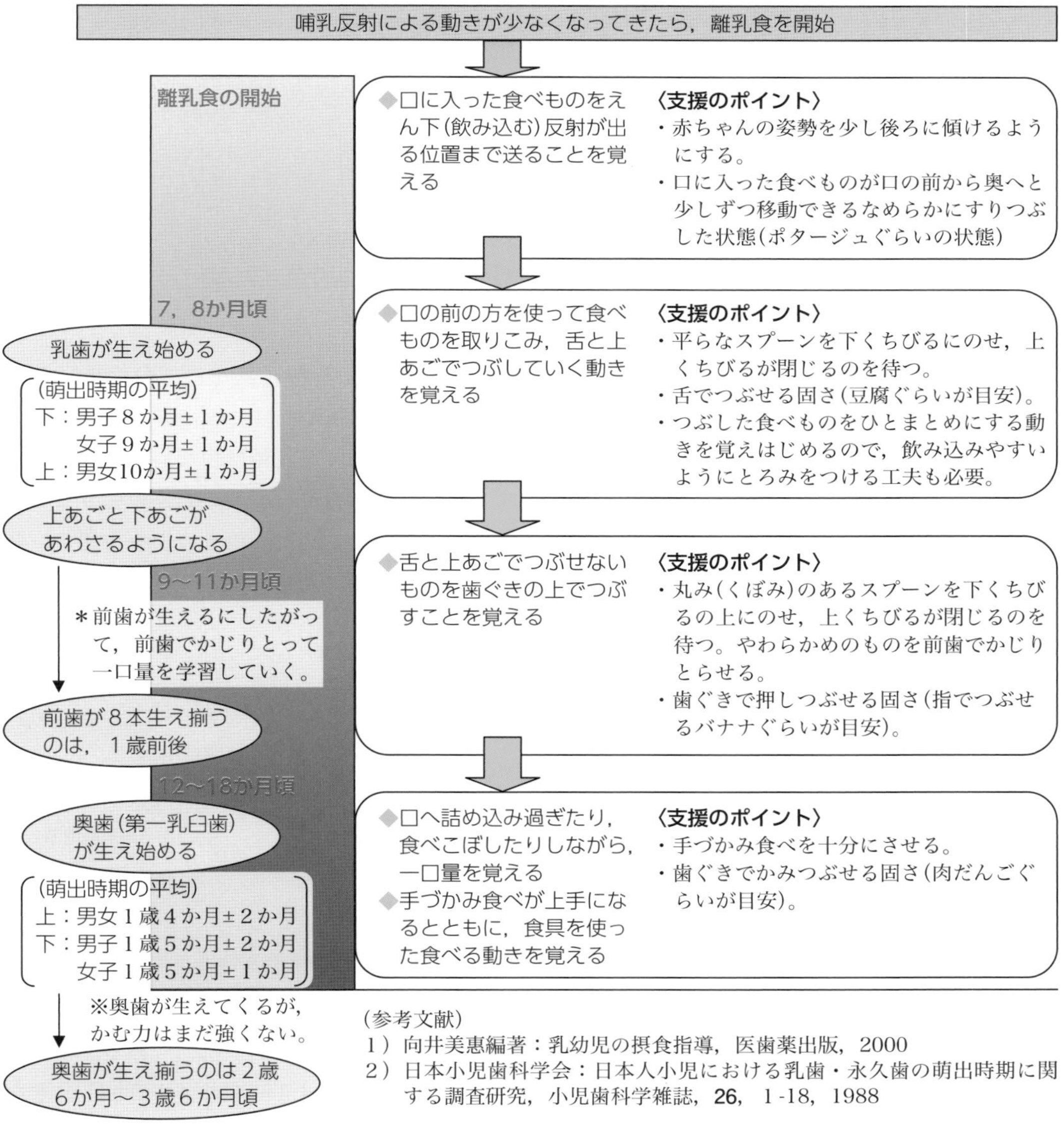

哺乳反射による動きが少なくなってきたら，離乳食を開始

離乳食の開始

◆口に入った食べものをえん下（飲み込む）反射が出る位置まで送ることを覚える

〈支援のポイント〉
・赤ちゃんの姿勢を少し後ろに傾けるようにする。
・口に入った食べものが口の前から奥へと少しずつ移動できるなめらかにすりつぶした状態(ポタージュぐらいの状態)

7，8か月頃

（乳歯が生え始める）

（萌出時期の平均）
下：男子8か月±1か月
　　女子9か月±1か月
上：男女10か月±1か月

◆口の前の方を使って食べものを取りこみ，舌と上あごでつぶしていく動きを覚える

〈支援のポイント〉
・平らなスプーンを下くちびるにのせ，上くちびるが閉じるのを待つ。
・舌でつぶせる固さ（豆腐ぐらいが目安）。
・つぶした食べものをひとまとめにする動きを覚えはじめるので，飲み込みやすいようにとろみをつける工夫も必要。

（上あごと下あごがあわさるようになる）

9〜11か月頃

＊前歯が生えるにしたがって，前歯でかじりとって一口量を学習していく。

◆舌と上あごでつぶせないものを歯ぐきの上でつぶすことを覚える

〈支援のポイント〉
・丸み（くぼみ）のあるスプーンを下くちびるの上にのせ，上くちびるが閉じるのを待つ。やわらかめのものを前歯でかじりとらせる。
・歯ぐきで押しつぶせる固さ（指でつぶせるバナナぐらいが目安）。

（前歯が8本生え揃うのは，1歳前後）

12〜18か月頃

（奥歯（第一乳臼歯）が生え始める）

（萌出時期の平均）
上：男女1歳4か月±2か月
下：男子1歳5か月±2か月
　　女子1歳5か月±1か月

◆口へ詰め込み過ぎたり，食べこぼしたりしながら，一口量を覚える
◆手づかみ食べが上手になるとともに，食具を使った食べる動きを覚える

〈支援のポイント〉
・手づかみ食べを十分にさせる。
・歯ぐきでかみつぶせる固さ（肉だんごぐらいが目安）。

※奥歯が生えてくるが，かむ力はまだ強くない。

（奥歯が生え揃うのは2歳6か月〜3歳6か月頃）

（参考文献）
1）向井美惠編著：乳幼児の摂食指導，医歯薬出版，2000
2）日本小児歯科学会：日本人小児における乳歯・永久歯の萌出時期に関する調査研究，小児歯科学雑誌，26，1 -18，1988

図5−3　咀しゃく機能の発達の目安
（厚生労働省：授乳・離乳の支援ガイド，p.46，2007）

2　新生児期・乳児期の栄養アセスメントと栄養ケア

3. 乳児期の栄養補給法

（1）母乳栄養

1）母乳育児の意義

　母乳育児には，乳児にとっても母親にとっても多くの利点があげられる。その利点を表5－1に示す。

表5－1　母乳育児の利点

乳　児	●免疫学的防御作用をもつ ●成分組成が乳児に最適であり、代謝負担が少ない ●顔全体の筋肉や顎を発達させる ●信頼関係をはぐくむ ●乳幼児突然死症候群（SIDS）の発症リスクが低い ●新鮮で衛生的である
母　親	●出産後の子宮の回復を早める ●母性ホルモン（プロラクチン）を分泌させる ●妊娠前の体重への回復を促す ●排卵を抑制する ●精神的安定をもたらす ●乳がん・卵巣がんの発症率が低下する ●衛生的・経済的で手間がかからない

2）母乳栄養の成分

　分娩後3～5日以内に分泌された乳汁を**初乳**といい，**移行乳**を経て分娩後10日ほどで組成が一定した**成熟乳**（成乳）となる（表5－2参照）。

　初乳には，成熟乳と比べ，たんぱく質・無機質が多く，乳糖は少ない。免疫グロブリン，ラクトフェリンなどの細菌に対する感染防御物質や神経系の発達に必要なタウリンの濃度が高く，胎便の排泄促進作用ももつ。そのために，母乳育児を支援し，新生児や低出生体重児には，初乳を飲ませることが大切である。

表5－2　　母乳主要成分の変化

（100gあたり）

	エネルギー (kcal)	たんぱく質 (g)	脂　質 (g)	乳　糖 (g)	Na (mg)	K (mg)	Cl (mg)
初　乳	65.7	2.1	3.2	5.2	33.7	73.8	68.4
移行乳	66.6	1.9	3.4	5.4	27.5	73.3	58.3
成熟乳 （1か月）	68.1	1.4	3.8	6.1	15.6	54.7	40.9

（川上　義：周産期医学，**35**，増刊号，615，2005）

3）母乳の授乳法

　乳児が欲したときに，欲するだけ与える方法の**自律授乳法**が望ましい。一般的な授乳間隔は，生後1か月は7～8回／日程度で，間隔が定まらず不規則である。2～3か月になると3～4時間おきの5～6回／日，それ以降は4時間おきの5回／日となり，夜間授乳は次第になくなる。健康な乳児では，自律授乳法であっても授乳間隔は自然に定まってくることが多い。

授乳の時間は1回あたり15分程度が目安である。初めの5分間で全量の約60%程度哺乳しており，授乳時間を延長しても哺乳量はほとんど変わらない。授乳時間が長すぎる場合には，母乳不足が疑われる。

　母乳を与えるときには静かな環境で，母親が落ち着いた気分で授乳することが大切である。授乳が終わったら，溢乳を防ぐために乳児を縦に抱き，背中をさすったりして，嚥下した空気を排気（ゲップ）させる。

　母乳を与える期間については，無理に「断乳」させるのではなく，乳幼児が自然に母乳を欲しがらなくなる時期が理想である。

4）母乳分泌不足

　体重増加不良，皮膚の張りがない，活気がないような場合には，母乳不足が考えられる。授乳後短時間で泣く場合には，数日間頻回授乳することで治まることがある。乳児の体調を把握しつつ，母親の低栄養，ストレス，疲労などの母乳不足の要因を減弱する。それでも母乳不足が続く場合には，不足分を育児用ミルクで補う。その際にも，安易に混合栄養に移行することは慎む。

5）冷凍母乳

　母親の仕事の都合などで，冷凍母乳を利用することもある。清潔に搾乳し，市販の母乳バッグに移して−20℃以下の冷凍庫で保存する。3か月の冷凍保存後でも生母乳との成分変化の比較については，リンパ球などの細胞成分活性以外に，ほとんど認められない。保存期間は3〜6か月とする。

　解凍は，冷蔵庫内解凍が原則で流水や40℃の保温槽解凍も用いられるが，いずれの場合も衛生に留意する。電子レンジや熱湯につけた解凍は，免疫物質が失われる。なお一度解凍したものや飲み残しは処分する。

6）母乳栄養の留意点

　母乳栄養の留意点について，表5−3に示した。

表5−3　母乳栄養の留意点

ビタミンK欠乏	頭蓋内出血の原因になるため，現在では予防として生後1か月までに計3回のビタミンK$_2$シロップの経口投与が行われている。
母乳を介する感染症	感染症と関連して母乳栄養を避けたほうがよい場合がある。活動性結核，母体乳房にヘルペス感染症がある場合，成人T細胞白血病ウイルス，ヒト免疫不全ウイルス（HIV），サイトメガロウイルス（CMV）等。
服薬の影響	薬の成分が母乳に分泌され，乳児に影響を及ぼすことがあるため，授乳中の母親が薬剤を服用する場合は，医師に相談することが必要である。
嗜好品の影響	カフェインの多量摂取，アルコール，たばこなどは母乳から乳児に移行し，影響を与える。
母乳と環境汚染	農薬，ダイオキシン類や放射能の影響など。近年は対策が練られており，環境汚染を理由にした母乳育児回避は必要ないとされる。

（2）人工栄養

1）育児用ミルクの種類と特徴

　現在，育児用ミルクとは，主に育児用調製粉乳のことを指し，国内で市販されてい

る育児用調製粉乳は母乳に近づけるよう開発されている（表5－4）。なお，2018年に乳児用調製液状乳の国内販売・製造が許可されている（p.206参照）。

育児用調製粉乳は，他の食品を添加する必要のない単一調乳で調製される。

2）育児用ミルクの調乳法

無菌操作法は哺乳ビンや乳首などの調乳器具を消毒し無菌にして保管し，授乳のたびに一度煮沸した70℃以上の湯で1回分ずつ調乳する。40℃程度に冷まして哺乳させる。そのほかに，病院や乳児施設などでは，多数の調乳を行う終末殺菌法がある。これは哺乳ビンに分注後，まとめて殺菌する方法である。いずれの場合にも衛生的であり，栄養素が破壊されないように取り扱われている。

表5－4　育児用ミルクの種類と特徴

	種　類	特　　　徴
調製粉乳	調製粉乳	牛乳を加工し，乳児が必要とするエネルギーや栄養素を満たしたもの。乳児の健康増進法に基づく特別用途食品として，乳児用食品にも指定されている。
	フォローアップミルク	牛乳を加工したもので，離乳期後期（9か月以降）の乳児から年少幼児向けの栄養補給用の調製粉乳（乳製品）。鉄分やビタミンなどの栄養素も加えられた栄養補給用の補助食品である。
特殊ミルク（市販品）	アレルギー疾患用粉乳（特別用途食品・アレルゲン除去食品）	調製粉乳のアレルゲンとなる成分を分解したもの。一般のアレルギー予防用粉乳は牛乳たんぱく質をある程度分解し，アレルゲン性を低減化することでアレルギーを予防する目的で作られているのでアレルギー疾患時の治療用として使用できない。
	低ナトリウム粉乳（特別用途食品）	心臓，腎臓などの疾患をもつ乳児のために，ナトリウム含有量を通常の育児用ミルクの1/5以下にしたもの。長期に使用する場合は，血清ナトリウム濃度や血清カリウム濃度の変化に注意が必要となる。また，とくにミルク摂取量の減少，嘔吐，下痢，発熱などのある場合や利尿薬を併用する場合，低出生体重児や新生児に使用する場合は十分な注意が必要である。
	無乳糖粉乳（特別用途食品）	牛乳に含まれる乳糖に対して耐性を持たない乳児に使用するもの。乳糖を消化する能力の弱い下痢症の乳児に使用する場合もある。
	大豆たんぱく調整乳	大豆たんぱくから作られたもの。この味を好む乳児も多いが，牛乳アレルギーの場合は大豆たんぱくに対してもアレルギーを持つことがあるため，かかりつけ医などに相談することが大切である。
特殊ミルク（市販外）	特殊ミルク（治療乳）	先天性代謝異常，心・腎・肝疾患，脂肪吸収不全など，治療を必要とする乳児用に作られた粉乳のこと。一部，医薬品として許可されているものもある。

〔新保育士養成講座編纂委員会：新保育士養成講座 第8巻 子どもの食と栄養（改訂2版），p.81，全国社会福祉協議会，2015〕

3）授　乳　法

調乳した乳汁は体温と同じ40℃程度にして，すぐに与える。溢乳を避けるために乳児の口に乳首を十分に含ませ，哺乳ビンの角度を調整し，1回の授乳が10～15分程度で終わるように乳首の穴の大きさを調節する。飲み残しの乳汁は細菌が繁殖することもあるので，直ちに廃棄し哺乳ビンを洗浄する。育児用ミルクの胃内停滞時間は母乳より長めであるので，平均の授乳間隔は3時間が目安となる。

授乳量は，表5－5のとおりであるが，個人差が大きいので，子どもの機嫌がよ

く，元気で，体重が成長曲線のカーブに沿って増加しているなら，心配はない。

表5－5　授乳回数と授乳量

月　　齢	1日回数	月　　齢	1回授乳量
0か月	7～8回	0～1，2か月	80mL
1～3か月	6回	1～2か月	120～150mL
4～5か月	5回	2～3か月	150～160mL
		3～4か月	200mL

（本田義信：周産期医学，人工乳の使用法と注意点，35，増刊号，366，2005）

（3）混合栄養

　　母乳を十分に与えられない場合，その不足分，あるいは授乳できない時間帯の授乳を育児用ミルクで補う方法を混合栄養という。母乳の分泌量が不足する，母親の就労等の社会的環境が理由としてあげられる。

（4）離　乳　食

　　厚生労働省の「授乳・離乳の支援ガイド」では，離乳とは，成長に伴い，母乳または育児用ミルク等の乳汁だけでは不足してくるエネルギーや栄養素を補完するために，乳汁から幼児食に移行する過程をいい，その時に与えられる食事を離乳食という，としている。この間に乳児の摂食機能は，乳汁を吸うことから食物を噛みつぶして飲み込むことへ発達し，摂取する食品の量や種類が徐々に増え，献立や調理の形態も変化していく。また摂食行動は次第に自立へと向かっていくとしている。

　　離乳の開始とは，なめらかにすりつぶした状態の食物を初めて与えた時をいう。開始時期の子どもの発達状況の目安としては，首のすわりがしっかりして寝返りができ，5秒以上座れる，スプーンなどを口に入れても舌で押し出すことが少なくなる（哺乳反射の減弱），食べ物に興味を示すなどがあげられる。その時期は生後5～6か月ごろが適切である。ただし，子どもの発育および発達には個人差があるので，月齢は目安であり，子どもの様子をよく観察しながら，親が子どもの「食べたがっているサイン」に気がつくように進められる支援が重要である。　なお，離乳の開始前の子どもにとって，最適な栄養源は乳汁（母乳または育児用ミルク）であり，離乳の開始前に果汁やイオン飲料を与えることの栄養学的な意義は認められていない。また，蜂蜜

果汁の与え方

　　果汁（ジュース）は，水分補給の一環として生後1か月ごろから飲ませることはできる。しかし，飲ませなければいけないものではない。以前は母乳やミルクにビタミン成分が少なく，栄養補給として与える習慣もあったようだが，現在はミルクの成分も改良され，必要はなくなった。むしろ，無理に与えると赤ちゃんによってはお腹をこわしたり，果汁の甘さに慣れて母乳やミルクを飲まなくなってしまったり，小児肥満につながるともいわれ，与え方に注意が必要である。
　　歯が果汁のなかに含まれる糖類に長時間さらされることは，虫歯の原因になるため，アメリカ小児科学会と小児歯科学会は，歯の健康を守るために果汁の入った哺乳ビンをくわえたまま寝かせないように注意を呼びかけている。スポーツドリンクなども同様である。

		離乳の開始 ➡➡➡➡➡ 離乳の完了			
		以下に示す事項は，あくまでも目安であり，子どもの食欲や成長・発達の状況に応じて調整する。			
		離乳初期 生後5～6か月頃	離乳中期 生後7～8か月頃	離乳後期 生後9～11か月頃	離乳完了後 生後12～18か月頃
食べ方の目安		○子どもの様子をみながら1日1回1さじずつ始める。 ○母乳や育児用ミルクは飲みたいだけ与える。	○1日2回食で食事のリズムをつけていく。 ○いろいろな味や舌ざわりを楽しめるように食品の種類を増やしていく。	○食事のリズムを大切に，1日3回食に進めていく。 ○共食を通じて食の楽しい体験を積み重ねる。	○1日3回の食事のリズムを大切に，生活リズムを整える。 ○手づかみ食べにより，自分で食べる楽しみを増やす。
調理形態		なめらかにすりつぶした状態	舌でつぶせる固さ	歯ぐきでつぶせる固さ	歯ぐきで噛める固さ
1回当たりの目安量					
I	穀類(g)	つぶしがゆから始める。 すりつぶした野菜なども試してみる。 慣れてきたら，つぶした豆腐・白身魚・卵黄などを試してみる。	全がゆ 50～80	全がゆ 90～軟飯80	軟飯90～ ご飯80
II	野菜・果物(g)		20～30	30～40	40～50
III	魚(g)		10～15	15	15～20
	又は肉(g)		10～15	15	15～20
	又は豆腐(g)		30～40	45	50～55
	又は卵(個)		卵黄1～ 全卵1/3	全卵1/2	全卵1/2～ 2/3
	又は乳製品(g)		50～70	80	100
歯の萌出の目安			乳歯が生え始める。	1歳前後で前歯が8本そろう。	
				離乳完了期の後半頃に奥歯（第一乳臼歯）が生え始める。	
摂食機能の目安		口を閉じて取り込みや飲み込みができるようになる。 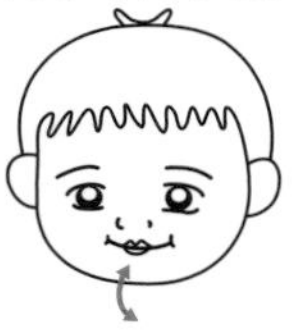	舌と上あごで潰していくことが出来るようになる。 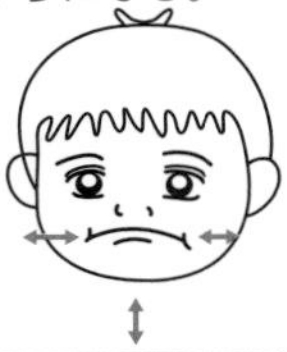	歯ぐきで潰すことが出来るようになる。 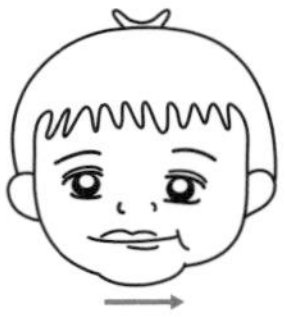	歯を使うようになる。

※ 衛生面に十分配慮して食べやすく調理したものを与える。

図5－4　離乳の進め方の目安
（授乳・離乳の支援ガイド，p.34，2019）

は，**乳児ボツリヌス症**を引き起こすリスクがあるため，1歳を過ぎるまでは与えない。（図5－3，4参照）。

1）離乳初期（生後5か月ごろ）

　離乳食を飲み込むこと，その舌ざわりや味に慣れることが主目的である。離乳食は1日1回与える。母乳または育児用ミルクは，授乳のリズムに沿って子どもの欲するままに与える。

　食べ方は，口唇を閉じて，捕食や嚥下ができるようになり，口に入ったものを舌で前から後ろへ送り込むことができる。

　米は乳児が口の中で押しつぶせるように十分に煮る。はじめは「つぶしがゆ」とし，慣れてきたら粗つぶしへと移行する。次に，ジャガイモや野菜，果物，さらに慣れたら豆腐や白身魚，卵黄など，種類を増やしていく。

　新しい食品を始めるときには1日1さじずつ与えていく。

　野菜類やたんぱく質性食品は，なめらかに調理する。離乳の開始時期に調味料は必要ない。

　母乳または育児用ミルクは離乳食の後に与え，離乳食とは別に母乳は授乳のリズムに沿って子どもの欲するままに，育児用ミルクは1日に3回程度与える。

 赤ちゃんの好き嫌い

　離乳食は5，6か月前後から始めるが，早く始めるほど，将来の好き嫌いが減りやすいという研究がある。離乳初期の食品は，アレルギーに気をつけながら幅を広げていくが，離乳食でいろんな味を経験するほど，将来受け入れられる味が広がることもわかっている。離乳食に何を食べるかは，大きくなってからの食習慣にも影響してくると考えられる。

　ただ，赤ちゃんの味の好みはその時々の状況にも左右される。好き嫌いの多い赤ちゃんの保護者はそのことを気にして悲観的になることもある。栄養士はそのうち，食べられるものの種類の増える時期がくることを伝えながら寄り添うことも大切である。

2）離乳中期（生後7～8か月ごろ）

　1日2回の離乳食で，舌でつぶせるかたさのものを与え，生活リズムを確立していく。卵は卵黄1個から1/3個の全卵へ，魚は白身魚から赤身魚へと進めていく。ヨーグルトや食べやすく調理した脂肪の少ない鶏肉，豆類，各種野菜，海藻類と種類を増やしていく。脂肪の多い肉類は開始をやや遅らせる。穀類，野菜・果物，たんぱく質性食品を組み合わせたものにしていく。

　離乳食後には，母乳または育児用ミルクを与えるが，母乳は授乳のリズムに沿って子どもの欲するままに，ミルクは1日に3回程度与える。

　食べ方は，舌，顎（あご）の動きは前後から上下運動へ移行し，それに伴って口唇は左右対称に引かれるようになる。食べさせ方は，平らな離乳用のスプーンを下唇にのせ，上唇が閉じるのを待つ。

3）離乳後期（生後9～11か月ごろ）

　離乳食は1日3回にし，歯ぐきでつぶせるかたさのものを与える。食欲に応じて，

2　新生児期・乳児期の栄養アセスメントと栄養ケア

離乳食の量を増やし，離乳食の後に母乳または育児用ミルクを与える。母乳は授乳リズムに沿って子どもが欲するままに，育児用ミルクは１日に２回程度与える。

生後９か月ごろには，体内の貯蔵鉄が減少し，**貧血**になる可能性がある。そこで，赤身の魚，肉，レバーを利用し，積極的に鉄を供給する。

食べ方は，舌で食べ物を歯ぐきの上に乗せられ，歯や歯ぐきで潰すことができるようになる。口唇は左右非対称の動きとなり，噛んでいる方向に動く様子がみられる。食べさせ方は，丸み（くぼみ）のある離乳食用のスプーンを下唇にのせ，上唇が閉じるのを待つ。**手づかみ食べ**は，生後９か月ごろから始まるが，１歳過ぎの子どもの発育および発達にとって，積極的に行わせたい行動である。食べ物を触ったり，握ったりすることで，その固さや触感を体験し，食べ物への関心につながり，自らの意志で食べようとする行動につながる。子どもが手づかみ食べをすると，周りが汚れて片づけが大変，食事に時間がかかる等の理由から，手づかみ食べをさせたくないと考える親もいる。そのような場合，親が納得して子どもに手づかみ食べを働きかけられるように，手づかみ食べが子どもの発育および発達に必要であることの理由を的確に情報提供することが大切である。

４）離乳完了期（12〜18か月ごろ）

離乳の完了とは，形のある食物をかみつぶすことができるようになり，エネルギーや栄養素の大部分が母乳または育児用ミルク以外の食物から摂取できるようになった状態をいう。その時期は生後**12か月から18か月ごろ**である。食事は１日３回となり，そのほかに１日１〜２回の補食を必要に応じて与える。母乳または育児用ミルクは，子どもの離乳の進行および完了の状況に応じて与える。なお，離乳の完了は，母乳または育児用ミルクを飲んでいない状態を意味するものではない。

食べ方は，手づかみ食べにより前歯で噛み取る練習をすることで一口量を覚え，やがて食具も使うようになって，自分で食べる準備をしていく。

離乳の完了後，咀嚼機能は奥歯が生えるに伴い，乳歯の生え揃う３歳ごろまでに獲得される。

4. 低出生体重児

出生体重が2,500ｇ未満の乳児を**低出生体重児**（いわゆる**未熟児**）と呼び，とくに1,500ｇ未満の乳児を**極低出生体重児**，1,000ｇ未満を**超低出生体重児**という。体重が軽いほど全身状態が悪く，哺乳も困難な場合があり，また食事に対する耐容力が低いので，特別な授乳計画が必要である。低出生体重児に対する授乳基準の一例を表５－６に示した。とくに，吸啜や嚥下が未発達であり，胃の容量が小さく，噴門部の閉鎖が不十分であることから，胃内容の逆流により，嘔吐や乳汁の気道内吸引が起こる危険性がある。超低出生体重児，極低出生体重児には生後状態がよければ，速やかに授乳を開始することで，①低血糖の予防，②高ビリルビン血症の予防，③脱水や体たんぱく質の消耗による代謝異常の予防，④脳に対する栄養の補給などにつながる。た

だし，予定どおりに進まないことも多い。超および極低出生体重児にはブドウ糖と電解質の補足が行われ，授乳量が100mL／kgになるまで並行して続けられる。

母乳栄養を優先し，母乳の入手が困難なときには人工栄養が用いられる。低出生体重児は生後3週までは原則として母乳を与え，それ以降は母乳に添加物を加えた高エネルギー乳を用いる。授乳回数は，極低出生体重児には2時間ごと，それより大きい低出生体重児には3時間ごととする。

表5－6　低出生体重児に対する授乳基準

出生体重 (g)	授乳開始の時期 (時)	初期量 (mL)	1回増加量 (mL)	100mL/kg/日に達する時期	150mL/kg/日に達する時期
～750	12～24	1	1	5～7日（6 mL×12）	7～14日（9 mL×12）
～1,000	12～24	1～2	1～2	5～7日（8 mL×12）	7～14日（12mL×12）
～1,200	12～24	2～3	2	5～7日（10mL×12）	7～14日（15mL×12）
～1,500	12～24	3～5	3	4～6日（12mL×12）	7～10日（18mL×12）
～1,750	6～12	5～10	5	4～6日（20mL×8）	7～10日（30mL×8）
～2,000	6～12	10～15	10	4～6日（25mL×8）	7～10日（35mL×8）
～2,500	6～12	15～20	10	3～4日（30mL×8）	5～6日（45mL×8）

（注）　1．出生体重2,000g以下，在胎34週以前に出生した児はチューブ栄養による。
　　　　2．最初の2回は5％ブドウ糖を投与し，全身状態に異常がなければミルクを与える。
　　　　3．出生体重1,500g以下の児には2時間ごとの哺乳を，それより大きい児には3時間ごととする。
　　　　4．生後3週までは原則として人乳で哺育する（とくに，1,500g以下の児）。
（松井　保：小児医学，15，4，599，1982）

5. 低体重と過体重

低出生体重児は早産の場合が多く，免疫機能や体温調節機能が低く，全身状態が不良のことがあり，十分な支援が必要である。

出生体重が4,000g以上の児を過出生体重児（過体重児）という。出生時体重が重いことによる新生児の不利益はないが，母親が糖尿病である場合に出生直後には低血糖を引き起こす危険がある。

6. 哺乳量と母乳性黄疸

母乳性黄疸とは，新生児黄疸が1～2か月まで長引くことをいい，症状としては新生児黄疸と同じである。母乳を摂取するとビリルビンの分解が抑えられて，血中のビリルビン濃度が高くなることによって起こる。母乳性黄疸の場合は，とくに治療の必要はないので，治まるのを待つ。母乳を人工栄養に変えると早めに黄疸はひくが，母乳の長所を考慮して安易には人工栄養に変えない。

7. ビタミンK摂取と乳児ビタミンK欠乏症

　ビタミンKは胎盤を通過しにくいこと，母乳中のビタミンK含有量がやや低いこと，乳児では腸内細菌によるビタミンK産生・供給量が低いことなどから，新生児ではビタミンK欠乏症に陥りやすい。出生後数日で起こる新生児メレナ（消化管出血）や約1か月後に起こる**特発性乳児ビタミンK欠乏症**（頭蓋内出血）はビタミンKの不足によるので，予防のために，出生後直ちにビタミンKシロップの経口投与が行われている。

8. 鉄摂取と貧血

　乳児期貧血の大部分は，**鉄欠乏性貧血**である。母乳や牛乳中に含まれる鉄分は少なく，生後6～9か月で胎生末期に肝臓に貯蔵した鉄を使い果たすことで離乳期に鉄欠乏性貧血を起こしやすい。

　鉄やたんぱく質を多く含むレバー，肉類，ホウレンソウ，ヒジキなどの食品を与える。また，鉄の吸収を促進するためにビタミンCを摂取する。離乳期以前の乳児には，適正な調乳を行い，離乳が遅れないようにし，適正な食品を選択することがあげられる。低出生体重児は，出生時での肝臓の鉄貯蔵量が少ないので，鉄剤やビタミン剤などで補う。

9. 乳児下痢症と脱水

　乳児の下痢の原因は，食事性要因，ロタウイルスなどの感染，体質，環境的要因などがあげられる。

　食事療法の基本は，脱水症の予防のために水分を補給する。速やかな水分吸収のために，スポーツドリンクなどを薄めて飲ませることもある。胃腸への負担を減らすため人工栄養児にはやや薄めのミルクを与え，離乳期の乳児には脂肪や食物繊維の少ない食品を選択する。母乳栄養児では通常どおりの授乳を続けるが，症状によっては，24時間以内の絶食をすることもある。その際，水分補給は怠らない。

10. 二次性乳糖不耐症

　ウイルスや細菌による胃腸炎に罹患すると，胃の粘膜に障害を受けて機能が低下し，ラクターゼの分泌が抑制されることによって，調製粉乳や乳製品を摂取したときに下痢を起こすことを二次性乳糖不耐症という。1日に何度も下痢を起こし，1か月程度続くこともある。乳糖を含まない除去ミルクやラクターゼを含む製剤などで消化を助ける。

11. 食物アレルギー

食物の摂取により生体に障害を引き起こす反応のうち，食物抗原に対する免疫学的反応によるものを**食物アレルギー**と呼んでいる。3歳時点における食物アレルギーの有病率や増加傾向にある。有病率は年齢が低いほど多く，加齢とともに減少する。原因は次のとおりである。

① 育児用ミルク摂取による腸管からの抗原物質の透過性亢進
② 乳児の腸管にはIgA抗体が少ないこと
③ 母親が授乳中に摂取した食物により，母乳を通じて感作する，経母乳感作
④ 母親が妊娠中に摂取した食物により，胎生期に感作

原因食品は卵，牛乳，小麦が三大アレルゲンといわれ，そのほかに大豆，魚介類，そば，落花生などがある。

症状には**アトピー性皮膚炎**，じんましんのほか**アナフィラキシーショック**，気管支喘息，嘔吐，下痢，腹痛などがある。

12. 便　　秘

乳児期の**便秘**は3日以上排便がない，毎日排便があってもコロコロした便の形状の場合をいう。

原因は食事に起因するものが多い。母乳の摂取不足，ミルクの哺乳不足・濃厚調乳，離乳後では牛乳過飲，離乳食の摂取不足，食品の偏り，食物繊維不足，腸管運動の異常などがあげられる。母乳栄養児の場合，便秘に機嫌が悪い，体重増加不良などの症状がともなう場合には，母乳不足が疑われ，混合栄養が必要となる。生後1～2か月の乳児で母乳の分泌も体重増加も良好の場合には，腹圧の不足が疑われる。

哺乳量が十分で便秘がある場合には，マルツエキス（麦芽糖を含む小児用便秘薬），水あめ，発酵食品（ヨーグルトなど）や海藻類・いも類など食物繊維を離乳食に取り入れる。

●参考文献●
・厚生労働省雇用均等・児童家庭局：平成22年乳幼児身体発育調査報告書，2011
・香川明夫監修：八訂食品成分表2021，女子栄養大学出版部，2021
・江澤郁子，津田博子：四訂応用栄養学，建帛社，2014
・厚生労働省：日本人の食事摂取基準（2020年版），2019
・授乳・離乳の支援ガイド改定に関する研究会：授乳・離乳の支援ガイド，2019
・水野清子，佐藤加代子，竹内恵子ほか：子どもの食と栄養 第5版 健康と食べることの基本，医歯薬出版，2013
・海老澤元宏監修：食物アレルギーの栄養指導，医歯薬出版，2012
・児玉浩子，玉井　浩，清水俊明 編集：小児臨床栄養学，診断と治療社，2011
・澤　純子ほか：応用栄養学 第7版 ライフステージからみた人間栄養学，医歯薬出版，2006

性　別	男　性				女　性			
年　齢	A. 参照体重 (kg)	B. 体重増加量 (kg/年)	組織増加分		A. 参照体重 (kg)	B. 体重増加量 (kg/年)	組織増加分	
			C. エネルギー密度 (kcal/g)	D. エネルギー蓄積量 (kcal/日)			C. エネルギー密度 (kcal/g)	D. エネルギー蓄積量 (kcal/日)
0～5（月）	6.3	9.4	4.4	115	5.9	8.4	5.0	115
6～8（月）	8.4	4.2	1.5	15	7.8	3.7	1.8	20
9～11（月）	9.1	2.5	2.7	20	8.4	2.4	2.3	15
1～2（歳）	11.5	2.1	3.5	20	11.0	2.2	2.4	15
3～5（歳）	16.5	2.1	1.5	10	16.1	2.2	2.0	10
6～7（歳）	22.2	2.6	2.1	15	21.9	2.5	2.8	20
8～9（歳）	28.0	3.4	2.5	25	27.4	3.6	3.2	30
10～11（歳）	35.6	4.6	3.0	40	36.3	4.5	2.6	30
12～14（歳）	49.0	4.5	1.5	20	47.5	3.0	3.0	25
15～17（歳）	59.7	2.0	1.9	10	51.9	0.6	4.7	10

体重増加量(B)は，比例配分的な考え方により，参照体重(A)から以下のようにして計算した。
例：9～11か月の女性における体重増加量(kg/年)

$$X = [（9～11か月（10.5か月時）の参照体重）－（6～8か月（7.5か月時）の参照体重）]/[0.875（歳）－0.625（歳）]$$
$$+ [（1～2歳の参照体重）－（9～11か月の参照体重）]/[2（歳）－0.875（歳）]$$

体重増加量＝X/2
$$= [（8.4－7.8）/0.25＋（11.0－8.4）/1.125]/2$$
$$≒2.4$$

組織増加分のエネルギー密度(C)は，「アメリカ/カナダの食事摂取基準」より計算。
組織増加分のエネルギー蓄積量(D)は，組織増加量(B)と組織増加分のエネルギー密度(C)の積として求めた。
例：9～11か月の女性における組織増加分のエネルギー(kcal/日)
$$= [（2.4（kg/年）×1,000/365日）]×2.3（kcal/g）$$
$$= 14.8$$
$$≒15$$

（厚生労働省：「日本人の食事摂取基準（2020年版）」策定検討会報告書, p.80, 2019）

スタディ　解答

1．○　2．○〔身長約50cm→75cm，体重3,000g→9kg〕　3．×〔乳児80％，成人60％〕　4．×〔母親由来のIgGは生後減少し，生後2～3か月で最低値になる〕　5．○　6．○　7．○　8．×〔果汁を与えることは，栄養学的に推奨されていない〕　9．×〔生後6か月ごろから，ごく少量の卵黄（固ゆで）を与え，様子をみて全卵へと進めていく〕　10．×〔フォローアップミルクが使用できるのは9か月以降で，育児用ミルクの代替品ではない〕

幼児期の栄養

第 **6** 章

■ 概要とねらい ▶

　幼児期は満１歳から小学校就学までの時期で，成長期（幼児期，学童期，思春期）の最初の段階である。

　身体的な成長・発達面では，乳児期に比べると穏やかではあるが，発育の盛んな時期である。エネルギーやたんぱく質などの体重あたりの必要量は，成人の約２〜３倍に達するにもかかわらず，消化や吸収などの代謝面では，成人に比してまだまだ未熟な状態である。

　食事面では乳児期に始まった離乳食が完成期に入り，成人の食事へと移行していく時期を迎え，運動面や精神面では著しい発達がみられる。

　ここでは，幼児期における心身両面での発育の特徴と，生涯にわたって健康な生活を送るための食事リズムの基礎をつくる重要な時期であることを理解する。

スタディ　正しいものに○，誤っているものに×を（　）に記入しなさい。

（　）1．乳幼児の身体発育の評価には，乳幼児身体発育曲線（パーセンタイル曲線）を用いる方法がある。

（　）2．身長が出生時の約1.5倍となるのは１歳ごろ，約２倍になるのは２歳ごろである。

（　）3．体重が出生時の約３倍になるのは１歳ごろ，約５倍になるのは４歳ごろである。

（　）4．各臓器の発達速度には差がある。

（　）5．骨格は，乳幼児期と思春期に著しく発育する。

（　）6．脳重量は，４〜５歳で成人の約60％，６歳で約90％になる。

（　）7．粗大運動の発達は，微細運動の発達の後に起こる。

（　）8．乳幼児の肥満判定には通常ローレル指数を用いる。

（　）9．カウプ指数による乳幼児の肥満判定基準に男女差はない。

（　）10．カウプ指数は，【体重(g) / (身長(cm))^2 × 10】で算定される。

（　）11．乳幼児は原発性（単純性）肥満が，二次性（症候性）肥満より少ない。

（　）12．乳幼児は成人に比べて脱水症を起こしにくい。

（　）13．３〜５歳児の間食からのエネルギー摂取は10〜20％が適量である。

1. 成　　長

幼児期の身長および体重の身体発育曲線は，パーセンタイル曲線*1で表される。

> ＊１　**パーセンタイル曲線**：測定値を小さい順位に並べ，全測定値を100としたとき，ある測定値が何％の位置にあるかを示した値をパーセンタイル値といい，この値からなる曲線をパーセンタイル曲線という。

（1）身　長（図6－1，表6－1）

出生時に約50cmだった身長は，**1歳**で約1.5倍（約75cm），**4歳**で約2倍（約100cm）になる。その間の身長の伸びは，**0〜1歳**で25〜27cm，**1〜2歳**で10〜12cm，**2〜3歳**で6〜7cm，**4〜5歳**で5〜7cmと徐々に緩やかになる。

（2）体　重（図6－1，表6－1）

出生時に約3kgだった体重は，**1歳**で約3倍（約9kg），**4歳**で約5倍（約16kg）になる。その間の体重の増加は，**1〜2歳**で約3kg，その後は1年間に約1.5〜2kgと緩やかになる。

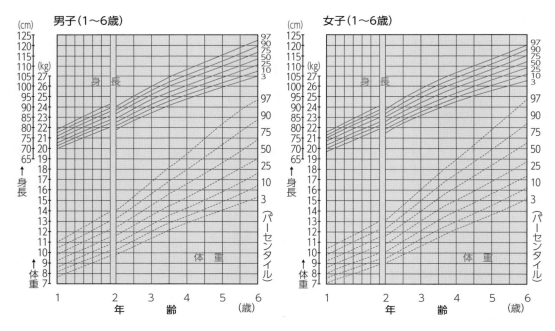

身長と体重のグラフ：線の中には，各月・年齢の94パーセントの子どもの値が入る。乳幼児の発育は個人差が大きいが，このグラフを一応の目安とする。なお，2歳未満の身長は寝かせて測り，2歳以上の身長は立たせて測ったものである。

図6－1　幼児の身体発育曲線
（厚生労働省：平成22年乳幼児身体発育調査報告書，2011 より）

表6-1　身長・体重の身体発育値

〔身長〕（cm）

年・月・日齢	●男子 3	10	25	50中央値	75	90	97	●女子 3	10	25	50中央値	75	90	97
出生時	44.0	46.0	47.4	49.0	50.2	51.5	52.6	44.0	45.5	47.0	48.5	50.0	51.0	52.0
30日	48.7	50.4	51.9	53.5	55.0	56.3	57.4	48.1	49.7	51.1	52.7	54.1	55.3	56.4
0年1～2月未満	50.9	52.5	54.0	55.6	57.1	58.4	59.6	50.0	51.6	53.1	54.6	56.1	57.3	58.4
2～3	54.5	56.1	57.5	59.1	60.6	62.0	63.2	53.3	54.9	56.4	57.9	59.4	60.6	61.7
3～4	57.5	59.0	60.4	62.0	63.5	64.8	66.1	56.0	57.6	59.1	60.7	62.1	63.4	64.5
4～5	59.9	61.3	62.8	64.3	65.8	67.2	68.5	58.2	59.9	61.4	63.0	64.4	65.7	66.8
5～6	61.9	63.3	64.7	66.2	67.7	69.1	70.4	60.1	61.8	63.3	64.9	66.3	67.6	68.7
6～7	63.6	64.9	66.3	67.9	69.4	70.8	72.1	61.7	63.4	64.9	66.5	68.0	69.2	70.4
7～8	65.0	66.4	67.8	69.3	70.9	72.2	73.6	63.1	64.6	66.3	67.9	69.4	70.7	71.9
8～9	66.3	67.7	69.0	70.6	72.2	73.6	75.0	64.4	66.0	67.6	69.2	70.7	72.0	73.2
9～10	67.4	68.8	70.2	71.8	73.3	74.8	76.2	65.5	67.1	68.7	70.4	71.9	73.2	74.5
10～11	68.4	69.8	71.2	72.8	74.4	75.9	77.4	66.5	68.1	69.7	71.4	73.0	74.3	75.6
11～12	69.4	70.8	72.2	73.8	75.5	77.0	78.5	67.4	69.1	70.7	72.4	74.0	75.4	76.7
1年0～1月未満	70.3	71.7	73.2	74.8	76.5	78.0	79.6	68.3	70.0	71.7	73.4	75.0	76.4	77.8
1～2	71.2	72.7	74.1	75.8	77.5	79.1	80.6	69.3	71.0	72.6	74.4	76.0	77.5	78.9
2～3	72.1	73.6	75.1	76.8	78.5	80.1	81.7	70.2	71.9	73.6	75.3	77.0	78.5	79.9
3～4	73.0	74.5	76.0	77.7	79.5	81.1	82.8	71.1	72.9	74.5	76.3	78.0	79.6	81.0
4～5	73.9	75.4	77.0	78.7	80.5	82.2	83.8	72.1	73.8	75.5	77.3	79.0	80.6	82.1
5～6	74.8	76.3	77.9	79.7	81.5	83.2	84.8	73.0	74.7	76.4	78.2	80.0	81.6	83.2
6～7	75.6	77.2	78.8	80.6	82.5	84.2	85.9	73.9	75.6	77.3	79.2	81.0	82.7	84.3
7～8	76.5	78.1	79.7	81.5	83.4	85.1	86.9	74.8	76.5	78.2	80.1	82.0	83.7	85.3
8～9	77.3	78.9	80.6	82.4	84.4	86.1	87.9	75.7	77.4	79.2	81.1	83.0	84.7	86.3
9～10	78.1	79.8	81.4	83.3	85.3	87.1	88.8	76.6	78.3	80.0	82.0	83.9	85.6	87.4
10～11	78.9	80.6	82.3	84.2	86.2	88.0	89.8	77.5	79.2	80.9	82.9	84.8	86.6	88.4
11～12	79.7	81.4	83.1	85.1	87.1	88.9	90.7	78.3	80.0	81.8	83.8	85.7	87.6	89.4
2年0～6月未満	81.1	82.9	84.6	86.7	88.7	90.6	92.5	79.8	81.5	83.3	85.3	87.4	89.3	91.2
6～12	85.2	87.0	89.0	91.1	93.3	95.4	97.4	84.1	85.8	87.7	89.8	92.0	94.1	96.3
3年0～6月未満	88.8	90.7	92.8	95.1	97.4	99.6	101.8	87.7	89.6	91.5	93.8	96.2	98.4	100.6
6～12	92.0	94.1	96.2	98.6	101.1	103.4	105.8	90.9	92.9	95.0	97.4	99.9	102.2	104.5
4年0～6月未満	95.0	97.1	99.3	101.8	104.5	107.0	109.5	93.8	96.0	98.3	100.8	103.4	105.7	108.1
6～12	97.8	100.0	102.3	104.9	107.7	110.3	113.0	96.5	99.0	101.4	104.1	106.7	109.1	111.4
5年0～6月未満	100.5	102.8	105.2	108.0	111.0	113.7	116.5	99.1	101.8	104.5	107.3	110.1	112.5	114.8
6～12	103.3	105.8	108.4	111.3	114.3	117.1	119.9	101.6	104.7	107.6	110.6	113.4	115.9	118.2
6年0～6月未満	106.2	109.0	111.8	114.9	118.0	120.8	123.6	104.2	107.6	110.8	114.0	116.9	119.4	121.7

〔体重〕（kg）

年・月・日齢	●男子 3	10	25	50中央値	75	90	97	●女子 3	10	25	50中央値	75	90	97
出生時	2.10	2.45	2.72	3.00	3.27	3.50	3.76	2.13	2.41	2.66	2.94	3.18	3.41	3.67
1日	2.06	2.39	2.62	2.89	3.14	3.38	3.63	2.07	2.34	2.56	2.81	3.06	3.28	3.53
2日	2.01	2.33	2.57	2.84	3.09	3.33	3.56	2.04	2.29	2.51	2.76	2.99	3.22	3.46
3日	2.00	2.33	2.58	2.84	3.10	3.35	3.59	2.03	2.28	2.51	2.76	3.00	3.23	3.47
4日	2.03	2.36	2.60	2.88	3.14	3.38	3.62	2.05	2.31	2.54	2.79	3.04	3.26	3.50
5日	2.04	2.35	2.62	2.90	3.17	3.42	3.65	2.03	2.31	2.54	2.81	3.06	3.28	3.54
30日	3.00	3.37	3.74	4.13	4.51	4.85	5.17	2.90	3.22	3.54	3.89	4.23	4.54	4.84
0年1～2月未満	3.53	3.94	4.35	4.79	5.22	5.59	5.96	3.39	3.73	4.08	4.47	4.86	5.20	5.54
2～3	4.41	4.88	5.34	5.84	6.33	6.76	7.18	4.19	4.58	4.97	5.42	5.86	6.27	6.67
3～4	5.12	5.61	6.10	6.63	7.16	7.62	8.07	4.84	5.25	5.67	6.15	6.64	7.08	7.53
4～5	5.67	6.17	6.67	7.22	7.76	8.25	8.72	5.35	5.77	6.21	6.71	7.23	7.70	8.18
5～6	6.10	6.60	7.10	7.66	8.21	8.71	9.20	5.74	6.17	6.62	7.14	7.67	8.17	8.67
6～7	6.44	6.94	7.44	8.00	8.56	9.07	9.57	6.06	6.49	6.95	7.47	8.02	8.53	9.05
7～8	6.73	7.21	7.71	8.27	8.84	9.36	9.87	6.32	6.75	7.21	7.75	8.31	8.83	9.37
8～9	6.96	7.44	7.94	8.50	9.08	9.61	10.14	6.53	6.97	7.43	7.97	8.54	9.08	9.63
9～10	7.16	7.64	8.13	8.70	9.29	9.83	10.37	6.71	7.15	7.62	8.17	8.74	9.29	9.85
10～11	7.34	7.81	8.31	8.88	9.48	10.03	10.59	6.86	7.31	7.78	8.34	8.93	9.49	10.06
11～12	7.51	7.98	8.48	9.06	9.67	10.23	10.82	7.02	7.46	7.95	8.51	9.11	9.68	10.27
1年0～1月未満	7.68	8.15	8.65	9.24	9.86	10.44	11.04	7.16	7.62	8.11	8.68	9.29	9.87	10.48
1～2	7.85	8.32	8.83	9.42	10.05	10.65	11.28	7.31	7.77	8.27	8.85	9.47	10.07	10.69
2～3	8.02	8.49	9.00	9.60	10.25	10.86	11.51	7.46	7.93	8.43	9.03	9.66	10.27	10.90
3～4	8.19	8.67	9.18	9.79	10.44	11.08	11.75	7.61	8.08	8.60	9.20	9.85	10.47	11.12
4～5	8.36	8.84	9.35	9.97	10.64	11.29	11.98	7.75	8.24	8.76	9.38	10.04	10.67	11.33
5～6	8.53	9.01	9.53	10.16	10.84	11.51	12.23	7.90	8.39	8.93	9.55	10.23	10.87	11.55
6～7	8.70	9.18	9.71	10.35	11.04	11.73	12.47	8.05	8.55	9.09	9.73	10.42	11.08	11.77
7～8	8.86	9.35	9.89	10.53	11.25	11.95	12.71	8.20	8.71	9.26	9.91	10.61	11.28	11.99
8～9	9.03	9.52	10.06	10.72	11.45	12.17	12.96	8.34	8.86	9.43	10.09	10.81	11.49	12.21
9～10	9.19	9.69	10.24	10.91	11.65	12.39	13.20	8.49	9.02	9.59	10.27	11.00	11.70	12.44
10～11	9.36	9.86	10.41	11.09	11.85	12.61	13.45	8.64	9.18	9.76	10.46	11.20	11.92	12.67
11～12	9.52	10.03	10.59	11.28	12.06	12.83	13.69	8.78	9.34	9.93	10.64	11.40	12.13	12.90
2年0～6月未満	10.06	10.60	11.19	11.93	12.76	13.61	14.55	9.30	9.89	10.53	11.29	12.11	12.90	13.73
6～12	10.94	11.51	12.17	12.99	13.93	14.90	16.01	10.18	10.85	11.56	12.43	13.36	14.27	15.23
3年0～6月未満	11.72	12.35	13.07	13.99	15.04	16.15	17.43	11.04	11.76	12.56	13.53	14.59	15.64	16.76
6～12	12.42	13.10	13.89	14.90	16.08	17.34	18.82	11.83	12.61	13.49	14.56	15.75	16.95	18.27
4年0～6月未満	13.07	13.80	14.65	15.76	17.08	18.51	20.24	12.56	13.39	14.33	15.51	16.84	18.21	19.73
6～12	13.71	14.50	15.42	16.62	18.09	19.71	21.72	13.27	14.15	15.15	16.41	17.89	19.43	21.20
5年0～6月未満	14.37	15.23	16.24	17.56	19.17	20.95	23.15	14.01	14.92	15.97	17.32	18.93	20.65	22.69
6～12	15.03	16.02	17.17	18.63	20.36	22.19	24.33	14.81	15.75	16.84	18.27	20.00	21.91	24.22
6年0～6月未満	15.55	16.84	17.81	19.91	21.70	23.15	25.77	15.71	16.68	17.81	19.31	21.15	23.21	25.77

（厚生労働省：平成22年乳幼児身体発育調査報告書，2011 より）

1　幼児期の生理的特徴

（3）体　型（図6-2）

　出生時の皮下脂肪が多く丸みを帯びた**体型**（ほぼ4頭身）から，細長い幼児体型（5～6頭身）に変化する。これは，成長に伴って四肢や内臓諸器官の成長・発達が進み，頭部に比べて体躯が大きくなるからである。

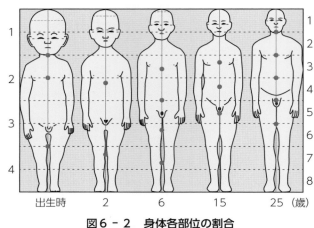

図6-2　身体各部位の割合
(C.H.Stratz)

（4）臓器別発育（図6-3）

　臓器は固有の発育パターン（型）を示す。これを**スキャモンの発育曲線**という。この図では20歳時の各臓器重量を100％として各年齢時の重量を百分率で示している。その発育型は4つ（一般型，神経系型，生殖器型，リンパ系型）に大別できる。

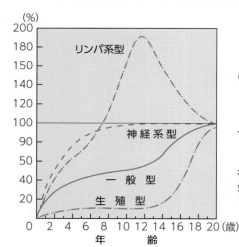

◎体組織の発育の4型。
　図には，20歳（成熟時）の発育を100として，各年齢の値をその100分比で示してある。

一　般　型：全身の外形計測値（頭径を除く），呼吸器，消化器，腎，心大動脈，脾，筋全体，骨全体，血液量
神経系型：脳，脊髄，視覚器，頭径
生殖器型：睾丸，卵巣，副睾丸，子宮，前立腺など
リンパ系型：胸腺，リンパ筋，間質性リンパ組織

図6-3　臓器別発育曲線（R.E.Scammon）

1）一　般　型

　身長，体重，血液量，骨格，筋肉，肝臓，腎臓などの**胸腹部臓器の発育**を示す型。乳幼児期と思春期に急速に発育し，それ以外の期間は穏やかに発育する。

2）神 経 系 型

脳や脊髄などの**神経系，頭囲，視覚器の発育**を示す型。出生後から急激に発育して**4〜5歳**までに成人の80％程度に達し，その後は徐々に発育する。

3）リンパ系型

リンパ組織や胸腺などの発育を示す型。乳幼児期の発育が著しく，**12〜13歳**までに急激に発育し成人のレベルをゆうに超えるが，思春期過ぎから低下し成人レベルに達する。

4）生 殖 型

陰茎，睾丸，卵巣，子宮などの**生殖器の発育**を示す型。学童期までの発育はわずかであるが，**14歳ごろ**（二次性徴）から急激に発育する。

2. 生理機能の発達

（1）口腔機能の発達

1）歯の状況

乳歯は6か月ごろから生え始め，2〜3歳ごろまでに**20本**すべてが生え揃う。歯の萌出時期や順序には個人差が大きいが，一般に歯が生える順番は，①**下の乳中切歯**（6〜8か月ごろ），②**上の乳中切歯**（8〜9か月ごろ），③**上の乳側切歯**（10〜11か月ごろ），④**下の乳側切歯**（12か月ごろ），⑤**上下の第一乳臼歯**（12〜16か月ごろ），⑥**上下の乳犬歯**（16〜20か月ごろ），⑦**上下の第二乳臼歯**（2歳以降）である。

2）顎の発育

歯が生えて噛むことができるようになってきたら，徐々にかたいものを食べさせる。噛むことで顎が発達する。顎の発達が不十分だと永久歯が生え揃いにくくなり，歯並びが悪くなる。歯並びは咀嚼力や消化にも影響を及ぼす。

3）噛む習慣

歯が生え始めるころから離乳食が始まるが，食事のかたさは歯の萌出状況に合わせたものにし，徐々に噛むことを習慣づけることが大切である。

（2）臓器の発育

1）胃　　腸

乳児期に比べ**胃の容量**が増えるため1回に食べられる量が増加し**消化機能**も増強していくが，細菌に対する抵抗力は成人に比べると低い。

2）肝臓・腎臓

肝臓での解毒作用や腎臓での尿濃縮能力は成人に比べると低い。そのため，下痢，嘔吐，消化不良性中毒，周期性嘔吐症[※2]などを起こしやすい。また，多量の尿を排泄し，不感蒸泄量や発汗量も多いため水分必要量が多くなる。

　＊2　**周期性嘔吐症**：自家中毒，アセトン血性嘔吐症ともいわれる。幼児期に多発する。原因は不明であるが，疲労・精神的緊張・感染などを誘引として，嘔吐をくり返す。

3. 運動機能の発達

　幼児期は，骨格，内臓諸器官，筋肉などの著しい発達により，運動機能は**粗大運動**（胴体や四肢を使った大きな運動）も**微細運動**（腕や手指を使った細かい運動）も発達する。

　乳幼児の発達については，「改訂日本版デンバー式発達スクリーニング検査」（JDDST-R）（図6－4）を用いて，①個人―社会，②微細運動―適応，③言語，④粗大運動の4領域にわたって全体的な評価をする。適用年齢は，生後16日から6歳ま

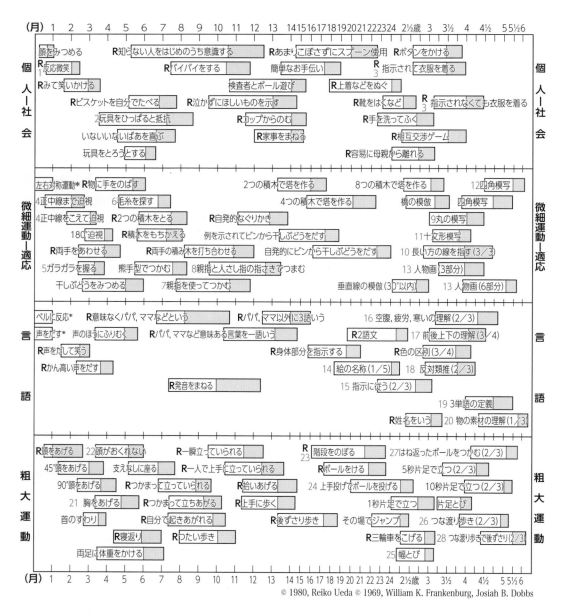

図6-4　改訂日本版デンバー式発達スクリーニング検査（JDDST-R）

でで，就学前の年齢範囲の全体を網羅している。

　運動発達には，5つ（①頭部から下部，②中枢から末梢，③全体から部分，④両側から片側，⑤粗大から微細）の一般的な傾向がある。

　運動発達の進み方には，性差・年齢差・個人差があり，運動能力・運動技能の獲得には，運動経験の差による違いが関係する。

（1）筋肉・平衡器官の発達

　7種類の基本動作〔①走る・②跳ぶ（移動系動作），③投げる・④捕る・⑤つく（操作系動作），⑥転がる・⑦平均台を移動（平衡系動作）〕ができるようになってくる。

（2）中枢神経の発達

　形を描いたり色塗りをしたり，はさみを使うなどの**微細運動**ができるようになる。

4．精神機能の発達

　脳・神経系の発育は，他の器官よりも発達が早い。脳重量は，4〜5歳で成人の約80％，6歳で約90％になる。

5．言語と社会性の発達

　乳児期までは，声を出してもキャーキャー（3〜4か月）やマ，バ（6〜7か月），そしてアーアーやウーウーなどの喃語*³（9〜10か月）であったものが，**幼児期**に入り1歳ごろになると意味のあることば（1つ），1歳半では意味のあることば（3つ），2歳では二語文，3歳では三語文，4歳では四〜五語文，5歳では自分の住所，6歳では自分の誕生日を言えるようになる（表6−2）。

　幼児期は，食事・排泄・睡眠などの基本的な生活習慣を獲得するとともに，言語や

表6−2　標準的な乳幼児の発達

	粗大運動	微細運動	社会性	認　知	発　語
3–4ヶ月	首がすわる	おもちゃをつかんでいる	あやすと声を出して笑う	おもちゃを見ると活発になる	キャーキャー声を出す
6–7ヶ月	座位保持（数秒）	おもちゃの持ち替え	人見知りをする	イナイイナイバーを喜ぶ	マ，バなどの声を出す
9–10ヶ月	つかまり立ち	積み木を打ち合わせる	身振りをまねる		喃語
1歳	数秒立っている	なぐり書きをする	親の後追いをする	「おいで」「ちょうだい」を理解	意味のあることば（1つ）
1歳半	走る	コップからコップへ水を移す	困った時に助けを求める	簡単なお手伝いをする	意味のあることば（3つ）
2歳	ボールをける	積み木を横に並べる	親から離れて遊ぶ	指示した体の部分を指差す	二語文を話す
3歳	片足立ち（2秒）	まねて○を書く	ままごとで役を演じる	色の理解（4色）	三語文を話す
4歳	ケンケンできる	人物画（3つ以上の部位）	簡単なゲームを理解	用途の理解（5つ）	四〜五語文を話す
5歳	スキップできる	人物画（6つ以上の部位）	友達と協力して遊ぶ	ジャンケンがわかる	自分の住所を言う
6歳		紐を結ぶ		左右がわかる	自分の誕生日を言う

（厚生労働省雇用均等・児童家庭局：子どもの心の診察医の専門研修テキスト，p.4，2008）

1歳頃	**◎自我が芽生えてきます** 自分でできることが増えるにつれ，なんでも自分でやりたいという気持ちが芽生えてきます。思うとおりにできずに，泣いたり，怒ったり，大声をあげたりすることもありますが，うまくできたときはほめてあげて，やる気を育てましょう。 **◎絵本を読んだり，お話ししてあげましょう** 1歳6か月頃になると，動物やものを指差して教えてくれるようになります。一緒に絵本などを見て遊んであげましょう。親子のふれあいの時間を増やし，言葉の発達を促すためにも，テレビやＤＶＤなどを長時間見せるのはやめましょう。 **◎生活リズムを整え，体をたくさん動かしましょう** 早寝早起きの生活にすると，子ども自身も元気よく遊べ，親も余裕を持って楽しく子育てができるようになります。歩いたり走ったり，体を十分に動かして，いきいきと楽しめる機会を作ってあげましょう。
2歳頃	**◎遊びは危険のない場所で** 走ったり，体を動かしたりすることがますます好きになります。なるべく外遊びや友だちとの遊びの機会を作り，危険のない場所で自由に遊ばせてあげましょう。クレヨンなどでなぐり書きを楽しんだり，積木やブロックでなにか意味のあるものを作ったりして遊ぶようになってきます。一緒に遊んであげましょう。 **◎自立心が強くなります** 食事や着替えなど，自分ひとりでしたがるようになります。うまくできずに泣いて怒ることも多いのですが，少しずつほめながら，できることを増やしていきましょう。こわいことや，新しい体験に出会ったりして，お母さん，お父さんを求めてきたときには，だっこなどして優しく受け入れ，なぐさめてあげましょう。 **◎少しずつ，おむつを取る練習を始めましょう** 「おしっこが出た」「うんちが出た」と言えるようになり，「出たら教えてね」という言葉も理解できるようになります。できたらほめる，失敗しても叱らないようにしていると，いつの間にかできるようになるものです。夜のおむつが取れるのはまだ先です。 **◎むし歯予防に取り組みましょう** むし歯ができやすい時期です。おやつの回数を決める，仕上げみがきをする，フッ化物塗布を行うことによりむし歯を予防することができます。
3歳頃	**◎まだまだ甘えたい時期です** お父さん，お母さんは笑顔で子どもを抱きしめてあげましょう。 **◎自己主張が始まります** 好き嫌い，自己主張，自分本位な要求をすることがあります。一方的に拒否しないで，まず耳を傾けて，優しく対応しましょう。自分のことは自分でやりたがる時期です。ちゃんとできなくても，ちょっとだけ手を貸しながら，できることはやらせましょう。 **◎上手に叱りましょう** 危ないことやしてはいけないことについては，感情的にならず，なぜいけないのかを丁寧に伝えて，やめさせましょう。わかるようになったらほめてあげましょう。 **◎家族で食事を楽しみましょう** 家族そろった楽しい食事と団らんの場は大切です。乳歯が生えそろう3歳以降はかむ力も育ってきます。多少歯ごたえのある物もゆっくりかんで食べさせましょう。かむことであごの骨の発育を促し，永久歯にも良い影響を与えます。
4歳	**◎友だちと遊ぶ機会を積極的に** 4歳頃になると，役割を持った「ごっこ遊び」（ままごと，ヒーローごっこ，自動車ごっこなど）を楽しむようになります。友だちと遊ぶ機会を積極的に作ってあげましょう。 **◎お手伝いしてもらいましょう** 家庭で，手伝いの役割を持つことは良いことです。食事の準備や調理など，できることを少しずつ手伝ってもらいましょう。 **◎良いところをほめてあげましょう** 子どもの良いところを探して，ほめましょう。忙しくても，お子さんの話に耳を傾けましょう。
5〜6歳	**◎優しい気持ちで接しましょう** 子どもは親のまねをします。親が優しく接することで，子どもも優しく育ちます。 **◎親子でふれあい遊びを** 手先の細かな動きが発達し，はさみや鉛筆も上手に使えるようになります。家にある様々な材料を利用して，親子で何か作ってみてはいかがでしょうか。ボール遊びもできるようになります。 **◎ひとりで着替えをさせましょう** 時間がかかっても，励まし，出来たらほめてあげましょう。 **◎家の中で役割を持たせましょう** 食器を並べたり，片付けたりするお手伝いなどを楽しくさせましょう。遊んだ後のおもちゃの後かたづけも，自分でできる習慣をつけましょう。 **◎言葉や想像力が発達します** 5歳になると発音がはっきりし，きれいになってきます。夕行とサ行が混乱したり，言葉がつかえたりするときは，大人はむりに直そうとせず正確な発音でゆっくり話を聞いてあげましょう。絵本の続きのお話を一緒に考えるなど，子どもの想像力につき合ってあげましょう。 **◎約束やルールを大切に** 仲良しの友だちができて，よく一緒に遊ぶようになってきます。友だちとさまざまな体験をするなかで社会性を身につけていきます。約束やルールを守り，自分の好き嫌いだけで行動することから卒業するように，励ましてあげましょう。 **◎永久歯が生え始めます** 一生使う大切な歯ですから，生えかわりをとらえて自分から歯みがきをする自主性を養いましょう。奥歯は大変むし歯になりやすいので，気をつけてあげましょう。

（厚生労働省ホームページ：母子健康手帳の様式について　任意様式，pp.74–76より抜粋）

情緒，知能の発達により，自我が芽生え自己主張が始まる時期である。そのため2～3歳ごろになると第一反抗期が現れる。加えて家族だけではなく身近な人や物さらには自然などの環境とのかかわりが深まることにより，興味や関心などの対象が広がり，保育所・幼稚園などで年齢の近い子どもたちとの遊びを通して豊かな想像力や他者の存在認識がなされ，道徳性や社会性が育まれていく。

幼児期の各年齢における特徴（表6－3）について示す。

＊3　喃　　語：子音・母音からなる音節の連鎖が発声されたもの（アーアー，ウーウー，アーウーなど）。

2　幼児期の栄養アセスメントと栄養ケア

1. 小児の食事摂取基準

成長・発達に必要なエネルギーや各栄養素を考慮し，「日本人の食事摂取基準（2020年版）」に準じる。

2. やせ・低栄養と過体重・肥満

幼児期は，身長・体重・諸臓器の成長の盛んな時期であり，適切な栄養摂取が重要である。発育状態の判定にはカウプ指数を用いる（図6-5）。カウプ指数とは，幼児の体格を判定する指数で，やせや肥満の判定に用い，幼児の体格を把握するために使われる。算出式は，【体重(g) ／〔身長(cm)〕^{2}×10】である。カウプ指数による判定基準には，男女差はないが月齢・年齢による違いがある。**判定で普通の範囲**は，満1歳　15.5～17.5，1歳6か月　15～17，満2歳　15～16.5，満3歳～満5歳　14.5～16.5である。

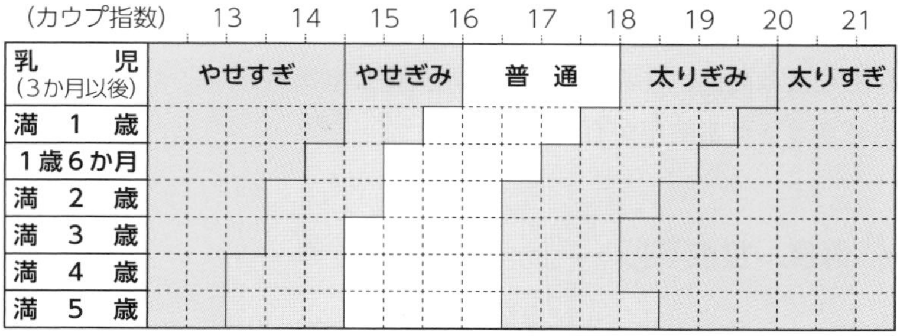

（カウプ指数）	13	14	15	16	17	18	19	20	21
乳　　　　児（3か月以後）	やせすぎ		やせぎみ		普　通		太りぎみ		太りすぎ
満　1　歳									
1歳6か月									
満　2　歳									
満　3　歳									
満　4　歳									
満　5　歳									

図6－5　カウプ指数による発育状況の判定

（1）やせ・低栄養

一般的には標準体重の－20％以下をやせという。幼児（満3歳～満5歳）では，カウプ指数が14.5以下の場合，やせ傾向があるという。原因として偏食や食行動の異

2　幼児期の栄養アセスメントと栄養ケア

変があり健常な発育が妨げられている場合には問題であるが，やせていても運動が活発であり食欲不振もみられず健康な場合には，体重増加の推移を観察するに留める。

（2）過体重・肥満

　肥満には**原発性（単純性）肥満**と**二次性（症候性）肥満**の２つがある。幼児の肥満の多くは**原発性肥満**である。一般的には標準体重の＋20％以上を肥満というが，幼児（満３歳〜満５歳）では，カウプ指数が16.5以上の場合，肥満傾向があるという。肥満児に対しては，成長期であることを考慮して極端なエネルギー制限は行わず，まずは運動する時間を増やしたり，菓子類を控えたりするなど，遊びとおやつなどの生活習慣の見直しから始める。次第に成長に伴う身長の伸びにより標準体重に近づいてくることも多い。この時期は，おとなになってからも肥満にならないように，生活習慣を見直すことが大切である。

3. 脱　　水

　幼児は，体重に占める水分の割合が約70％と成人に比べて約10％も高く，また，体重１kgあたりの水分必要量が成人の約２倍もあるため，**脱水症**を起こしやすい。

　脱水症には，血清ナトリウム濃度によって，高張性脱水症，等張性脱水症，低張性脱水症があるが，幼児にみられる脱水症は，約95％が等張性脱水症，残りの約５％が高張性脱水症で，低張性脱水症はほとんどみられない。

　脱水の原因は，摂取水分不足もしくは下痢・嘔吐・周期性嘔吐症・発熱・暑熱環境下などによる体内の水分不足である。これらの環境下では，水分補給とともにミネラルなどの補給が必要である。

4. う　　歯

　間食の回数が多いほど，また，間食でお菓子から得るエネルギー量が高いほど，**う歯発生頻度**は高い。乳歯のう歯は，永久歯にも影響を及ぼすため，予防としての正しい歯磨きとフッ素塗布が有効である。

5. 偏食，食欲不振

　偏食は，自我の芽生えとともに現れ，食べ物に対する好き嫌いがはっきりしてくる。栄養学的に代替のできる食品であれば，成長にとくに影響を及ぼすことはない。この時期の好き嫌いは，固定化されたものはあまりないので，食材に興味をもたせたり調理方法を変えるなど，食べさせ方を工夫することによって食べられるようになることが多い。

　幼児期の食欲は，個人差と日内変動が大きい。**食欲不振**のとき，原因を知ることが

大切である。もともと食の細い子どももいるが，多くは食事リズムの乱れや運動不足により食欲がわかないなどが原因となっている場合が多い。食事時間を空腹で迎えられるように生活リズムを正しくすることが必要である。

6. 適切な栄養状態の維持，疾病予防，健康の維持増進

適切な栄養状態を維持するためにも，幼児期の食生活においては，精神面の発達や

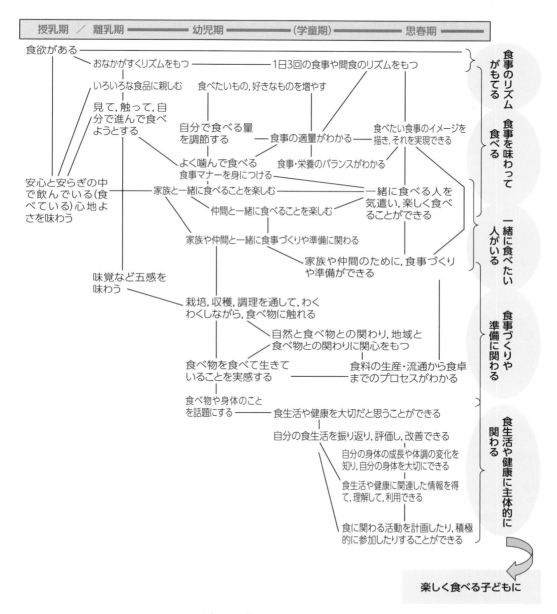

図6-6 発育・発達過程に応じて育てたい "食べる力"
（厚生労働省雇用均等・児童家庭局：楽しく食べる子どもに～食からはじまる健やかガイド～，p.13，2004）

2 幼児期の栄養アセスメントと栄養ケア

食行動に配慮していくことが重要である。幼児期の食事に欠かせないのは，自らの食べたい気持ちを引き出し，尊重することである。手づかみ食べからスプーンやフォーク，箸を使うようになるので，食具で扱いやすい食品具材の大きさや，味覚の発達とともに味つけにも配慮が必要である。

1～2歳児の食事については，咀嚼や摂食行動の発達を促していくことができるように食品や料理の種類を広げることや，食べることが楽しい，自分で食べたいという意欲を培うことができるような食事内容や，食具・食器の種類などに配慮することが必要である。

3歳児以上の食事については，さまざまな食べ物を食べる楽しさが味わえるように，多様な食品や料理を組み合わせるように配慮する。また，仲間と一緒に楽しく食事をしたり食べ物の話題をする機会を増やすことができるよう，食事の環境や食事の内容についても配慮することが重要である。

また，**幼児期**は，1回に食べられる量も限られ，1日3回の食事では必要なエネルギーや栄養素量を満たすことがむずかしいため，**間食**が必要となる。小児にとって間食は1日の栄養素を補う意味において重要であり，必須である。したがって，内容も

表6－4　A保育所における給与栄養目標量（例）

① 1～2歳児の給与栄養目標量

	エネルギー (kcal)	たんぱく質(g)	脂質(g)	カルシウム (mg)	鉄 (mg)	ビタミンA (μgRAE)	ビタミンB_1(mg)	ビタミンB_2(mg)	ビタミンC (mg)
食事摂取基準(A) (1日あたり)	950	(13～20%)*1	(20～30%)*1	450	4.5	400	0.50	0.60	40
昼食(主食・副食)+ おやつの比率(＝B%)*2	50%	50%	50%	50%	50%	50%	50%	50%	50%
保育所における 給与栄養目標量 (C=A×B/100)	475	15～24	11～16	225	2.3	200	0.25	0.30	20

＊1　たんぱく質および脂質については，％エネルギーとして幅を考える。
＊2　昼食およびおやつで1日の給与栄養量の50％を給与する。

② 3～5歳児の給与栄養目標量

	エネルギー (kcal)	たんぱく質(g)	脂質(g)	カルシウム (mg)	鉄 (mg)	ビタミンA (μgRAE)	ビタミンB_1(mg)	ビタミンB_2(mg)	ビタミンC (mg)
食事摂取基準(A) (1日あたり)	1,300	(13～20%)*1	(20～30%)*1	600	5.5	500	0.70	0.80	50
昼食(主食・副食)+ おやつの比率(＝B%)*2	45%	45%	45%	45%	45%	45%	45%	45%	45%
保育所における 給与栄養目標量 (C=A×B/100)	585	19～29	13～19	270	2.5	225	0.32	0.36	23
家庭から米飯110g 持参時，副食＋おやつのみの保育所における給与栄養目標量	400	16～25	13～19	267	2.4	225	0.30	0.35	23

＊1　たんぱく質および脂質については，％エネルギーとして幅を考える。
＊2　昼食およびおやつで1日の給与栄養量の45％を給与する。

第6章　幼児期の栄養

単なるお菓子ではなく，牛乳・乳製品，いも類，ご飯類，果物類など，三度の食事でとりきれない栄養素を補給するなどの配慮が必要である。**間食の量**は，1日の給与栄養量の10〜20％程度の量を目安とする。幼児期において，1日3回の食事と1〜2回の間食は，時間を決めることで生活リズムを整え，空腹と満腹の感覚を覚えることができ，健全な生活習慣の基礎をなすものである。

幼児期の発育・発達過程に応じて育てたい「食べる力」については図6−6，保育所における給与栄養目標例については表6−4に示す。

●参考文献●
・厚生労働省：平成22年乳幼児身体発育調査報告書，2011
・厚生労働省：楽しく食べる子どもに〜食からはじまる健やかガイド〜，2004
・厚生労働者：母子健康手帳，2011
・厚生労働省：子どもの心の診療医の専門研修テキスト，2008

スタディ 解答

1：○　　2：×〔約2倍になるのは4歳ごろ〕　　3：○　　4：○　　5：○　　6：×〔4〜5歳で成人の約80％になる〕　　7：×〔微細運動の発達に先行する〕　　8：×〔カウプ指数を用いる〕　　9：○　　10：○　　11：×〔二次性（症候性）肥満より多い〕　　12：×〔脱水症を起こしやすい〕　　13：○

学童期の栄養

第 7 章

概要とねらい

　身体の成長・発育が，学童期の前半と後半では大きく異なるため，生理的特徴を十分に理解する。さらに，生活時間の変化に伴い，食生活上の問題が多くなる時期であり，正しい食習慣の形成を目指し，自己管理能力を高めていく必要がある。また，適切な栄養アセスメントと栄養ケアによって，栄養障害や生活習慣病の発症のリスクを回避する。

スタディ　　正しいものに○，誤っているものに×を（　）に記入しなさい。

（　）1．身長，体重ともに，学童期前半に急速に増加する。

（　）2．学童期の年間発育量は，身長，体重ともに女子の方が男子に比べ2年早い。

（　）3．学童期ではローレル指数は，年齢とともに上昇する。

（　）4．学童期の肥満は，単純性肥満より症候性（二次性）肥満が多い。

（　）5．痩身（やせ）傾向児は，年齢とともに増加する。

（　）6．日本人の食事摂取基準（2020年版）の身体活動レベル（PAL）は，学童期では2区分である。

（　）7．日本人の食事摂取基準（2020年版）において，学童期では飽和脂肪酸の目標量が策定されている。

（　）8．日本人の食事摂取基準（2020年版）において，学童期では食物繊維の目標量が策定されている。

（　）9．日本人の食事摂取基準（2020年版）における女子の鉄の推定平均必要量，推奨量は，8〜9歳から「月経なし」と「月経あり」が示されている。

（　）10．学校給食は，望ましい食習慣を養う目的を担っている。

1. はじめに

　学童期とは，一般的に6～11歳までの小学生に相当する期間をさす。学童期においては，神経系（脳・脊髄など）の発育は，成人の90％以上に達している。一方，一般型（身長，体重，各種内臓，骨格，筋肉，血液など）は，学童期後半から思春期にかけて急速な発育を遂げる（発育急進期）。また，生殖器型（睾丸，卵巣，子宮など）も学童期後半から急速な発育がみられ，性ホルモンの分泌にも関係する（図6－3参照）。さらに，自我に目覚め，自立への一歩となる大切な時期でもある。

2. 学童期の生理的特徴

（1）身長，体重

　幼児期から学童期前半では身長，体重ともに緩やかな増加を示すが，学童期後半に入ると発育量は急速に増加する。

　身長の年間発育量のピークは，女子で8～10歳，男子では10～12歳に，年間で約6～7cmの伸びがみられる（図7－1）。

　また，体重は，女子は9～11歳で，男子は11～14歳で，年間5kg前後の増加がみられ，年間発育量のピークを示す。

　このように，身長，体重ともに女子のほうが男子に比べ，年間発育量のピークを迎える年齢は約2年早い（思春期スパート）。

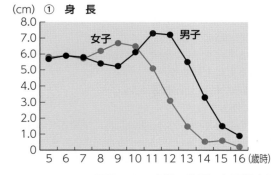
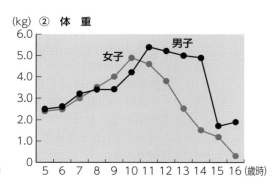

図7－1　身長・体重の年間発育量（平成10年度生まれの年間発育量）
（文部科学省：平成28年度学校保健統計調査結果より作成）

（2）体格，骨格の発達

　学童期後半から思春期にかけて二次性徴（第二次性徴）が始まり，男子では声変わりや骨格筋の発達，女子では初経や乳房の発達，体脂肪量の増加がみられる。

運動機能が高まり，筋力や持久力など体力面での向上も増すが，食生活や活動量によって，その発達に個人差が生じてくる。**骨格の評価**には，手根骨の化骨数を指標とする。

6歳から8歳ごろより，乳歯から**永久歯**に生え変わる時期となる。まず，第一臼歯から永久歯が生え始め，その後は中切歯から順に替わっていく。しかし，学童期では，むし歯（う歯）の被患率が高くなる（表7－1）。歯の健康は，栄養問題に直結するため，食事や間食内容，間食の摂取頻度等に注意する。

表7－1　疾病・異常の被患率等

区　　分		幼　稚　園	小　学　校	中　学　校	高　等　学　校
60%以上～70%未満					裸眼視力1.0未満の者
50～60				裸眼視力1.0未満の者	
40～50			むし歯（う歯）		むし歯（う歯）
30～40		むし歯（う歯）	裸眼視力1.0未満の者	むし歯（う歯）	
20～30		裸眼視力1.0未満の者			
10～20			鼻・副鼻腔疾患	鼻・副鼻腔疾患	
1～10	8～10				鼻・副鼻腔疾患
	6～8		歯・口腔のその他の疾病・異常耳疾患		
	4～6	歯列・咬合	眼の疾病・異常，歯列・咬合	眼の疾病・異常，歯列・咬合，耳疾患，歯垢の状態，歯肉の状態	歯垢の状態，歯列・咬合，歯肉の状態
	2～4	鼻・副鼻腔疾患，耳疾患，歯・口腔のその他の疾病・異常，アトピー性皮膚炎	ぜん息，アトピー性皮膚炎，歯垢の状態，心電図異常	歯・口腔のその他の疾病・異常，蛋白検出の者，心電図異常，アトピー性皮膚炎，ぜん息，脊柱・胸郭・四肢の状態	眼の疾病・異常，蛋白検出の者，心電図異常，耳疾患，アトピー性皮膚炎
	1～2	眼の疾病・異常，ぜん息，口腔咽喉頭疾患・異常，その他の皮膚疾患，蛋白検出の者	歯肉の状態，栄養状態，口腔咽喉頭疾患・異常，脊柱・胸郭・四肢の状態，蛋白検出の者	栄養状態	ぜん息，脊柱・胸郭・四肢の状態，歯・口腔のその他の疾病・異常
0.1～1	0.5～1	歯垢の状態，言語障害	心臓の疾病・異常，難聴，その他の皮膚疾患	心臓の疾病・異常，口腔咽喉頭疾患・異常	心臓の疾病・異常，栄養状態，顎関節
	0.1～0.5	心臓の疾病・異常，栄養状態，歯肉の状態，脊柱・胸郭・四肢の状態	言語障害，腎臓疾患，顎関節	顎関節，その他の皮膚疾患，難聴，腎臓疾患，尿糖検出の者，	口腔咽喉頭疾患・異常，その他の皮膚疾患，難聴，尿糖検出の者，腎臓疾患
0.1%未満		腎臓疾患，顎関節	尿糖検出の者，結核	言語障害，結核	言語障害，結核

(注)　1．「口腔咽喉頭疾病・異常」とは，アデノイド，扁桃肥大，咽頭炎，喉頭炎，扁桃炎，音声言語異常のある者等である。

　　　2．「歯・口腔のその他の疾病・異常」とは，口角炎，口唇炎，口内炎，唇裂，口蓋裂，舌小帯異常，唾石，癒合歯，要注意乳歯等のある者等である。

　　　3．「その他の皮膚疾患」とは，伝染性皮膚疾患，毛髪疾患等，アトピー性皮膚炎以外の皮膚疾患と判定された者である。

　　　4．「心電図異常」とは，心電図検査の結果，異常と判定された者である。

　　　5．「蛋白検出の者」とは，尿検査のうち，蛋白第1次検査の結果，尿中に蛋白が検出（陽性（＋以上）又は擬陽性（±）と判定）された者である。

　　　6．「尿糖検出の者」とは，尿検査のうち，糖第1次検査の結果，尿中に糖が検出（陽性（＋以上）と判定）された者である。

（文部科学省：学校保健統計調査—令和元年度の結果の概要）

（3）精神機能の発達

脳・神経系の発育は，学童期後半にはほぼ完成する。しかし，幼児期までは「個」が主体であった行動が，学童期になると，協調性や思考力が高まり「集団」での行動ができるようになる。したがって，さまざまな環境や状況に接し，複雑な脳・神経機能の働きをくり返すことによって，能力の質を高めることにつながる。

2　学童期の食生活

学童期では，小学校での生活に加え，クラブ活動や習い事，塾通いなど，これまでとは異なる生活リズムを送る子どもが多くなる。また，屋外より，屋内での静的な遊びが目立つようになり，身体活動量の低下が危惧されている。さらに，家族との時間の乖離も生じるようになる時期でもあり，子どもの**孤食**や**個食**，**偏食**にもつながる。

近年，小児におけるやせや肥満，脂質異常など**生活習慣病の予備軍**の増加が問題となっている。この時期は，自我の目覚め，自立へ向かう大切な時期であり，一生涯に渡っての望ましい食習慣を形成する重要な時期である。家族とともに食への関心を高めることが大切である。

1．朝食の欠食

2014（平成22）年の朝食の調査結果では，「朝食を必ず毎日食べている」児童は小学校全体で90.5％，「ほとんど食べない」児童は全体で1.5％であった（図7－2）。中学校になると「朝食を必ず毎日食べる」生徒は全体で86.6％と減少し，「ほとんど食べない」生徒は，2.8％と増加していた。朝食の欠食理由は，「食欲がない」，「食べる時間がない」，「朝食が用意されていない」という回答であった。

朝食の欠食は，成長期において必要な栄養素の摂取が不足する要因となり，学力や体力面に大きく影響を及ぼす。さらに，バランスの悪い栄養摂取と習慣化から，肥満の発症にも関係することになる。この時期は，適正な食習慣を形成し，確立させる重要な時期である。家族の食生活状況が，学童期の子どもたちの食生活に直結するため，家族全体で朝食を食べる習慣をもつべきである。

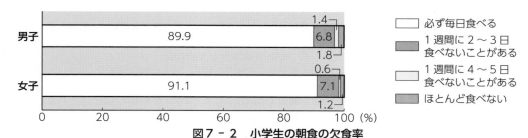

図7－2　小学生の朝食の欠食率
（日本スポーツ振興センター：平成22年度 児童生徒の食生活実態調査より作成）

習慣化した朝食の欠食は，その後の思春期，成人期以降でも続くおそれがある。朝食欠食の習慣化は，現時点の子どもの健康だけでなく，子どもの未来の健康や将来の子どもたちの家族の健康に影響することになる。

2. 偏　　食

偏食とは，ある食品に対して極端に激しい好き嫌いを示すことをいう。乳幼児期から多種多様な食品を食べることが重要であるが，親や家族の食生活が影響している場合も多い。たとえば，魚料理があまり出ない食卓では，子どもも食べる機会は少なくなる。偏った食材による食生活では，おのずと食べた経験のない食材が多くなり，偏食につながる。また，苦い，辛いなどある不快な経験やむし歯（う歯）なども偏食を引き起こす原因となる。

偏食は，バランスの悪い栄養摂取にもつながるため，さまざまな工夫で改善していく必要がある。とくに，肉や魚などからの良質なたんぱく質や乳類の栄養素摂取は，筋肉や骨の形成，貧血の予防など成長過程において重要である。調理や料理方法の工夫，子どもと一緒に買物や料理を楽しむ，休日などを利用した弁当づくり，野外の食事など，無理強いはせずに，食べ物や食事に興味をもたせるようにする。

3. 間食・夜食

小学校から帰宅し夕食までの間におやつを食べる児童は，「ほとんど毎日食べる」，「1週間に4～5日食べる」を合わせると約50％であり，その内容は，スナック菓子，チョコレート，あめ・キャンディが上位を占めている（図7－3）。子どもたちにとって，おやつは楽しみのひとつでもあるが，必要なエネルギーや栄養素はあくまでも1日3食の食事で摂取することを基本とする。間食は，不足しがちな栄養素を補うものとして位置づけ，食べる時間と量を決め，いつでも食べたいときに食べることがないように意識づけることが望まれる。

習い事や塾通いの前後での間食の摂取や摂取内容にも注意を要する。また，夜遅い食事は，睡眠時間の減少，消化吸収不良，朝食の欠食などを招くおそれがある。

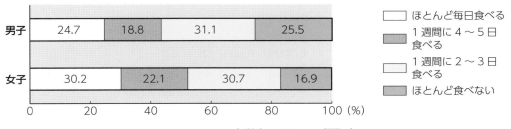

図7－3　小学生のおやつの摂取率
（日本スポーツ振興センター：平成22年度　児童生徒の食生活実態調査より作成）

3　学童期の栄養アセスメント

　成長期であることを考慮し，ある指標だけにとらわれず，**さまざまな項目を用いて総合的に評価**を行う。また，栄養計画や栄養教育の実施においては，周囲との関係などプライバシーに配慮し，個別に指導をする方法だけではなく，クラスや学校全体として集団で取り組む方法を検討する。

1. 身 体 計 測

（1）体重，身長

　体重，身長は，成長期における発育・発達の最も重要な栄養アセスメント指標である。体重，身長の値を用いて，体格や成長の評価を行う。

（2）体 格 指 数

　肥満ややせの体格の評価として，学童期では**ローレル（Rohrer）指数**を用いる。

> **ローレル指数** ＝ 体重(kg) ÷〔身長(m)〕^{3} × 10
> **やせすぎ**：100以下，**標準**：116〜144，**太りすぎ**：160以上

　ローレル指数は，性別や年齢によって評価は異ならない。また，身長が高い場合は低値に，身長が低い場合には高値になるため注意する。

（3）成 長 曲 線（図7－4，身長体重曲線）

　体重や身長，頭囲などを3〜97パーセンタイルまでの曲線で発育状況を経時的に評価できる**成長曲線**と，身長と体重の関係から評価する**身長体重曲線**がある。
　成長期であるこの時期，身長の伸びに比較して，体重の増加（上昇度）が大きい場合，肥満傾向が疑われる。
　成長曲線での評価は，一時点を評価するより，経時的な評価が重要である。

（4）肥 満 度

　性，年齢，身長から身長別標準体重（kg）を算出し，現体重（実測体重）（kg）との差で肥満度を評価する。

> 身長別標準体重 ＝ a × 実測身長（cm）－ b　（表7－2）
> **肥満度**(%) ＝〔現体重（実測体重）－身長別標準体重〕÷ 身長別標準体重 × 100

　肥満度が＋20%以上であれば肥満傾向，－20%以下であればやせ傾向と判定する。

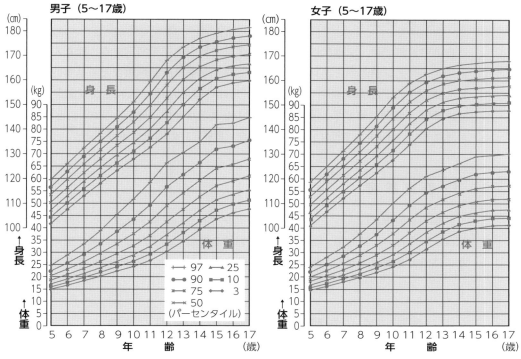

図7-4　身長・体重発育パーセンタイル曲線（5歳から17歳）

表7-2　性別・年齢別・身長別標準体重計算のための係数

年齢（歳）	男子		女子	
	a	b	a	b
5	0.386	23.699	0.377	22.750
6	0.461	32.382	0.458	32.079
7	0.513	38.878	0.508	38.367
8	0.592	48.804	0.561	45.006
9	0.687	61.390	0.652	56.992
10	0.752	70.461	0.730	68.091
11	0.782	75.106	0.803	78.846
12	0.783	75.642	0.796	76.934
13	0.815	81.348	0.655	54.234
14	0.832	83.695	0.594	43.264
15	0.766	70.989	0.560	37.002
16	0.656	51.822	0.578	39.057
17	0.672	53.642	0.598	42.339

（文部科学省スポーツ・青少年局学校健康教育課監修，日本学校保健会編集：児童生徒等の健康診断マニュアル（平成27年度改訂版），p.22，日本学校保健会，2016）

3　学童期の栄養アセスメント

2. 臨床検査

血液検査値では，栄養状態の低下や鉄欠乏性貧血などを判定する。総たんぱく質や血清アルブミン値，ヘモグロビン，ヘマトクリット，赤血球数などの基本的な検査項目を確認する。学童期後半の女子では，月経の開始に伴い鉄欠乏性貧血を生じやすい。また，必要に応じて，脂質代謝（総コレステロール，トリグリセライド，LDLコレステロール，HDLコレステロール）や糖代謝（血糖値）の項目を確認する。

3. 臨床診査

客観的な情報に加え，主観的な情報も重要である。表情や態度などの観察や食生活状況や好き嫌い，活動量，睡眠時間など問診を通して，子どもの状態を把握する。ときには子どもだけでなく，保護者からも聞き取りをしながら，情報を集める。

4 学童期の栄養障害と疾患

1. 肥満

学校保健統計によると，肥満傾向児の出現率は，10～11歳で男子が約10～11%，女子が約8～9％にみられる（令和元年度学校保健統計調査）。肥満の頻度は，男子では9～13歳，女子では11～14歳で高い日本学校保健会の調査結果もある。学童期における肥満のほとんどは，単純性肥満であり，不規則な食生活が原因である。特徴としては，間食や夜食の摂取が多い，揚げ物など油を使用した料理を好む，清涼飲料水の摂取の習慣化，早食いなどがあげられる。また，過体重であることから活動量がより少なくなる傾向もみられる。

学童期の肥満は，幼児期からすでに肥満である場合も多く，幼児期からの対応が重要である。さらに，小児期での生活習慣病の発症にもなりかねないため，対象児童と保護者，家族を含めた食生活の改善に向けた指導，教育が必要である。成長期であるため，食事摂取状況を見直し，子どもの成長に必要な各栄養素の摂取は満たしつつ，エネルギー量を抑えた食事とする。3食の食事を基本とし，ゆっくりよく噛んで食べる習慣をつける，料理や間食の内容や質の教育などを行う。

2. 脂質異常症

現在，各血清脂質の異常域にある児童は，総コレステロール（220mg/dL以上）が約3％，LDLコレステロール（140mg/dL以上）およびHDLコレステロール（40mg/dL未満）が約2％であり，肥満群でLDLコレステロールが有意に高値，HDLコレステ

表7-3　小児（小・中学生）の脂質異常症の基準（空腹時採血）

総コレステロール（TC）	220mg/dL以上
LDLコレステロール（LDL-C）	140mg/dL以上
トリグリセライド（TG）	140mg/dL以上
HDLコレステロール（HDL-C）	40mg/dL未満

（日本動脈硬化学会：動脈硬化性疾患予防ガイドライン2017年版，pp.140-142，2017）

ロールが有意に低値を示す結果が平成24年度児童生徒の健康状態サーベイランス事業報告書（日本学校保健会）に示されている。肥満児童の増加に伴って，脂質異常症と診断される児童が増加している（表7－3）。肥満と同様に，食生活を見直し，食事内容や間食内容，回数を改善し，エネルギーや脂質摂取量を抑え，野菜や果物の摂取量を確保できるような，バランスのよい食生活を目指す。

3. や　　せ

痩身（やせ）傾向児の年次推移は，わずかではあるが増加している。痩身傾向児の出現が多くなるのは，男子で10歳から17歳，女子で10歳から15歳であり，ピークは，男子で11歳（3.25％），15歳（3.60％）の2回，女子で12歳（4.22％）であった（令和元年度学校保健統計調査）。痩身傾向は，男女ともにみられるが，とくに女子は男子よりも早くその傾向が現れる。女子のやせは，月経不順や食欲不振症などに関係することになる。

4. 貧　　血

学童期の貧血のほとんどは，鉄欠乏性貧血である。思春期スパートによる急激な成長や活動量の増加により，赤血球の造血に必要なたんぱく質，鉄などの栄養素の需要が高まることで供給が追いつかず貧血となりやすくなる。

また，女子では月経によりさらに鉄の需要が高まる。したがって，この成長期に偏食や欠食などバランスの悪い食生活状況であれば，さらに鉄の摂取量が少なくなり貧血を引き起こすことになる。小児（6～14歳）の貧血の診断基準（WHO）は，ヘモグロビン12.0g/dL未満，ヘマトクリット36.0％未満である。

5. 食 欲 不 振

精神的なストレスがたまることで食欲不振を招くことがある。現在の子どもたちを取り巻く環境は複雑であり，さまざまなストレスにさらされている。家族と過ごす時間も少なくなる時期であり，ストレスを解消できる場も少なくなりがちである。身体と心の成長が著しく，そのバランスも不安定となりやすいため，子どもの言動の変化に早期に気づき，対応することが必要である。

5　学童期の栄養ケア

1. 栄養ケア

　学童期の**栄養ケア**は，各年齢と活動量に応じた栄養摂取を心がけ，その質や量，バランスに考慮する。各必要栄養素量は，日本人の食事摂取基準を基本として，栄養アセスメントをとおして個々の状態に見合った必要量へと変更していく。食事では，多種多様な食材を利用し，食生活を豊かにするように努める。また，規則正しい食生活を営む習慣をつけることを目指す。

2. 学童期の食事摂取基準

　食事摂取基準における1〜17歳（小児）では，策定にあたって成長を考慮している。ただし，その策定では小児を対象とした有用な研究が少なく，十分な資料が存在しない場合には，外挿方法で成人の値から推定している。

（1）エネルギー

　身体活動レベルの個人差を考慮し，学童期から身体活動レベルは成人と同じ3区分とされた。

　推定エネルギー必要量は，成長期であるため，身体活動に必要なエネルギーに加えて，組織合成に要するエネルギーと組織増加分のエネルギー（エネルギー蓄積量）を余分に摂取する必要がある。組織の合成に消費されるエネルギーは総エネルギー消費量に含まれるため，推定エネルギー必要量は，以下のように算出される。

> **推定エネルギー必要量**（kcal/日）
> ＝基礎代謝量（kcal/日）× 身体活動レベル ＋ エネルギー蓄積量（kcal/日）

　なお，成長に伴う組織増加分のエネルギー（エネルギー蓄積量）は，参照体重から1日あたりの体重増加量を計算し，これと組織増加分エネルギー密度との積で算出した（p.96参考表）。エネルギー摂取の過不足の評価には，成長曲線を用いて経時的に体重の変化を観察する。

（2）たんぱく質

　推定平均必要量は，下記のように算出される。

$$推定平均必要数量 = \frac{たんぱく質維持必要量}{日常食混合たんぱく質の利用効率} + 成長に伴い蓄積されるたんぱく質蓄積量$$

たんぱく質維持必要量は，窒素出納試験成績から1歳以上のすべての年齢区分と男女で共通する0.66g/kg体重/日を用い，これに参照体重を乗じたものとした。**利用効率**は，1〜9歳で70%，10〜11歳で75%を用いた。**たんぱく質蓄積量**は，成長に伴うたんぱく質の蓄積量として，小児の各年齢階級における**参照体重**の増加量と参照体重に対する体たんぱく質の割合から算出した。

　　推奨量は，個人間の変動係数を成人と同様に12.5%と見積もり，推定平均必要量に推奨量算定係数1.25を乗じた値とした。

（3）脂　　質

　　1歳以上で脂質の総エネルギーに占める割合（脂肪エネルギー比率：%エネルギー）が示され，20〜30%エネルギーとして目標量が策定された。また，飽和脂肪酸は，3歳以上で目標量が策定され，6〜7歳，8〜9歳，10〜11歳で男女とも10%エネルギー以下とされた。n−6系脂肪酸，n−3系脂肪酸は，目安量が策定された。

（4）炭 水 化 物

　　炭水化物の食事摂取基準は，成人と同様，エネルギー産生栄養素バランスにも配慮し，たんぱく質と脂質の目標量をもとに，炭水化物は50〜65%エネルギーとされた。

　　食物繊維は，生活習慣病の発症には長期間にわたる習慣的な栄養素摂取量が影響すること，小児期の食習慣が成人後の循環器疾患の発症やその危険因子に影響を与える可能性があることから，3歳以上で目標量を策定した。

（5）ビタミン，ミネラル

　　耐容上限量は，ビタミンA，D，Eおよびナイアシン，B6，葉酸，鉄，ヨウ素，セレンで策定されている。マグネシウムは，通常の食品以外からの耐容上限量が，小児にも策定された。耐容上限量が策定されていない栄養素は，多量に摂取しても健康障害が生じないことを保証するものではない。

　　① **カルシウム**：カルシウムは，とくに成長期に重要な栄養素であり，12〜14歳においてカルシウム蓄積量が最も増加する時期である。したがって，この時期からのカルシウムの十分な摂取が最大骨量に影響する。

　　カルシウムの推定平均必要量は，体内カルシウム蓄積量，尿中排泄量，経皮的損失量と見かけのカルシウム吸収率を用いて**要因加算法**で算定されている。カルシウム吸収率は，学童期後半から思春期にわたり，40〜45%となり，成人の約1.5倍となる。

　　② **鉄**：偏食や欠食，好き嫌いなど食生活の乱れにより，**鉄欠乏性貧血**となりやすい。また，女子では月経に伴い，貧血を起こしやすくなる。女子では，10歳以上から月経ありと月経なしが設定されている。

鉄の推定平均必要量は，**要因加算法**によって算定されている。

- **男子・月経のない女児**

  （基本的鉄損失＋成長に伴う鉄蓄積）÷ 吸収率

- **月経のある女児**

  （基本的鉄損失＋成長に伴う鉄蓄積＋月経血による鉄損失）÷ 吸収率

成長に伴う鉄蓄積とは，ヘモグロビン中の鉄蓄積量，非貯蔵性組織鉄の増加量，貯蔵鉄の増加量が考慮されている。

6　学校給食

近年，肥満児傾向児の出現率が急増しており，小児生活習慣病とされる子どもや，その予備軍の増加が社会的な問題として取り上げられている。このため，学校給食を食育の生きた教材として，学童に対し，食に関する理解を深め，健康の増進や生活習慣病を予防するための実践的な能力を身につけさせることが大切である。

1. 学校給食の沿革

1954（昭和29）年に制定された学校給食法によって法整備された学校給食は，小学校等における教育目的の実現を期するために実施されるものとして，望ましい食事に関する経験をかさねることにより，食生活の科学的，合理的進歩向上をめざして全国に普及した。

2. 学校給食の役割

学校給食の役割は，成長過程にある児童・生徒の心身の健全な発達にかかわるだけでなく，家庭や家族の日常および将来の適正な食生活の営みにも重要な役割を担っている。したがって，文部科学省は，学校教育法において，学校給食の教育目標として小学校教育のひとつに学校給食を位置づけ，その教育的価値を明らかにしながら各校の実情に応じて統一ある指導計画をたて，その実現に努めるように通知している。

3. 給食の種類と栄養基準量

学校給食は，次の3つの形態がある。
① **完全給食**：パンまたは米飯，ミルク，おかず
② **補食給食**：ミルク，おかず
③ **ミルク給食**：ミルクのみ

平成30年度学校給食実施状況等調査（文部科学省）によれば，2018（平成30）年での小学校における給食の実施率は，完全給食98.5%，補食給食0.3%，ミルク給食0.3%である。

給食の調理場方式には，各学校に給食施設を有して喫食する単独調理場方式（自校方式）と複数の学校分を一括して調理し，各学校に配送して喫食する共同調理場方式（センター方式）などがある。同調査によれば，単独調理場方式は公立小学校で47.2%，中学校で25.5%，共同調理場方式は公立小学校で52.0%，中学校で62.4%である。

学校給食は，「日本人の食事摂取基準（2020年版）」を参考に算出された学校給食摂取基準に基づき実施されている（表7－4）。

表7－4　児童または生徒1人1回あたりの学校給食摂取基準

区　　　分	基　　　準　　　値			
	児童（6歳〜7歳）の場合	児童（8歳〜9歳）の場合	児童（10歳〜11歳）の場合	生徒（12歳〜14歳）の場合
エネルギー（kcal）	530	650	780	830
たんぱく質（%）	学校給食による摂取エネルギー全体の13%〜20%			
脂　　質（%）	学校給食による摂取エネルギー全体の20%〜30%			
ナトリウム（食塩相当量）（g）	1.5未満	2未満	2未満	2.5未満
カルシウム（mg）	290	350	360	450
マグネシウム（mg）	40	50	70	120
鉄（mg）	2	3	3.5	4.5
ビタミンA（μg RAE）	160	200	240	300
ビタミンB$_1$（mg）	0.3	0.4	0.5	0.5
ビタミンB$_2$（mg）	0.4	0.4	0.5	0.6
ビタミンC（mg）	20	25	30	35
食物繊維（g）	4以上	4.5以上	5以上	7以上

（注）1．表に掲げるもののほか，次に掲げるものについても示した摂取について配慮すること。
　　　　亜　　　　　鉛…児童（6歳〜7歳）2mg，児童（8歳〜9歳）2mg，児童（10歳〜11歳）2mg，
　　　　生徒（12歳〜14歳）3mg
　　　2．この摂取基準は，全国的な平均値を示したものであるから，適用に当たっては，個々の健康及び生活活動等の実態並びに地域の実情等に十分配慮し，弾力的に運用すること。
　　　3．献立の作成に当たっては，多様な食品を適切に組み合わせるよう配慮すること。
（令和3年2月12日文部科学省告示第10号）

4. 学校栄養職員・栄養教諭

学校給食は，児童・生徒の健康増進と食育の推進のための教育媒体でもある。栄養教諭は学校給食を通して，児童・生徒が食事と健康の保持・増進との関係を理解し，健全な食生活を営む自己管理能力を獲得することができるよう，専門的な立場から指導，教育を行う。

学校栄養職員は，各校の児童・生徒の身体状況，栄養状態に関する問題を確認し，残食調査なども踏まえながら，各校の状況に応じた給食の提供を実施する。

児童・生徒の食物アレルギーに関しては，学校生活管理指導表（アレルギー疾患用）

に基づき，担任や栄養教諭，学校栄養職員，調理員，養護教諭，学校医などと児童・生徒，保護者，主治医と連携し，十分に配慮した給食の提供を行う。

●参考文献●
・文部科学省：平成28年度・令和元年度学校保健統計調査
・日本スポーツ振興センター：平成22年度児童生徒の食事状況等調査報告書
・日本学校保健会：平成24年度児童生徒の健康状態サーベイランス事業報告書
・児童又は生徒一人一回当たりの学校給食摂取基準：令和3年文部科学省告示第10号
・文部科学省：平成30年度学校給食実施状況等調査

スタディ　解答

1．×〔学童期後半に急速に増加する〕　2．○〔思春期スパート〕　3．×〔年齢や性別によって異ならない〕　4．×〔学童期では，単純性肥満が症候性肥満より多い〕　5．○　6．×〔6歳以降において3区分である〕　7．○　8．○　9．×〔10歳以上から「月経なし」と「月経あり」が示されている〕　10．○

思春期の栄養

概要とねらい

　思春期は小児期から成人期へと成長・発達する過程の時期である。年齢としては，8，9歳から17，18歳ごろまでとされるが，定まった定義はない。身体的には身長，体重の急速な増加（第二発育急進期），二次性徴（第二次性徴）の発現から性成熟までの特徴的な発育を示す。精神的には子どもからおとなに向かっての心理的発達のプロセスがあり，自意識が強くなり，自我の確立などの変化がみられる。心身ともに過敏で不安定であるのも特徴である。

　栄養素摂取上においては，急速な成長に伴う栄養補給量の増大，偏った食生活による栄養摂取のアンバランス，著しい摂食制限によるやせの増加など多くの問題を抱えている。そのため，この時期における適正で健全な食習慣ならびに生活習慣の確立は，きわめて重要である。

スタディ　　正しいものに○，誤っているものに×を（　）に記入しなさい。

（　）1．思春期発育急進現象（思春期スパート）の開始は女子が男子より遅い。
（　）2．カルシウム蓄積速度は，思春期前半に最大となる。
（　）3．思春期の体重あたりのエネルギー必要量は成人よりも少ない。
（　）4．思春期の肥満傾向は男子より女子で多い。
（　）5．思春期の朝食の欠食率は学童期より低い。
（　）6．思春期では，エネルギー産生栄養素バランスの目標量は同年代の男女で等しい。
（　）7．思春期では，月経ありの女子の場合，鉄の推定平均必要量は同年代の男子より多い。
（　）8．思春期では，卵胞刺激ホルモン（FSH）の分泌量は思春期前に比べて低下する。
（　）9．思春期の貧血の多くは巨赤芽球性貧血である。
（　）10．思春期では，神経性やせ症は男子より女子が多い。

1　思春期の生理的特徴

　思春期（puberty）は第二発育急進期を迎え，量的な成長・発達が著しい。そのう
え，**二次性徴**（第二次性徴，secondary sex characteristic）を迎える時期でもあり，質
的な変化も加わる。身体面での変化とともに，精神的発達の著しい時期でもあり，
"人生の嵐"にたとえられるほど，それまでに経験したことのない多くの課題に直面
する。そのため，生理的に一生を通じて最も栄養摂取量の多い時期である。さまざま
なトラブルに見舞われやすく，必要な栄養を確保しにくい時期ともいえる。

1．生理機能の発達

　一般的に思春期は3つの時期に区分される。その3つの時期は**思春期前期**（二次性
徴が始まり，発育速度が加速する時期），**思春期中期**（初潮，精通がみられる時期），**思春
期後期**（性器が成熟し，成人に達するまでの時期）であり，発達段階に応じた健康管理
や栄養ケアがのぞまれる。

　思春期の身体の発育は，胎児期から乳児期に次いで著しい。胎児期から乳児期は第
一発育急進期，思春期は**第二発育急進期**と呼ばれる。第二発育急進期はまた**思春期ス
パート**（spurt）ともいわれる。思春期スパートは女子が男子より早い時期に現れる
特徴がある。女子では9〜10歳時に発育量が著しくなっている。そのため，10〜11
歳では身長も体重も平均値で女子が男子を上まわる。ところが11〜12歳になると，
男子が急速な発育を示し，16歳では男子が身長，体重ともに，値が女子よりも大き
くなる。男女の思春期スパートのずれは約2年間である（図8−1）。

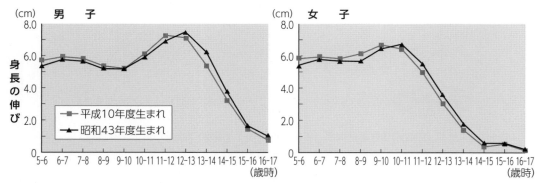

図8−1　年間発育量（身長）の世代間比較（平成10年度生まれと昭和43年度生まれの者）
（文部科学省：平成28年度学校保健統計（学校保健統計調査報告書）の公表について，p.5，2017より作成）

2．精神機能の発達

（1）発達の過程

　思春期は身体の成長・発達が著しく，精神発達も顕著である。しかし，心理的には

非常に過敏で不安定であるのが特徴であり，第二反抗期ともいわれる。この時期は，抽象的，理論的に考える力が身につき，想像力が急速に発達する。また，自己の内面への関心を深め，人生観や主体性・独自性などアイデンティティ（自我同一性）が確立し，精神的に自立へと向かう。

　また，二次性徴の発現とともに性的関心が高まり，異性を意識するようになるのもこの時期の特徴である。親離れの時期であるが，自立と依存，甘えと反発などの葛藤のなかで成長する時期である。

（2）精神的不安定

　この時期の心理状態の特徴として，不安があげられる。不安の対象が不明瞭な恐怖であり，時として「男らしい筋力がない」，「自分は胸が小さい」など身体的なことで表現されることもある。いらいら感ともやもや感もこの時期の心理としてよくあることである。学童期の有能感に満ちた気分と比べて，不満，怒り，絶望，焦りなどのネガティブな感情が生じる。

　また，刺激に対する過敏性が高まり，ささいなことで喧嘩になるなど内面のエネルギーをコントロールする力が乏しく，反抗が目立つ。主観的で自己中心的な物事のとらえ方をしがちであり，「自意識過剰」ともいえる。自意識の過剰な高さは成熟した自己中心性を獲得するまでの健康な発達過程である。この時期を通ることで思春期・青年期の発達課題として最も重要な自我同一性の確立につながる。

　一方で，身体発育と精神発達の不均衡により精神的・情緒的不安定を示し，家族，友人，学校，異性などとの間に問題を引き起こしやすい。精神的不安定さが，しばしば食生活上に影響を及ぼし，過食や拒食などの食行動異常を招くこともある。

3．社会性の発達

　思春期には，若者のコミュニケーション能力は発達途上にある。同時に，対人関係発達を最優先する時期であり，仲間が最も重要で，もはや教師や親に相談するということは少なくなり，友人と過ごす時間が長くなる。このことが親からの自立を適切に進めていく原動力ともなる。また，同性の親友を何より大切にして深い人間関係を育む。このことは近い将来，特定の異性と強い結びつきをもつことのいわば練習ともなっており，ひいては未来の家族と家庭を営むことにつながる発達段階である。

　小学校高学年から中学生はライフスキルトレーニングに最適な時期である。青少年は強がりを言ってもまだまだ脆弱なところがあり，ピア・プレッシャーに弱いという特徴がある。一つひとつの現実に対処する際のソーシャルスキルにも欠けるところがあり，そこを強めていくような内容のプログラムを積極的に組んでいく。タバコを勧められても断わるなど，具体的な場面を想定した問題解決型の学習が有効である。また，生理的にも飲酒・薬物などに成人と比べて容易に依存してしまうといわれる時期であり，この時期のライフスキル学習は将来にわたって主体的で建設的な選択をする

1　思春期の生理的特徴

力をつけることとなる。食に関するライフスキル学習は食品表示を見て選択する力をつけるもの，おやつを選んで生活に取り入れる意思決定プログラムなどがある。

4. 二次性徴（第二次性徴）

性徴とは性別の特徴のことで，性染色体に由来し，出生時に内性器・外性器にみられ，最も明確に性別が判断できる性差を**一次性徴**という。それに対して，かなりの確からしさで性別を判断できる特徴を**二次性徴**という。思春期には二次性徴が性器のみならず身体の各部分に現れてくる。

つまり，一次性徴はある個体が精巣か卵巣のいずれの生殖腺をもっているかで性別の判定をすることになる。それに対して二次性徴は性器以外の特徴で，下垂体から分泌される性腺刺激ホルモンの作用で女性ホルモン，男性ホルモンが分泌されることにより顕著になる男女の身体の性的特徴をいう。具体的には，男子の場合は，①睾丸と陰茎の発育，②声変わり，③射精（精通現象），④陰毛，腋毛が発生する，⑤ひげ，胸毛が濃くなる，⑥筋肉が発達し男性的体格になるなどがある。女子の場合は，①卵巣，子宮の発育，②乳房が大きくなる，③初潮とそれに続く月経，④陰毛，腋毛が発生する，⑤皮下脂肪が蓄積し女性らしい体つきになるなどがある。

思春期における二次性徴は性的な特徴だけでなく，男女の性別によって身体組成の決定的な差異が生じることになることを忘れてはならない。

内分泌の変動は普通8〜9歳ごろから始まり，前段階として視床下部から性腺刺激ホルモン放出ホルモンの分泌量が増え始め，その刺激で脳下垂体から黄体形成ホルモン（luteinizing hormone；LH）や卵胞刺激ホルモン（tollicle-stimulating hormone；FSH）などの性腺刺激ホルモン（ゴナドトロピン；gonadotropin）が分泌され，その結果，男女それぞれに精巣や卵巣から**男性ホルモン**（アンドロゲン；androgen），**女性ホルモン**（エストロゲン；estrogen）が分泌される。

二次性徴の進行から性成熟を評価することができる。一般的に女子では乳房の発育，陰毛の発生，初潮の順に出現し，男子では睾丸の発育，陰茎の発育，陰毛の発生の順に出現するが，個人差も大きい。

2　思春期の生活習慣の課題

1. 睡眠不足

生活習慣の基礎が形成されるのは幼児前期であり，その後の学童期までの間に**睡眠習慣**が確立されていることが望ましい。近年，保護者のなかにも子どもには成人と較べて長時間の睡眠が必要であることの認識が薄い場合があり，おとなの生活時間帯に子どもをつき合わせてしまっていることもある。成長ホルモンは睡眠時に多く分泌さ

れる。骨の成長を助け，筋肉の成長を促すため，夜間の早い時間帯に睡眠に入っていることが望ましい。

　近年，ソーシャルネットワークサービス（social networking service；SNS）の発達がめざましく，友人との人間関係から夜遅くまで電子メールや"ライン"等のやりとりを止められずに睡眠不足に陥る例が増えている。

2. ダイエット

　児童・生徒の母親世代もすでに自分自身にダイエット経験があるなど，痩身（そうしん）願望の強い世代が広がっている。そのため，子どもに少しふっくらした体形になってきたころに軽い気持ちでダイエットをするように言ったりすることもある。本来，成長期に減量する場合には，生活習慣を整えたり，運動を推奨するが，食事摂取基準を下まわるエネルギー制限は行わない。ダイエットは体重にばかりに目が向くことが多く，食事を減らすことによって多くの栄養素の摂取が減り，カルシウムやたんぱく質の摂取量も十分ではなくなり，身長の伸びが抑制される場合もある。また，極端なダイエットは貧血を起こしたり，思春期やせ症の原因となる可能性もある。

3. 欠　　食

　思春期は親からの自立を進めていく時期であり，学校や保護者の管理を離れた食生活になる場合がある。とくに，**朝食の欠食率**は学童期に比べて高い。全国学力・学習状況調査（平成29年度）によると，「朝食を毎日食べている」と回答する小学生は86.9%，中学生は82.7%である。朝食欠食の理由は，「食べる時間がない」，「食欲がない」などが多い。

　また，日本における今日的な課題として，**子どもの貧困**が15%前後を推移しており，問題視されている。ひとり親家庭の子どもの貧困は年齢の小さな子どものいる世帯に多いが，思春期では学童期と比べ成長が著しいためエネルギーを含めた栄養素の欠乏がより深刻な影響を与える。保護者のいない時間帯に食事をする子どものための**子ども食堂**や，食品ロスとなる食材を児童養護施設や困窮家庭に届ける**フードバンク**の取り組みなどが始まっているが，全国すべての地域にはまだ広がっていない。

3　思春期の栄養アセスメントと栄養ケア

　思春期の栄養ケアは成長著しい時期の身体発育に必要なエネルギーや栄養素を不足することなく摂取すること，また徐々に保護者の管理から離れ，将来自分で食生活の自立を果たしていくため，自己管理能力を身につけることである。

　肥満およびやせ（痩身）の判定については，第7章を参照のこと。

1. やせと肥満

　学校保健統計調査によれば，男子・女子ともに1977（昭和52）年度以降，痩身傾向児の出現率は増加傾向であったが，2001（平成13）年度あたりからおおむね減少傾向となっている。2006（平成18）年度以降は，一部の年齢でわずかな減少がみられるものの緩やかな増加傾向となっている。

　また，男子・女子共に，1977（昭和52）年度以降，肥満傾向児の出現率は増加傾向であったが，2003（平成15）年度あたりから減少傾向もみられたが，2010（平成22）年以降は横ばいから増加傾向にある。

2. 摂 食 障 害

　摂食障害は拒食症（anorexia nervosa；AN）と過食症（bulimia nervosa；BN）に分けられる。近年では，両者の特徴を合わせもつ事例が多く，まとめて「摂食障害」と表現されることが多くなってきている。また，アメリカの精神医学会の診断基準の改定に伴い，過食性障害（binge-eating disorder；BED）として過食症の「排出型」と「非排出型」に分けて考えるようになってきている。

（1）神経性やせ症（神経性食欲不振症）

　米国精神医学会の診断分類体系であるDiagnostic and Statistical Manual of Mental Disorders（DSM）が第5版になるとともにわが国でも訳語の再検討が行われ，これまで神経性無食欲症や神経性食欲不振症とされていた日本語名が単純に食欲

表8-1　神経性やせ症の診断基準

A. 体 重
必要量と比べてエネルギー摂取を制限し，年齢，性別，成長曲線，身体的健康状態に対する有意に低い体重に至る。有意に低い体重とは，正常の下限を下回る体重で，子どもまたは青年の場合は，期待される最低体重を下回ると定義される。

B. 体重増加恐怖・肥満恐怖
有意に低い体重であるにもかかわらず，体重増加または肥満になることに対する強い恐怖，または体重増加を妨げる持続した行動がある。

C. 体重・体型に関する認知・行動
自分の体重または体型の体験の仕方における障害，自己評価に対する体重や体型の不相応な影響，または現在の低体重の深刻さに対する認識の持続的欠如。

●分　類
摂食制限型：過去3カ月間，過食または排出行動の反復的エピソードがないこと。
過食・排出型：過去3カ月間，過食または排出行動の反復的なエピソードがあること。
●重 症 度
軽　　度：BMI≧17kg/m²
中等度：16≦BMI≦16.99kg/m²
重　　度：15≦BMI≦15.99kg/m²
最重度：BMI<15kg/m²

〔DSM-5（Diegnostic and Statistical Manual of Mental Disorders Fifth Edition）一部改変〕
〔American Psychiatric Association（日本精神神経学会日本語版用語監修）：DSM-5 精神疾患の診断・統計マニュアル，p.332，医学書院，2014〕

の問題ではないということから，神経性やせ症と改められた（表8－1）。学校現場では思春期やせ症といわれることもある。

日本においては1990（平成2）年の厚生労働省による定義が長く使われてきた。そこでは標準体重の20％以上のやせ，ある時期に始まり3か月以上持続し，やせをきたす器質的疾患や精神疾患などではないものとされる（表8－2）。

この疾患は思春期・青年期の女性に発症しやすい心身症で，その根底には太ることへの不安・恐怖とやせ願望があり，多くが減量をきっかけ

表8－2 神経性食欲不振症
（厚生労働省の定義）

1. 標準体重の-20％以上やせ
2. ある時期に始まり，3カ月以上持続
3. 発症年齢：30歳以下
4. 女性
5. 無月経
6. 食行動の異常（不食，多食，かくれ食い）
7. 体重に対する歪んだ考え（やせ願望）
8. 活動性の亢進
9. 病気意識が乏しい
10. 除外規定（以下の疾患を除く）
   A．やせをきたす器質的疾患
   B．精神分裂症，うつ病，単なる心因反応

●印の3項を満たすものを広義の本症として，1〜10のすべての症状を満たすものを狭義の本症とする。

（厚生省：神経性食欲不振症の定義，厚生省摂食異常調査研究班の定義，1990）

として発症する。ボディイメージの歪みが特徴であり，やせていても太っていると感じ，活発に活動し，病気の自覚が乏しい。体重20kg台になったり，その状態が長く続いて死亡する場合もある。経管栄養も行われるが，治療には信頼関係が重要であり，信頼が失われると入院先から家へ許可なく帰ってしまうこともある。治療開始直後は**再栄養症候群**（refeeding syndrome）の危険もあるので一足飛びに解決することはできないと心得て，治療について対象者と関係を築いていく。

骨粗鬆症による骨折などを契機として治療意識が芽生えることがあり，栄養士・管理栄養士は対象者が食べられるものを一緒に探りながら寄り添っていく。本人は食へのこだわりが強く，栄養の知識が豊富な場合も多いので，医師や看護師とはまた違った栄養士・管理栄養士の視点からの治療関係が功を奏することがある。体重が増えてくると脳機能も回復してくるため，正常な判断がつくようになってくる。

この疾患にはまじめな性格でやや完璧主義の人物が多い。思春期では自分が実際にもっているスキル以上に要求される水準が高くなり，学童期に比べると少しの頑張りでは成果を上げにくくなる。そのようなストレスの多いなかで，たとえばぽっちゃりしていると言われたことからダイエットを始めると，少し努力すれば体重は下がってくるため，学業や部活動などより成果が得られやすかったり，対人関係のような複雑な課題と比べて体重は数字で成果を計りやすかったりして実施しやすく，それが次第にエスカレートしていく。

（2）神経性過食症

神経性過食症の発症は神経性やせ症より発症年齢が若干遅く，青年期〜成人期（19〜29歳）に多いと報告されている。神経性過食症も太ることに対する恐怖意識がある。食べることで不安や孤独，いらいら，怒りなどをおさめる**情動摂食**をした後

に，**嘔吐**や**下剤**の使用などで肥満を防ぐという行動がみられる（表8－3）。嘔吐により手に吐きだこができたり，胃酸によるう歯，電解質異常による不整脈などの危険性がある。一部の患者には悲しい寂しいなどの気分状態に耐えられず，この気分を中和するためにリストカットなどの自傷行為を行うこともある。

治療は1か月以上過食しないでいられる状態が続くことを目安とし，過食したとしても，その翌日から過食しなければ治った状態であると考え，過食しない状況をつくることが大切である。

この疾患を持続させているのは，**完全主義**，**慢性的な自尊心の低下**，**気分不耐性**，**対人関係の困難さ**の4つがあげられている。自分の状態をセルフモニタリングしながら認知を変えていくことが行われる。

表8－3　神経性過食症/神経性大食症の診断基準

A. 過食のエピソードを繰り返す。過食は以下の2点によって特徴付けられる。
　（ア）　一定時間内（たとえば1日のうち2時間以内），大部分の人が食べるより明らかに大量の食べ物を摂取する。
　（イ）　食べている間，食べることをコントロールできないという感じをともなう（たとえば，食べるのを途中で止めることができない感じや，食べ物の種類や食べる量をコントロールできない感じがする）。
B. 体重増加を防ぐために，自己誘発性嘔吐，下剤・利尿剤またはほかの薬剤の乱用，あるいは絶食や激しい運動などを繰り返し行う。
C. 過食と体重増加を防ぐ行為が最低週1回以上，3カ月間続くこと。
D. 自己評価は，体型や体重の影響を過度に受けている。
E. 拒食症の間に生じていない。

(DSM-5)
（切池信夫監修：摂食障害と寄りそって回復をめざす本—実践編，p.50，日東書院，2014）

（3）過食性障害

過食性障害は，神経性過食症のように体重増加を避けるための代償行為はなく，過食をくり返す疾患である。くり返す過食エピソードが特徴である（表8－4）。過食エピソードは他とはっきり区別される時間帯に多くの人が同様の状況で食べる量よりも明らかに多い食物を食べることである。さらに，食べることを止めることができない，または種類や量を抑制できないという制御不可能という感覚を伴う。空腹感や満腹感に関係なく食べてしまったり，過食することが恥ずかしいと感じて一人で食べることを好んだり，過食後に自己嫌悪感，または罪悪感をもったりすることもある。

世界的には神経性過食症が0.8％であるのに対して，過食性障害は1.4％と摂食障害のなかでも有病率が高いが，アメリカでは2.6％，ルーマニアでは0.2％であり，人種や文化背景によって有病率が異なる。また，他の摂食障害では女性が男性の10倍であるのに対し，過食性障害は1～2倍と男女比が小さい。好発年齢も20代で他の摂食障害より遅く，成人期全域にわたってリスクがある。肥満外来や糖尿病外来を受診する人が多い。治療早期から運動による体重減量プログラムを取り入れ，食行動だけでなく，心理面，身体面，社会的背景などの多岐にわたる苦痛を和らげながら進める包括的な医療が適している。

表8－4　過食性障害（BED）の診断基準

A. 反復する過食エピソード。過食エピソードは以下の両方によって特徴付けられる。
　(1)　他とはっきり区別される時間帯に（例：任意の２時間の間のなかで），ほとんどの人が同様の状況で同様の時間内に食べる量よりも明らかに多い食べ物を食べる。
　(2)　そのエピソードの間は，食べることを抑制できないという感覚（例：食べるのをやめることができない，又は，食べるものの種類や量を抑制できないという感覚）。
B. 過食エピソードは，以下のうち３つ（またはそれ以上）のことと関連している。
　(1)　通常よりずっと速く食べる。
　(2)　苦しいくらい満腹になるまで食べる。
　(3)　身体的に空腹を感じていないときに大量の食べ物を食べる。
　(4)　自分がどんなに多く食べているか恥ずかしく感じるため，一人で食べる。
　(5)　後になって，自己嫌悪，抑うつ気分，または強い罪責感を感じる。
C. 過食に関して明らかな苦痛が存在する。
D. その過食は，平均して３カ月間にわたって少なくとも週１回は生じている。
E. その過食は，神経性過食症の場合のように反復する不適切な代償行為とは関係せず，神経性過食症または神経性やせ症の経過の期間のみに起こるのではない。

(DSM-5)
(American Psychiatric Association : Diagnostic and Statistical Manual of Mental Disorders. Fifth Edition, American Psychiatric Association, 2013)

3. 鉄摂取と貧血

　貧血は思春期になって増加する疾患である。急激な身体発育と二次性徴の両者に起因している。思春期の貧血はほとんどが**鉄欠乏性貧血**である。

　男女ともに，思春期では身体発育が急激であるため鉄の需要が増える。筋肉量の増大や血液量の増加のためミオグロビンやヘモグロビンを構成する鉄が多く必要であり，骨の成長に伴って増大する骨髄の中にも鉄は多く含まれている。女子は月経に伴い鉄の損失が多くなる。

　またこの時期は部活動も活発であり，スポーツトレーニングによる要因も無視できない。激しいスポーツを継続する選手には**スポーツ貧血**が起こりやすい。マラソン，バスケットボールのように足底にくり返し強い衝撃がある競技，剣道のように身体に衝撃がかかる競技では，血液中の赤血球が破壊されて**溶血性貧血**が起こることがある。夏場に大量に汗をかくと，汗からも鉄が失われる。スポーツによる循環血液量の増大により**希釈性貧血**が起こることもある。また，運動により筋肉が増大していくので，筋組織が壊されるときと再構成されるときの両方に鉄の需要が高まる。

　これらの理由から思春期にはとくに多くの鉄摂取が望まれる。女子の場合，食事摂取基準でも妊娠期に次いで10〜14歳の推奨量が高い。男子の場合も12〜17歳が人生で最も鉄の推奨量が高い。

　貧血のアセスメントは血中ヘモグロビン値，ヘマトクリット値，赤血球数などで判定できる。しかし，学校の健康診断は尿検査までで，血液検査は行われないことが多い。ただし，国立教育系大学附属校等では血液検査が行われることもある。血中フェリチンを計測すれば，貯蔵鉄量を知ることができ，**潜在性鉄欠乏**のアセスメントが可能となる。

4. 起立性調節障害 （orthostatic dysregulation ; OD）

起立性調節障害は，思春期に起こりやすい疾患であり，めまいなどの症状が貧血と似ているので鑑別が必要である。

起立すると重力によって血液が下半身に偏るため，血圧が低下する。人体にはこれを補うために自律神経のうち交感神経を興奮させ下半身の血管を収縮させて血圧を維持する機能がある。また，心拍数を増加させ，心拍出量を上げて血圧を高くする。ところが，起立性調節障害ではこの機能が働かず血圧が低下するため，脳血流が低下し立ちくらみやふらつきが生じる。血液による酸素や栄養の運搬が減り，疲れやすくなり，疲労からの回復も遅れる。また，脳血流の低下から思考力や集中力が下がってくる。体を横たえると回復するので起立性調節障害の子どもはごろごろと横になることが多い。この疾患は小学生の5％，中学生の10％にみられ，高校生女子は30％ととりわけ多い。

午前中に交感神経が活性化せず，活動時間が5～6時間後ろにずれ込むため，夜の寝つきも悪くなる。頭痛や腹痛で登校できないこともあり，保護者や教員は夕方に元気な姿を見て，ずる休みと感じることもある。

また，不登校の原因にこの病気が隠れている場合があり，治療すると登校できるようになる場合も多い。

表8－5　起立性調節障害の診断基準

大　症　状	小　症　状
A．立ちくらみあるいはめまいを起こしやすい。 B．立っていると気持ちが悪くなる。ひどくなると倒れる。 C．入浴時あるいはいやなことを見聞すると気持ちが悪くなる。 D．少し動くと動悸あるいは息切れがする。 E．朝なかなか起きられず，午前中調子が悪い。	a．顔色が青白い。 b．食欲不振。 c．臍疝痛を時々訴える。 d．倦怠あるいは疲れやすい。 e．頭痛をしばしば訴える。 f．乗物に酔いやすい。 g．起立試験で脈圧狭小16mmHg以上。 h．起立試験で収縮期血圧低下21mmHg以上。 i．起立試験で脈拍数増加1分21以上。 j．起立試験で立位心電図の$T_{I,II}$の0.2mV以上の減高，その他の変化。
判定 以上の症状のうち， 　・大症状1つと小症状3つ以上 　・大症状2つと小症状1つ以上 　・大症状3つ以上 の場合は起立性調節障害と診断する	

（資料）　厚生労働省：起立性調節障害の診断基準，1964

5. 月経異常

月経異常では，思春期中期までは月経があっても無排卵性であったり，性周期も安定しない場合が多い。初潮の2～3年目までは月経不順は約半数にみられ，次第に安定してくる。

スポーツの影響による月経異常も無視できない。体重を軽く維持することによって競技成績が上がる一部の陸上競技や，皮下脂肪の少ない体型が演技の美しさにつなが

る新体操のような競技では，続発性無月経となる場合がある。最近，早い時期からの過度のスポーツによる原発性無月経も注目されるようになっている。この場合は初経の年齢に達していても一度も月経のない状態であり，予後も深刻である。

　無月経の状態が継続するとエストロゲンの分泌量が少ない状況であるため，将来の妊娠，出産がむずかしくなる。エストロゲンは骨形成にも必要であり，骨量を蓄える重要な時期を逃す心配がある。骨粗鬆症を早く起こすリスクも高くなるので，無月経の状態を放置してはいけない。

6. 不　登　校

　不登校になった場合には生活行動の昼夜逆転が起こることが多い。その背景として起立性調節障害を発症していることがある。

　不登校の通学状況に目が向きやすいが，家庭内でも自室にひきこもる時間も長く，家族と食卓を囲まないため共食の時間をもてなかったり，食事内容が異なることもよくある。そのため，食品数が少なくなるなどの栄養素の偏りが生じやすい。

　通学機会の減少は勉学のみならず，同世代の友人とのコミュニケーション不足となり，ソーシャルスキルを形成するチャンスが少なくなる。

7. 思春期・青年期の栄養教育プログラム

　学校レベルでは，理科，保健，家庭科などの教科だけでなく，特別活動での「いの

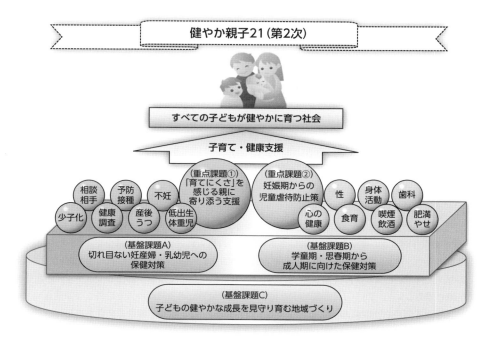

図8－2　健やか親子21（第2次）イメージ図

3　思春期の栄養アセスメントと栄養ケア

ちの教育」との連動も行われる。総合的な学習では「弁当の日」の取り組みも広がっている。

　地域レベルでは「大学生版 弁当の日」など青年期での実践もある。若い女性の葉酸摂取不足には野菜ソムリエなど専門職以外との連携も効果的である。

　国レベルの施策としては「健やか親子21」があげられる（図8-2）。学童期・思春期から食育，喫煙・飲酒，肥満・やせについても指標がつくられている。

●**参考文献**●
・服部祥子：生涯人間発達論第2版，医学書院，2010
・森基子ほか：応用栄養学ライフステージからみた人間栄養学 第10版，医歯薬出版，2015
・荒堀憲二，松浦賢長ほか：性教育学，朝倉書店，2012
・特集 知っておきたい摂食障害の基本，臨床栄養，127，7，2015
・摂食障害Up date 研究と診療の最前線，医学のあゆみ，241，9，2012
・特集 日本人のやせ体型，保健の科学，57，8，2015
・鈴木眞理：乙女心と拒食症，インターメディカル，1999

スタディ　解答

1．×〔思春期スパートの開始時期は男女で差があり，女子が男子より約2年早い〕　2．○　3．×〔体重あたりのエネルギー必要量は幼いときほど多く，成人に近づくにつれ減少する〕　4．×〔肥満傾向児は男子に多く，女子はむしろ痩身傾向が心配されている〕　5．×〔徐々に親の手を離れて自立していく世代であり，欠食率が上昇しがちである〕　6．○〔食事摂取基準では全年齢区分でエネルギー産生栄養素バランスが同じである〕　7．○〔月経ありの女性の鉄の推奨量は過多月経の人を除外して策定されている〕　8．×〔思春期前から性腺刺激ホルモン(ゴナドトロピン)の分泌が増え，卵巣の発育が進む〕　9．×〔男女ともに身体の発育が著しいため，鉄の需要が高まり，鉄欠乏性貧血が中心である〕　10．○〔思春期やせ症は思春期以降の女子に多く，男子の発症は比較的少ない〕

　　第8章　思春期の栄養

成人期・更年期の栄養

◤ 概要とねらい ◢

　成人期は，年齢の幅が広く，社会生活や生活環境などの多様化により，食生活が乱れやすい。成人期では，生活習慣病の発症予防や重症化に向けた，適切な食生活を送り，健康の保持・増進を図ることが重要である。そして，高齢期を健康に過ごすことにつなげる。

　成人期・更年期の生理的な変化，特徴的な食生活，栄養上の問題点を把握し，生活習慣病との関連について理解する。生活習慣病の発症予防や重症化予防のために，改善すべき課題を把握したうえで，栄養アセスメントと栄養ケアを理解する。

　　スタディ　　正しいものに○，誤っているものに×を（　）に記入しなさい。

（　）1．「日本人の食事摂取基準（2020年版）」は，18〜64歳を成人としている。

（　）2．「日本人の食事摂取基準（2020年版）」での食塩相当量の目標量は，18〜64歳において男性7.5g/日未満，女性6.5g/日未満である。

（　）3．食事調査での過小・過大申告の程度は，肥満度の影響を受けやすい。

（　）4．皮下脂肪型肥満は生活習慣病，とくに動脈硬化性疾患を発症する可能性が高い。

（　）5．メタボリックシンドロームの診断基準より，男性のウエスト周囲径は，90cm以上が内臓脂肪蓄積とされる。

（　）6．動脈硬化性疾患予防は，n-6系脂肪酸の摂取を増やす。

（　）7．更年期は，更年期前と比較して，卵胞刺激ホルモン（FSH）の分泌が低下する。

（　）8．閉経後は，HDLコレステロールやLDLコレステロールが上昇する。

（　）9．更年期は，更年期前と比較して骨吸収が亢進する。

（　）10．閉経後の骨粗鬆症の予防は，成長期からの予防が大切である。

1　成人期の生理的特徴

1.　成人期の生活習慣の変化

　栄養学的観点から年齢について，世界保健機関（WHO）は，65歳以上の人を高齢者としており，65歳未満の人が成人期とみなされる。「日本人の食事摂取基準（2020年版）」では，18〜64歳を成人期としており，**青年期**（若年期；18〜29歳），**壮年期**（中年期；30〜49歳），**実年期**（高年期；50〜64歳）の３つに区分される。

　青年期は，身体の成長や発達が完了し，肉体および体力的にも充実した時期を迎えるが，就職や進学など社会生活が大きく変わる時期でもある。住み慣れた場所を離れ，新しい生活環境のなかで生活を始めることは，毎日の食生活がおろそかになりやすい。朝食の欠食，外食や夜食の増加，不規則な生活に陥りやすく，この不摂生が壮年期，実年期以降も続く場合が多い。夜勤・シフト勤務は，生体リズムが乱れやすく，睡眠障害，高血圧，虚血性心疾患，胃潰瘍，ストレスなどを生じやすい。男性は**肥満**，女性は**やせ**傾向が認められる。青年期は一人ひとりが，健康の保持・増進が可能な適切な食生活の知識を身につけ，食生活の自己管理ができることが重要である。

　壮年期は，肉体および精神的にも充実し，社会や家庭においても中心的な役割を果たし，活動的な時期である。しかし，40歳代から潜在的に身体や臓器の機能が徐々に退行し始め，肥満や生活習慣病の発症リスクが高くなり，後半には**老化**が始まる。食生活では，外食や飲酒の機会の増加，不規則な生活，疲労，**VDT作業**[*1]により運動不足など食生活が乱れ，健康障害が生じやすくなる。社会的な責任は大きくなり，ストレスも増えるため，自分に適した**ストレスコントロール**が必要である。壮年期は，青年期に比べて基礎代謝量，筋肉量，身体活動が低下してくるため，肥満になりやすい。

　実年期は，壮年期に比べて身体や臓器の機能がより低下する。高齢期の前段階である。女性の**更年期**は，月経不順になり，**骨粗鬆症**のリスクが高くなる。不規則な生活リズムが壮年期から続くと，**肥満，高血圧，糖尿病，脂質異常症**などの**生活習慣病**の発生リスクが増加し，受療率，通院者率も高くなり，慢性的な疾患となる。実年期は，社会的立場，子どもの独立，定年退職，親の介護など社会的および家庭的に大きな変化を迎える。高齢期を健康に過ごすためにも，加齢を前向きに考え，生活習慣病の予防，健康の保持・増進，**健康寿命**[*2]を延ばす適切な食生活を送ることが大切である。

　成人期は，各自が食生活の現状を見直し，生活習慣病の予防，健康の保持・増進のために適正な栄養，運動を考慮した生活を送ることが重要である。

＊1　**VDT作業**：visual display terminalsの略。コンピュータを使用した作業である。VDT作業が長時間続くと，VDT症候群と呼ばれる心身の不調を引き起こすことがある。

＊2　**健康寿命**：健康上の問題がなく日常生活を普通に送れる状態で，介護を必要とせず，自立した生活ができ，日常生活に制限のない期間のことである。

2. 成人期（壮年期・実年期）の生理的変化

成人期は，身体や臓器の機能が成熟を迎え，その後，徐々に退行してくる。成人期の後半は，筋肉量が減少するため基礎代謝は低下する。青年期と同じ食事管理では，体重，体脂肪量，BMIが増加する。

（1）身体機能

身体機能は，青年期に成熟を迎えた後，徐々に低下し，運動機能の予備能力，適応力，防衛反応，回復力の低下が認められる。転びやすく，転んだときにとっさに手をつくなど，避けることがむずかしくなる。感染予防の働きをする白血球が，減少傾向となるため免疫力が低下し，感染症になりやすい。身体機能は，気候の変化によっても適応力の低下をもたらす。

（2）感覚器系，神経系

40歳代前半から，水晶体の遠近調節力障害による**老眼**がでてくる。**味蕾細胞**の数が減少してくるため，**味覚**が鈍くなり濃い味つけの食事を好むようになる。塩味は，味を感じる濃度（閾値）が高くなり，塩味に対して鈍感になるため食塩の過剰摂取につながる。**嗅覚**も衰え始め，食べ物の匂いがわかりにくくなり，食欲減退にもつながる。**神経細胞**は減少し，脳萎縮，認知機能の低下がみられ，記憶力，思考力，理解力が衰えてくる。

（3）消化器系

歯ぐきの萎縮，歯槽膿漏，歯牙の欠損率が高くなり，義歯の使用，あごの筋力低下，**唾液分泌量**や**胃液・胃酸**などの消化液の分泌が低下する。**大腸**の運動機能の低下，腹腔筋力の衰え，腸粘膜の変性などにより，食事量が減少し，低栄養や便秘になりやすい。

（4）内分泌系

性ホルモンは，実年期以降から減少してくる。更年期には，女性ホルモンのエストロゲンやプロゲステロンの分泌が低下し，ホルモンバランスが崩れてくる。

（5）心臓血管系

心臓は，収縮力の低下から心拍出量が低下すると，それを補うために心筋細胞が肥大する。心筋や血管の弾力低下，自律神経系の機能低下によって，高血圧，動脈硬化性疾患になりやすい。

（6）呼 吸 器 系

肺胞の弾力性の低下や胸郭運動の制限により，肺活量，最大換気量は低下し，残気率が増加する。男性に多く認められ，長年の喫煙習慣による**慢性閉塞性肺疾患（COPD）**＊³が問題になってきている。

> ＊３　**慢性閉塞性肺疾患（COPD）**：chronic obstructive pulmonary diseaseの略。喫煙や大気汚染などが原因で，肺の異常な炎症反応によって呼吸困難となる。健康日本21（第二次）では，生活習慣病の発症予防と重症化予防に含まれている。

（7）腎泌尿器系

腎重量やネフロンの減少，血管壁の硬化がみられ，糸球体濾過量，腎血漿流量などが低下するため，尿濃縮量，ナトリウムの再吸収やカリウムの排泄が低下し，水分摂取量の不足や過剰への対応力が低下してくる。肥満，糖尿病，高血圧などの疾患が加わると，腎泌尿器系に負担がかかり，慢性腎臓病の発症リスクが増加する。

3. 更年期の生理的変化

更年期は，女性にとって生殖期から非生殖期への移行期間であり，個人差はあるが45〜55歳ごろで，閉経の前後合わせて約10年間である。**エストロゲン**（卵胞ホルモン）や**プロゲステロン**（黄体ホルモン）などの分泌が低下し，やがて月経が止まり閉経を迎える。エストロゲンの分泌が低下すると，下垂体から**卵胞刺激ホルモン（FSH）**と**黄体形成ホルモン（LH）**などの性腺刺激ホルモンが過剰に分泌される。また，これらの性腺刺激ホルモンを刺激する**性腺刺激ホルモン放出ホルモン（GnRH）**が，視床下部からさらに分泌され，これまで保たれていたホルモンバランスが崩れ，身体の変化や心身の不調を引き起こす。

エストロゲンの分泌低下は，LDLコレステロールの増加やHDLコレステロールの減少を引き起こし，動脈硬化性疾患を促進する。女性の場合，脂質異常症の進行が，閉経後さらに顕著となる。エストロゲンの分泌低下は，骨粗鬆症の発症リスクも増加させる。

　成人期の栄養アセスメントは，肥満，糖尿病，高血圧，動脈硬化性疾患などの生活習慣病の発症予防，重症化予防，健康の保持・増進が目的となる。生活習慣の聞き取りは，日頃の食事内容や食事量，食事時間，食べ物の嗜好，外食，間食，飲酒の内容や頻度，サプリメントや栄養補助食品の摂取頻度，休養・睡眠，喫煙，運動習慣，ストレス，健康や食生活習慣改善に関する意識などを確認する。食事調査は，肥満度の影響を受けやすい過小申告・過大申告の程度や，日間変動による誤差に注意する。身体状況はBMI（体重）を用いて，生活習慣病の発症予防では，日本人の食事摂取基準（2020年版）の各年齢において，目標とするBMIの範囲で対応する。重症化予防は，体重の減少率と健康状態の改善を評価しながら調節する。

　青年期は鉄欠乏性貧血が多いため，赤血球数，ヘモグロビン，ヘマトクリット，血清鉄を確認する。**壮年期**や**実年期**は，健康診断を受診し，血圧，腹囲，体脂肪率などの身体計測や，貧血，肝機能，脂質，血糖などの血液検査，尿検査などを合わせて評価する。**更年期**は，体重の管理，血液検査での総コレステロール，LDLコレステロール，中性脂肪などの脂質代謝，空腹時血糖，HbA1c（糖化ヘモグロビン）から糖代謝などについて注意する。

　成人期の栄養ケアは，生活習慣病の予防，健康の保持・増進が基本となるが，青年期，壮年期や実年期，更年期に疾患が診断された場合は，重症化予防のためにも食生活を見直し，適切な食事や運動を行うことが重要である。

1. 成人期の食事摂取基準

　日本人の食事摂取基準（2020年版）は，健康の保持・増進，生活習慣病の発症予防および重症化予防に加え，高齢者の低栄養予防なども考慮し策定された。また，関連する各種疾患ガイドラインとも調和を図っている。軽度の生活習慣病を有する患者の重症化予防のため，**特定健康診査（特定健診）・特定保健指導**[*4]の対象も含める。

> ＊4　**特定健康診査・特定保健指導**：2008（平成20）年4月から40～74歳までの医療保険加入者を対象に，メタボリックシンドロームの早期発見を目的としている。食生活の指導やアドバイスを医師，保健師，管理栄養士が行う。保健指導の効果をあげるために「情報提供」，「動機付け支援」，「積極的支援」の3グループに分類している。

（1）エネルギー産生栄養素バランス，たんぱく質，脂質，炭水化物

　エネルギー産生栄養素バランスは，18～64歳の目標量が，**たんぱく質18～49歳13～20％，50～64歳14～20％，脂質20～30％，炭水化物50～65％エネルギー**であり，弾力的に使用する。

たんぱく質は，体内組織，酵素やホルモンなどの構成成分，生体防御などに必要である。体たんぱく質は，合成（同化）と分解（異化）をくり返しながらバランスをとっており，成人期においても良質なたんぱく質を摂取する。

　脂質の摂取が多くなると，生活習慣病の発症リスクが高くなるが，極端な低脂肪食は，脂溶性ビタミンの不足を招く。脂質は，細胞膜や性ホルモンなどの構成成分であり，生体の機能維持に必要なため，適切な摂取が望ましい。脂質は，飽和脂肪酸，n－6系やn－3系脂肪酸など脂肪の質への配慮を行う。飽和脂肪酸は，生活習慣病の予防から，日本人の摂取状況と活用の利便性を考慮し，目標量が7％エネルギー以下である。コレステロールは，脂質異常症の重症化予防から200mg/日未満が望ましい。また，脂質に偏った食事を摂取している場合は，トランス脂肪酸の摂取に留意し，その摂取量は1％エネルギー未満としているが，できるだけ低くすることが望ましい。

　炭水化物は，主要な身体活動のエネルギー源となり，体温の維持にも重要である。ブドウ糖（グルコース）は，脳の活動の唯一のエネルギー源である。糖質を多く含むスナック菓子，ジュース，アルコール飲料などの過剰摂取は，ビタミン，ミネラルの不足を招くため注意する。食物繊維の摂取不足が生活習慣病の発症に関連していることから，目標量は18〜64歳で男性21g/日以上，女性18g/日以上である。食物繊維の摂取は，適切な摂取範囲内で，できるだけ多く摂取することが望ましい。

和食と栄養

　2013年12月にユネスコ無形文化遺産に登録された和食は，食材，機能，表現などを合わせた伝統的な食文化を示す。1975年ごろは，ご飯と魚介類，海藻の多い食事であった。青魚に含まれるn－3系脂肪酸のドコサヘキサエン酸（DHA），エイコサペンタエン酸（EPA）などは，心疾患の予防効果がある。健康のためには，塩漬け，干し物，フライを避け，焼き魚，煮魚が好ましい。大豆にもn－3系脂肪酸や分岐鎖アミノ酸（BCAA）が含まれ，大豆製品をよく食べると心疾患の危険が減少する。日本料理は，だし汁のうま味を中心とした料理であり，うま味を加えることで脂質と食塩の摂取を抑える。日本の食事は，米を主食とし，交互に主菜，副菜，汁物を食べることで低脂肪であり，摂取エネルギーを抑え満足感を得る。

（2）ビタミン類

　ビタミンDの摂取不足は，骨軟化症，骨粗鬆症，骨折のリスクが高まる。目安量は，骨折のリスクを上昇させない必要量，また，日照により皮膚で産生されることなどを考慮し策定された。過剰摂取は，高カルシウム血症，腎障害などに注意し，健康障害は，高カルシウム血症を指標としている。

　ビタミンB群（ビタミンB_1，ビタミンB_2，ナイアシン，ビタミンB_6，ビタミンB_{12}，葉酸，パントテン酸，ビオチン）は，生命活動に必要なエネルギー代謝の補酵素として重要である。体内では，つくられないため食事から摂取する必要がある。通常の食品を摂取していれば，過剰摂取による健康障害はない。

　ビタミンCの推定平均必要量は，心臓血管系の疾患予防や抗酸化作用から算出された。

第9章　成人期・更年期の栄養

（3）ミネラル類

　ミネラル類は，体内の浸透圧維持，刺激伝達，骨や歯，血液などの構成成分であり，ビタミン類と同様，体内ではつくられないため食事から摂取する。成人期は，カルシウム，鉄の不足やナトリウムの過剰摂取に注意する。

　ナトリウムや食塩の過剰摂取は，高血圧，慢性腎臓病，胃がんなどの生活習慣病との関連が高く，生活習慣病の発症や重症化予防として，**食塩相当量**の目標量は，18〜64歳で男性7.5g/日未満，女性6.5g/日未満である。高血圧や慢性腎臓病の重症化予防のためには，6.0g/日未満が望ましい。また，ナトリウム/カリウムの摂取比を考慮することも重要である。

　カルシウムは，骨の健康に重要であり，耐容上限量は18〜64歳で2,500mg/日である。

　鉄はヘモグロビンを構成し，欠乏により貧血，運動機能や認知機能の低下を招く。月経による鉄の損失は，鉄欠乏性貧血の発症リスクを高める。通常の食生活において過剰摂取になる可能性はないが，サプリメント，鉄強化食品や貧血治療用の鉄製剤などの不適切な使用により過剰摂取になる場合がある。

2. 生活習慣病の予防

　「令和元年人口動態統計（確定数）の概況」から**悪性新生物，心疾患，脳血管疾患**が，主な死因別死亡数の上位を占める（図9-1）。これらの疾患は，毎日の不適切な食生活によって引き起こされる。

　「令和元年国民健康・栄養調査結果の概要」において，BMI値による**肥満**の割合は，男性で多く40，50歳代が最も高い（図9-2）。**やせ**は女性に多く，20歳代で最も高い。女性のやせは，妊娠，胎児，乳児にも影響するので，極端なダイエットによる体重減少は避ける。

　エネルギー摂取量に占める脂質摂取量の割合（脂肪エネルギー比率）は，年齢が高いほど低く，炭水化物摂取量の割合（炭水化物エネルギー比率）は，年齢が高いほど高い傾向になる（図9-3）。野菜摂取量の平均値は，男女ともに20歳代で最も少なく，60歳代，70歳代が最も多い（図9-4）。健康日本21（第二次）では，野菜の摂取目標量を1日あたり平均350gとしている。食塩摂取量は減少傾向にあり，「健康日本21（第二次）」では，1日あたりの食塩摂取目標量を8gとしている（図9-5）。

　運動習慣のある者の割合は，平成30年調査では男女ともに20歳代で最も低い結果であったが，令和元年調査では異なった結果が出ている（図9-6）。**睡眠**で休養が十分にとれていない者の割合は，平成21年から増加している。睡眠には，心身の疲労回復の働きがあり，睡眠不足による健康障害や生活への支障が生じる。睡眠不足や睡眠障害は，生活習慣病の発症につながる。厚生労働省は，生活習慣病の予防として，**健康づくりのための睡眠指針2014**[*5]による睡眠対策情報を示している。

　飲酒に関して，生活習慣病のリスクを高める量を飲酒している者の割合は，50歳

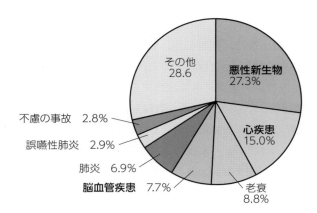

図9-1　主な死因別死亡数の割合（令和元年）
〔厚生労働省：令和元（2019）年人口動態統計（確定数）の概況第6表より作成〕

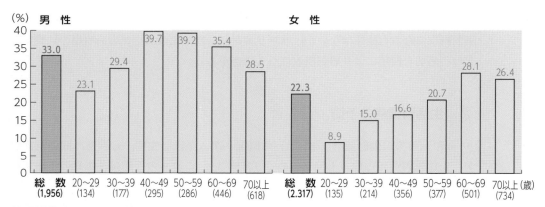

（参考）「健康日本21（第二次）」の目標：適正体重を維持している者の増加〔肥満（BMI25以上），やせ（BMI18.5未満）の減少〕
　　　　目標値：20〜60歳代男性の肥満者の割合　28%
　　　　　　　　40〜60歳代女性の肥満者の割合　19%

図9-2　肥満者（BMI≧25kg/m²）の割合（20歳以上，性・年齢階級別）
（厚生労働省：令和元年国民健康・栄養調査結果の概要，p.18より）

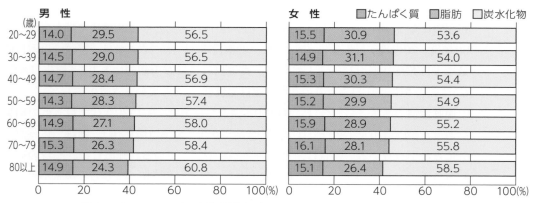

図9-3　エネルギー産生栄養素バランス（20歳以上，性，年齢階級別）
（厚生労働省：令和元年国民健康・栄養調査報告　第1部　栄養素等摂取量調査の結果，pp.70〜73より）

第9章　成人期・更年期の栄養

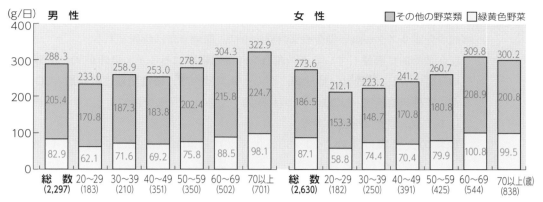

(参考)「健康日本21（第二次）」の目標
　野菜の摂取量の増加目標値：野菜摂取量の平均値　350g

図9－4　野菜の摂取量の平均値（20歳以上，性・年齢階級別）
（厚生労働省：令和元年国民健康・栄養調査結果の概要，p.24より）

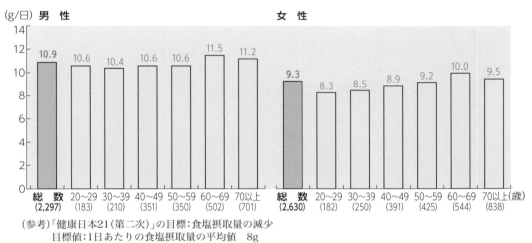

(参考)「健康日本21（第二次）」の目標：食塩摂取量の減少
　目標値：1日あたりの食塩摂取量の平均値　8g

図9－5　食塩摂取量の平均値（20歳以上，性・年齢階級別）
（厚生労働省：令和元年国民健康・栄養調査結果の概要，p.23より）

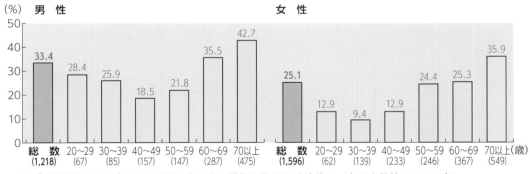

(注)「運動習慣のある者」とは，1回30分以上の運動を週2回以上実施し，1年以上継続している者。
(参考)「健康日本21（第二次）」の目標
　運動習慣者の割合の増加，目標値：20～64歳　男性36%，　女性33%，
　　　　　　　　　　　　　　　65歳以上　男性58%，女性48%

図9－6　運動習慣のある者の割合（20歳以上，性・年齢階級別）
（厚生労働省：令和元年国民健康・栄養調査結果の概要，p.25より）

2　成人期の栄養アセスメントと栄養ケア

代が最も高い。飲酒は，適量を心がけ，飲む回数を考慮し，休肝日を設ける。生活習慣病の発症リスクが高い場合や薬物療法中は，節酒または禁酒とする。

　現在習慣的に**喫煙**している者の割合を年齢階級別にみると，男性が30〜60歳代で高い（図9-7）。喫煙は，糖尿病，がん，循環器疾患，**慢性閉塞性肺疾患（COPD）**などの**非感染性疾患（NCDs）**[*6]の危険因子であり，受動喫煙によっても健康被害を受けるため，禁煙は重要である。

　朝食の欠食率は男性の20〜50歳代，女性は30歳代で20％を超えている（図9-8）。朝食を欠食する原因として，進学や就職など生活環境の変化，夜型の生活により朝起きることができない，極端なダイエットなどがある。朝食の欠食は，前夜からの絶食により飢餓状態が続くことになる。脳の栄養源であるブドウ糖（グルコース）の供給が不足し，勉強や仕事の能率が低下する。昼食時には，空腹のため早食いや過剰摂取の傾向になる。そして，血糖が急激に上昇するためインスリン分泌が過剰とな

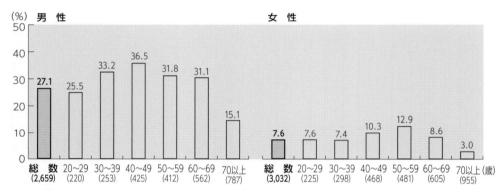

(注)　「現在習慣的に喫煙している者」とは，たばこを「毎日吸っている」または「時々吸う日がある」と回答した者。
(参考)　「健康日本21(第二次)」の目標：成人の喫煙率の減少(喫煙をやめたい者がやめる)，目標値：12%

図9-7　現在習慣的に喫煙してる者の割合（20歳以上，性・年齢階級別）
（厚生労働省：令和元年国民健康・栄養調査報告 結果の概要，p.53より）

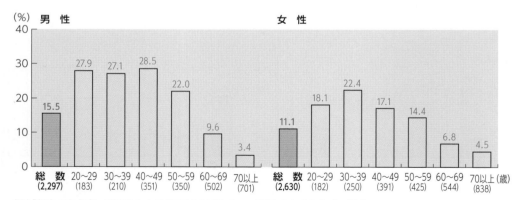

(注)「朝食の欠食率」：調査をした日(任意の1日)において朝食を欠食した者の割合。
「欠食」とは，以下の3つの合計，食事をしなかった場合，錠剤などによる栄養素の補給，栄養ドリンクのみの場合，菓子，果物，乳製品，嗜好飲料などの食品のみを食べた場合

図9-8　朝食の欠食率（20歳以上，性・年齢階級別）
（厚生労働省：令和元年国民健康・栄養調査報告 第1部 栄養素等摂取状況調査の結果，p.104より）

第9章　成人期・更年期の栄養

り，内臓脂肪が蓄積しやすく肥満となり，生活習慣病の発症リスクが増加する。朝食は，午前中の活動のエネルギー源であり，生活リズムの基本となる。前日から翌朝の起床時間を意識し，できるだけ食事の時間を決めて，朝食を含め1日3食は摂取し，規則正しい生活を送ることが生活習慣病の予防となる。

青年期の大学生や壮年期の単身者は，外食や中食，インスタント食品，コンビニエンスストア，ファストフードの利用が高くなる。外食や飲酒でのつまみ，菓子などの間食により脂肪の摂取が多くなる。エネルギー，脂肪，食塩の過剰摂取，野菜の摂取不足から食物繊維，ビタミン，ミネラルが不足し，偏った食事内容は，悪性新生物のなかでも大腸がんや乳がんと関連している。成人期は，生活習慣病予防のため，毎日の生活習慣をより良いものにするために食生活指針を参考にし，具体的行動に結びつなげるものとして**食事バランスガイド**，**栄養成分表示**などを参考にして，食生活の自己管理をすることが重要である（表9-1）。生活習慣病の予防や生活の質の向上からは，**休養，歯・口腔の健康**についても意識することが重要である。

表9-1 食生活指針

① 食事を楽しみましょう。
② 1日の食事のリズムから，健やかな生活リズムを。
③ 適度な運動とバランスのよい食事で，適正体重の維持を。
④ 主食，主菜，副菜を基本に，食事のバランスを。
⑤ ごはんなどの穀類をしっかりと。
⑥ 野菜・果物，牛乳・乳製品，豆類，魚なども組み合わせて。
⑦ 食塩は控えめに，脂肪は質と量を考えて。
⑧ 日本の食文化や地域の産物を活かし，郷土の味の継承を。
⑨ 食料資源を大切に，無駄や廃棄の少ない食生活を。
⑩ 「食」に関する理解を深め，食生活を見直してみましょう。

〔文部省決定，厚生省決定，農林水産省決定：食生活指針，
2016（平成28）年6月一部改正より〕

* 5 **健康づくりのための睡眠指針2014**：「健康づくりのための睡眠指針～快適な睡眠のための7箇条～」（2003年）から年月が経過し，「健康日本21（第二次）」が開始したことから，睡眠に関する新たな科学的知見に基づき指針が改正された。

* 6 **非感染性疾患（NCDs）**：non-communicable diseasesの略。心血管疾患，がん，慢性呼吸器疾患，糖尿病など，主に生活習慣に深くかかわっている疾患のことである。「健康日本21（第二次）」，生活習慣病の発症予防と重症化予防に含まれており，国際的にもNCDs対策は重要事項になっている。

3. 肥満とメタボリックシンドローム

（1）肥　　満

肥満は，さまざまな生活習慣病を引き起こす原因である。食べ過ぎや運動不足により，摂取エネルギー量が消費エネルギー量を超える状態が続くと過体重となり，余分なエネルギーが脂肪となり体内に蓄積する。肥満の判定は，BMI* 7 $25kg/m^2$以上としている。肥満は，**内臓脂肪型肥満**と**皮下脂肪型肥満**があり，生活習慣病の発症に関

連しているのは内臓脂肪型肥満である。

　食生活は，1日3食，主食，主菜，副菜がそろった食事，野菜，海藻，きのこなどに多い食物繊維を摂取をする。よく噛んで食べ，外食は栄養成分表示を参考にするなど適正体重の維持に努める。減量は，5〜10％を目標とし，短期間での急激あるいは極端な減量は，体脂肪だけでなく，除脂肪体重も減らすので避ける。毎日，一定の時間に体重測定を行い，そのグラフ化や毎食の飲食を記録するとよい。減量は，食事からの摂取エネルギー量の減少と，運動による消費エネルギー量の増加を組み合わせる。消費エネルギー量を増やすには，エスカレーターより階段を利用する，駐車場は遠い場所を選ぶなど，日常生活のなかで実行可能な**生活活動**を増やす工夫をする。食生活での**行動変容**を促すことやリバウンドをしないためにも，**行動療法**を続けることが重要である。

> ＊7　**BMI**：body mass indexの略。体格指数の一つである。体重（kg）/［身長（m）］^{2}で求める。BMIが18.5kg/m^{2}未満を低体重，18.5〜25kg/m^{2}未満を普通体重，25kg/m^{2}以上を肥満と判定している。

（2）メタボリックシンドローム

　メタボリックシンドロームとは，**内臓脂肪型肥満**とともに脂質代謝異常，高血糖，高血圧のいずれかが複数存在し，動脈硬化性疾患になる危険性が高い状態のことである（表9-2）。**特定健康診査（特定健診）・特定保健指導**が開始され，メタボリックシンドロームの早期発見を目標とし，対象者に対して生活習慣を改善するように保健指導が実施されている。内臓脂肪が増えると脂肪組織から，さまざまな**アディポサイトカイン**＊8が分泌されるが，なかでも**レプチン**＊9抵抗性が増大したり，**アディポネクチン**＊10の分泌が低下したりして，インスリン抵抗性や動脈硬化性疾患を促進させる。

> ＊8　**アディポサイトカイン**：脂肪組織から血液中に分泌されるホルモンであり，レプチン，アディポネクチン，TNF-α，PAI-1，IL-6などさまざまな種類がある。

表9-2　メタボリックシンドロームの診断基準

内臓脂肪（腹腔内脂肪）蓄積	
ウエスト周囲径	男性≧85cm
	女性≧90cm
（内臓脂肪面積　男女とも≧100cm^{2}に相当）	
上記に加え以下のうち2項目以上	
高トリグリセライド血症	≧150mg/dL
かつ/または	
低HDLコレステロール血症	<40mg/dL　男女とも
収縮期血圧	≧130mmHg
かつ/または	
拡張期血圧	≧85mmHg
空腹時高血糖	≧110mg/dL

（注）
1. CTスキャンなどで内臓脂肪量測定を行うことが望ましい。
2. ウエスト径は立位，軽呼気時，臍レベルで測定する。脂肪蓄積が著明で臍が下方に偏位している場合は肋骨下縁と前上腸骨棘の中点の高さで測定する。
3. メタボリックシンドロームと診断された場合，糖負荷試験が薦められるが診断には必須ではない。
4. 高TG血症，低HDL-C血症，高血圧，糖尿病に対する薬剤治療をうけている場合は，それぞれの項目に含める。
5. 糖尿病，高コレステロール血症の存在はメタボリックシンドロームの診断から除外されない。

（メタボリックシンドローム診断基準検討委員会：メタボリックシンドロームの定義と診断基準，日本内科学会誌，**94**，4，794，2005）

＊9　**レプチン**：脂肪細胞から分泌される，食欲を抑制する働きがある。
＊10　**アディポネクチン**：脂肪細胞から分泌され，糖尿病や動脈硬化性疾患を防ぐ。

4．糖尿病とインスリン抵抗性

（1）糖　尿　病

　糖尿病は，膵臓のβ細胞から合成分泌され，唯一血糖値を下げるホルモンであるインスリンの作用不足により，慢性の高血糖状態になる代謝性疾患である。

　1型糖尿病は，**自己免疫**をもとにβ細胞の破壊や消失により，インスリンの分泌量が絶対的に不足するため，インスリン治療が必要となる。1型糖尿病の多くは，学童期や思春期などの成長期に発症するが，青年期以降でも発症する。遺伝因子などの家族歴との関係は，2型糖尿病より少なく，肥満とも関係がない。

　2型糖尿病は，高脂肪食などの過食，運動不足，肥満，ストレスなどの環境因子に加齢が加わり，インスリンの作用が悪くなり，インスリン分泌低下やインスリン抵抗性を引き起こす。日本人の糖尿病の大部分が2型糖尿病であり，成人期以降に多くみられるが，若年発症も増加している。2型糖尿病と関連している疾患として，がん，認知症，骨粗鬆症，歯周病が注目されている。2型糖尿病は，食事や運動などの生活習慣の改善により，症状の悪化をコントロールできるが，まず生活習慣を改善し，糖尿病にならないことが重要である。

（2）インスリン抵抗性

　インスリンの働きは，食後，増加した血液中のグルコース（血糖）を体内の組織へエネルギーとして利用させ，食後の高血糖状態を正常の血糖値へと戻すことである。糖尿病では，**インスリン分泌低下**やインスリン抵抗性が増加するためインスリン作用が不十分となり，血液中のグルコースの利用が低下する。そのため，体内の組織はエネルギー不足となり，肝臓に貯蔵されていたグルコースが放出され，さらに血糖値が上昇し，悪循環となる。

　インスリン抵抗性は，インスリン拮抗物質の存在，組織でのインスリン受容体の減少などにより，インスリン作用が十分に得られていない状態である。肥満，高血圧，高トリグリセライド血症，低HDLコレステロール血症では，インスリン抵抗性が増加する。インスリン抵抗性は，末梢の骨格筋でも認められ，骨格筋へのグルコースの取込みを低下させる。インスリン作用不足により，脂肪組織から遊離脂肪酸の放出の増加，肝臓でのトリグリセライド（中性脂肪）の産生亢進や末梢組織での利用低下などの脂質代謝障害を生じる。高エネルギー，高脂肪食，運動不足により，内臓脂肪の増加によってインスリン抵抗性を伴い高血糖になりやすい。

（3）血糖コントロール

　高血糖状態が続くと，口渇，多飲，多尿，体重減少，疲労感などの症状が出てくる

が，自覚症状が乏しいため病気という認識をもたないことが多い。高血糖や代謝異常が続き，その状態を放置しておくと細小血管障害の糖尿病神経障害，糖尿病網膜症，糖尿病腎症の合併症を引き起こす。また，心筋梗塞などの大血管障害など全身の動脈硬化も進展させる。血糖コントロールの目標値として**HbA1c** 6.0%未満が理想である。合併症の予防のためには，HbA1c7.0%未満を心がけるが，高年齢，罹患期間，合併症の程度やインスリンを使用している場合など，低血糖の副作用を考慮しながら適切な目標を設定する。

　食後高血糖は，食事を開始してから3〜4時間後の高血糖値のことであり，食後の急激な血糖上昇も血管への負担が多くなる。食事のとり方や食べ合わせ，食べ物の種類によって血糖の急激な上昇を抑えることができる。糖質が小腸からゆっくり吸収されるように野菜，海藻，きのこなど食物繊維を多く含む食品を選択し，よく噛んで食事に時間をかけることで，食べ過ぎを抑え満腹感を満たせる。適切な運動を行うことは，血糖値の低下，インスリン抵抗性の改善，減量などの効果がある。有酸素運動とレジスタンス運動の組み合わせは有効である。**健康づくりのための身体活動基準2013，健康づくりのための身体活動指針**（アクティブガイド）が，厚生労働省から示されている（p.183参照）。

（4）高　血　圧

　血圧は，心臓が血液を送り出したときを最高血圧（収縮期血圧），心臓に血液が戻ってくるときを最低血圧（拡張期血圧）として測定される。心臓は，血液を体のすみずみまで送らなければならい。一時的に血圧は，上昇することもあるが，安静状態でも常に高い状態が続くとことを**高血圧**という（表9-3）。

　高血圧は，自覚症状が少なく治療への意識が薄いため，長期にわたり血管へ負担がかかり，加齢により血管の弾力性も低下するため，血圧は上昇していく。成人期は，不適切な食事や不規則な生活，ストレスなどにより，肥満，メタボリックシンドローム，動脈硬化性疾患による血管への負担が増し，高血圧を示す。

表9-3　成人における血圧値の分類

分　類	診療室血圧 （mmHg）			家庭血圧 （mmHg）		
	収縮期血圧		拡張期血圧	収縮期血圧		拡張期血圧
正常血圧	<120	かつ	<80	<115	かつ	<75
正常高値血圧	120-129	かつ	<80	115-124	かつ	<75
高値血圧	130-139	かつ/または	80-89	125-134	かつ/または	75-84
Ⅰ度高血圧	140-159	かつ/または	90-99	135-144	かつ/または	85-89
Ⅱ度高血圧	160-179	かつ/または	100-109	145-159	かつ/または	90-99
Ⅲ度高血圧	≧180	かつ/または	≧110	≧160	かつ/または	≧100
（孤立性）収縮期高血圧	≧140	かつ	<90	≧135	かつ	<85

（日本高血圧学会治療ガイドライン作成委員会：高血圧治療ガイドライン2019，日本高血圧学会，2019より）

第9章　成人期・更年期の栄養

高血圧の予防は，食生活習慣の改善が基本であり，降圧薬使用前後においても重要である。食生活では，食塩のとり過ぎを避け，野菜，果物，魚などを積極的に摂取し，血圧の測定，適正体重の維持，適度な運動，節酒，禁煙などが大切である。減塩，減量，運動，節酒のように複数を組み合わせることで，緩やかな管理でも血圧低下や心血管疾患の予防が得られる（表9-4）。減塩は，調味料や加工食品に含まれている食塩に注意し，栄養成分表示を参考にする。数kgの減量や肥満を解消するだけでも血圧低下が期待される。その他，適度な休養，ストレスをためない，冬場は防寒することなどがある。

表9-4　生活習慣の修正項目

1. **減塩制限**　6g/日未満
2. **野菜・果物の積極的摂取**※ 飽和脂肪酸，コレステロールの摂取を控える 多価不飽和脂肪酸，低脂肪乳製品の積極的摂取
3. **適正体重の維持**　BMI（体重(kg) ÷［身長(m)]²）25未満
4. **運動療法**　軽強度の有酸素運動（動的および静的筋肉負荷運動）を毎日30分，または180分/週以上行う
5. **節酒**　エタノールとして男性20〜30mL/日以下，女性10〜20mL/日以下に制限する
6. **禁煙**

（注）　生活習慣の複合的な修正はより効果的である。
　　　※カリウム制限が必要な腎障害患者では，野菜・果物の積極的摂取は
　　　　推奨しない。
　　　　肥満や糖尿病患者などエネルギー制限が必要な患者における果物
　　　　の摂取は80kcal/日程度にとどめる。
（日本高血圧学会治療ガイドライン作成委員会：高血圧治療ガイドライン
2019，日本高血圧学会，2019より）

（5）脂質異常症

　脂質異常症は，**LDLコレステロール**や**トリグリセライド**（**中性脂肪**）が基準値より増加し，**HDLコレステロール**が低下している状態であり，動脈硬化症の危険因子である（表9-5）。脂質異常症の予防は，生活習慣の改善が基本である。肉の脂身，食塩の多量摂取，飲酒の過剰摂取を減らし，魚類，大豆製品，野菜，果物，海藻の摂取を増やし運動をする。

　動脈硬化症は，加齢とともに動脈壁が厚くなり，弾力性や収縮力が低下し，硬くなる。進行すると動脈の内側が狭くなり，詰まるなどして，下流組織への血流量が低下し，血管への抵抗が高くなる。高血圧の悪化など，脳血管障害や虚血性心疾患の発症につながる。動脈硬化症の原因は，高血圧，脂質異常症，喫煙，肥満，糖尿病などがあり，これらの因子を取り除くことが重要である（表9-6）。

表9－5 脂質異常症診断基準（空腹時採血）※

LDLコレステロール	140mg/dL以上	高LDLコレステロール血症
	120～139mg/dL	境界域高LDLコレステロール血症※※
HDLコレステロール	40mg/dL未満	低HDLコレステロール血症
トリグリセライド	150mg/dL以上	高トリグリセライド血症
Non-HDLコレステロール	170mg/dL以上	高non-HDLコレステロール血症
	150～169mg/dL	境界域高non-HDLコレステロール血症※※

（注）　1．LDL-CはFriedewald（TC－HDL-C－TG/5）または直接法で求める。
　　　　2．TGが400mg/dL以上や食後採血の場合はnon-HDL-C（TC－HDL-C）かLDL-C直接法を
　　　　　使用する。ただしスクリーニング時に高TG血症を伴わない場合はLDL-Cとの差が
　　　　　＋30mg/dLより小さくなる可能性を念頭においてリスクを評価する。
　　　※　10時間以上の絶食を「空腹時」とする。ただし水やお茶などカロリーのない水分の摂取
　　　　は可とする。
　　※※　スクリーニングで境界域高LDL-C血症，境界域non-HDL-C血症を示した場合は，高リ
　　　　スク病態がないか検討し，治療の必要性を考慮する。
（日本動脈硬化学会編：動脈硬化性疾患予防ガイドライン2017年版，日本動脈硬化学会，2017より
抜粋）

表9－6 動脈硬化性疾患予防のための食事指導と生活習慣の改善

食事指導	1．総エネルギー摂取量（kcal/日）は，一般に標準体重（kg,（身長m）^{2}×22）×身体活動量（軽い労作で25～30，普通の労作で30～35，重い労作で35～）とする
	2．脂肪エネルギー比率を20～25%，飽和脂肪酸エネルギー比率を4.5%以上7％未満，コレステロール摂取量を200mg/日未満に抑える
	3．n－3系多価不飽和脂肪酸の摂取を増やす
	4．工業由来のトランス脂肪酸の摂取を控える
	5．炭水化物エネルギー比を50～60%とし，食物繊維の摂取を増やす
	6．食塩の摂取は6g/日未満を目標にする
	7．アルコール摂取を25g/日以下に抑える
生活習慣	1．禁煙し，受動喫煙を回避する
	2．過食と身体活動不足に注意し，適正な体重を維持する
	3．肉の脂身，動物脂，鶏卵，果糖を含む加工食品の大量摂取を控える
	4．魚，緑黄色野菜を含めた野菜，海藻，大豆製品，未精製穀類の摂取量を増やす
	5．糖質含有量の少ない果物を適度に摂取する
	6．アルコールの過剰摂取を控える
	7．中等度以上の有酸素運動を，毎日合計30分以上を目標に実施する

（日本動脈硬化学会編：動脈硬化性疾患予防ガイドライン2017年版，日本動脈硬化学会，2017より
作成）

5．脳血管疾患の一次予防

　脳血管疾患は，**脳出血**と**脳梗塞**がある。脳出血は，高血圧などにより，脳内部へ血液を送る血管が破裂して出血を起こし，脳組織が壊死する，壮年期からは，太い血管の動脈瘤や血管の奇形部位が破裂する，くも膜下出血に注意する。

　脳梗塞は，脳塞栓と脳血栓がある。脳の動脈が細くなり，血液の塊により血管が詰まり，脳組織が壊死する。動脈硬化症により形成された血栓が脳に運ばれて，動脈を閉塞させる脳塞栓と，脳の血栓が閉塞により血液が止まり，血液が供給されなくなる脳血栓がある。脳血管疾患の予防は，肥満，高血圧，脂質異常，動脈硬化性疾患を防ぐことである。

6. 虚血性心疾患の一次予防

　虚血性心疾患は，動脈硬化性疾患などにより，心臓に栄養を送っている冠状動脈が狭くなり，心臓への一時的な血流不足による狭心症と，血管が血液の塊などで詰まり，血流不足により心筋細胞が壊死する心筋梗塞がある。

　虚血性心疾患の原因は，肥満，糖尿病，高血圧，脂質異常，動脈硬化性疾患，喫煙，運動不足，ストレスなどがある。生活習慣を改善することが重要である。

7. 更年期障害

　更年期は，卵巣機能が低下してくることによりエストロゲンの分泌低下や，その機能を維持するため性腺刺激ホルモンの量が増加する（表9-7）。ホルモンバランスが崩れ，自律神経の作用不調が原因となり，心身に影響を及ぼす。身体症状はのぼせ（**ホットフラッシュ**），異常発汗，動悸，精神症状は不眠や不安などがある。これらの**不定愁訴**を更年期障害と呼んでいる（表9-8）。更年期障害の評価は簡略更年期指数（simplified menopausal index：SMI）があり，合計点から25点以下で異常なしと評価される。更年期障害の症状は個人差が大きく，症状が現れない女性も多い。更年期は身体の変化だけではなく，子どもの独立，定年退職，親の介護，死別など社会的な変化の影響も大きい。本人の性格も要因のひとつとなり，精神的ストレスを生じやすくネガティブな気持ちが強くなり，更年期障害が重症化する場合がある。

　壮年期，実年期は，肥満や高血圧などの生活習慣病が発症する時期でもあり，更年期はホルモンバランスが崩れるため，脂質代謝や骨代謝などにも影響を与える。食生活は生活習慣病のリスクに留意し，精神的，社会的にも良い状態を保つように，個人に見合った方法で進めていく（表9-9）。

表9-7　エストロゲンの主な働き

- ●LDLコレステロールや総コレステロールを抑えて，HDLコレステロールを増やす
- ●全身の水分とナトリウムの貯留作用がある
- ●皮下脂肪を増やす（特に，乳房，腰，太ももなど）
- ●コラーゲンの合成を促進させ，柔軟な皮膚組織やつやのある肌を保つ
- ●骨量のバランスを保つ
- ●プロスタグランジン（平滑筋収縮作用，血管拡張作用，発痛作用などがある）を増やす
- ●卵胞期（低温期）に体温を下げる

（奥田あかり，上山恵子，尾関清子著：はじめて学ぶ健康・栄養系教科書シリーズ⑥
　応用栄養学　適切な食生活を実践するための基礎　第2版，p.96，化学同人，2015より）

表9－8　更年期障害の主な症状

- ●血管運動神経障害症状
  - 動悸，息切れ，冷え性，熱っぽい，のぼせ，顔面紅潮
- ●精神・神経障害症状
  - 頭痛，めまい，耳鳴り，不安感，いらいら，うつ，気分か沈む，睡眠障害
- ●知覚障害症状
  - しびれ，知覚過敏，知覚鈍麻
- ●泌尿器系障害症状
  - 頻尿，尿失禁，排尿痛
- ●運動器官障害症状
  - 肩こり，腰痛，関節の痛み
- ●皮膚・分泌系障害症状
  - 皮膚の乾燥，かゆみ，肌荒れ，口・喉の渇き，発汗亢進
- ●消化器系障害症状
  - 吐き気，食欲不振，便秘，下痢
- ●そ　の　他
  - 倦怠感，疲労感

（九嶋勝司：産婦人科MOOK，30，更年期老年期の婦人科学，p.153，金原出版，1985より作成）

表9－9　更年期の食生活，日常生活の注意点

- ●適正な体重（標準体重）を維持し，適切なエネルギーを摂取する
- ●1日3食（朝，昼，夕），規則正しく食事をとる
- ●良質のたんぱく質（肉類，魚介類，卵，大豆製品，乳製品）を摂取する
  - 大豆製品（納豆，豆乳，豆腐，煮豆など）に含まれるイソフラボンを摂取する
- ●野菜料理の摂取と栄養バランスを考慮する
- ●カルシウム不足に注意し，カルシウムを多く含む食品を摂取する
  - ビタミンD，ビタミンK，鉄も摂取する
- ●脂質の質に注意し，動物性脂肪（飽和脂肪酸）を多く含む食品は控える
  - 肉より魚に含まれるn-3系脂肪酸を摂取する
- ●洋菓子，果物（単糖類を多く含む）などの摂取に注意し，間食は楽しみ程度にする
- ●高血圧予防のため減塩を行う
- ●インスタント食品，加工食品，清涼飲料水の過剰摂取は控える
- ●軽い運動，体操，ストレッチなどを無理なく行い，体力を維持させる
  - 適度に日光を浴びる
- ●趣味の活動，友人づき合いなど，ストレスを軽減させる
- ●規則正しい生活を送り，十分な睡眠をとる
  - 食事，運動，休養をバランスよくとる
- ●自己乳房チェックを行う（乳がんの早期発見）

8．骨粗鬆症の一次予防

　骨粗鬆症は，骨強度の低下により骨折の危険が増加する。骨強度は，**骨密度**[*11]と**骨質**[*12]からなる。骨粗鬆症になると骨密度の低下や，骨質の悪化により骨折しやすくなる。骨量は，**破骨細胞**による**骨吸収**と**骨芽細胞**による**骨形成**により，**骨の再構築**（リモデリング）が行われている。骨吸収が骨形成を上まわると，骨密度が低下する。

　骨粗鬆症の危険因子は，壮年期，実年期以降では，最大骨量の低値，高齢，女性，閉経，体格が小さい，やせ体質など，自分ではコントロールすることがむずかしい因子が増える。エストロゲンは，破骨細胞を抑制する働きがあり，女性の場合，閉経に

伴いエストロゲン分泌が低下すると，破骨細胞の骨吸収が誘導され，骨粗鬆症の危険が増加する。食生活習慣に関連した危険因子は，糖尿病，動脈硬化性疾患，慢性腎臓病などの生活習慣病，**酸化ストレス**[*13]の増加，加齢に伴う消化管からの吸収率の低下による**ビタミンD**や**ビタミンK**の不足，低栄養，運動不足，日光不足，長期の臥床，食塩，加工食品，インスタント食品，飲酒，喫煙，カフェインなどの過剰摂取による骨密度の低下などがある（表9-10，11）。

　骨粗鬆症は，生活の質を低下させるだけではなく，骨折や死亡リスクを増加させる。骨量は，学童期から思春期にかけて増加する。骨粗鬆症の予防のためには，骨形成が盛んな成長期から骨量を高めておくことが重要である。

　　*11　**骨 密 度**：骨塩，主にカルシウムとリンを主成分としたハイドロキシアパタイトである。
　　*12　**骨 　 質**：類骨，主に骨組織の要素のひとつで，コラーゲン線維からなる。
　　*13　**酸化ストレス**：体内で酸素の一部が活性酸素に変化したものは，細胞を傷つけ老化の促進，がんや生活習慣病を促進する。活性酸素は，感染防御などに作用しているが，不規則な食生活，運動不足や過剰な運動，喫煙，ストレス，紫外線などにより，活性酸素が過剰に産生され，細胞への傷害が増加する。

表9-10　骨粗鬆症の治療時に推奨される食品，過剰摂取を避けたほうがよい食品

推奨される食品	過剰摂取を避けたほうがよい食品
●**カルシウムを多く含む食品** （牛乳・乳製品，小魚，緑黄色野菜，大豆・大豆製品） ●**ビタミンDを多く含む食品** （魚類，きのこ類） ●**ビタミンKを多く含む食品** （納豆，緑色野菜） ●**果物と野菜** ●**タンパク質** （肉，魚，卵，豆，牛乳・乳製品など）	●**リンを多く含む食品** （加工食品，一部の清涼飲料水） ●**食塩** ●**カフェインを多く含む食品** （コーヒー，紅茶） ●**アルコール**

（骨粗鬆症の予防と治療ガイドライン作成委員会：骨粗鬆症の予防と治療ガイドライン2015年版，p.79より）

表9-11　推奨摂取量

栄養素	摂　　取　　量
カルシウム	食品から700〜800mg （サプリメント，カルシウム薬を使用する場合には注意が必要である）（グレートB）
ビタミンD	400〜800IU（10〜20μg）（グレードB）
ビタミンK	250〜300μg（グレードB）

（骨粗鬆症の予防と治療ガイドライン作成委員会：骨粗鬆症の予防と治療ガイドライン2015年版，p.79より）

●**参考文献**●

・厚生労働省：「日本人の食事摂取基準（2020年版）」策定検討会報告書，2019
・厚生労働省：令和元年人口動態統計（確定数）の概況，2020
・厚生労働省：令和元年国民健康・栄養調査結果の概要，2021
・厚生労働省：健康日本21（第二次），2013
・厚生労働省：健康づくりのための睡眠指針2014，2014
・文部省・厚生省・農林水産省：食生活指針，2016
・厚生労働省・農林水産省：食事バランスガイド，2005
・厚生労働省：健康づくりのための身体活動基準2013，2013
・厚生労働省：健康づくりのための身体活動指針（アクティブガイド），2013
・小山嵩夫：更年期−閉経外来，−更年期から老年期の婦人の健康管理について−，日本医師会雑誌，**109**，2，1993
・武谷雄二：更年期・老年期医学21，中山書店，2001
・東條仁美，上西一弘編著：マネジメント応用栄養学，建帛社，2012
・秋山栄一，位田　忍，鞍田三貴ほか：はじめて学ぶ健康・栄養系教科書シリーズ⑦臨床栄養学概論　病態生理と臨床管理を理解するために，化学同人，2013

スタディ　解答

1．○　　2．○　　3．○〔肥満度の影響を受けやすいため，注意が必要である〕　　4．×〔生活習慣病を発症する可能性が高いのは，内臓脂肪型肥満である〕　　5．×〔85cm以上〕　　6．×〔n-3系脂肪酸の摂取を増やす〕　　7．×〔卵胞刺激ホルモン（FSH）の分泌は促進する〕　　8．×〔HDLコレステロールが減少し，LDLコレステロールが上昇する〕　　9．○〔更年期はエストロゲンの分泌低下により，骨吸収が骨形成の働きを上まわる〕　　10．○〔骨形成が盛んな成長期に，骨量を高めておくことが重要である〕

高齢期の栄養

第10章

■ 概要とねらい ▶

　高齢期は，大きな心身の衰えが生じる時期であり，視覚や筋力の低下，歯の喪失，食事量の減少などにより低栄養へのリスクが高まる。後期高齢者（75歳以上）が要介護状態になる原因として，認知症や転倒と並んでフレイルがあり，低栄養との関連がきわめて強い。また，過度の安静や不動により生じる廃用症候群が発生する。一方で，百寿者の人口は急速に増加しており，栄養状態のよい百寿者は生活機能が保たれており，認知機能も高く，炎症反応が低いとされている。現在の高齢者は，10〜20年前と比較して加齢に伴う身体機能変化の出現が5〜10年遅れる若返り現象が見られている。特に65〜74歳の前期高齢者では心身の機能が保たれ活発な社会活動が可能な人がほとんどである。

　栄養評価では，身体計測や臨床検査値のみならず嚥下（えんげ）機能障害，服薬，日常生活動作障害，認知症，うつの存在の有無などを把握することも重要である。

　　スタディ　　正しいものに○，誤っているものに×を（　）に記入しなさい。

（　）1．脱水の特徴として，体内水分量のうち細胞外液の割合が減少する。
（　）2．バーセルインデックスとは，嚥下（えんげ）機能を評価する方法のひとつである。
（　）3．加齢に伴い，副甲状腺ホルモン（PTH）が上昇する。
（　）4．苦味の閾値の変化は，塩味の閾値の変化より大きい。
（　）5．胃酸の分泌量は，高齢者になっても維持されている。
（　）6．褥瘡（じょくそう）のモニタリングの栄養指標として，血清グロブリン値が用いられる。
（　）7．ビタミンD欠乏は，高齢者の転倒や骨折を起こしやすくする。
（　）8．血清アルブミン値が3.0g/dLを栄養アセスメントのカットオフ値としている。

1. 高齢期とは

　2017（平成29）年，日本老年学会では，65〜74歳までを准高齢者，75〜89歳までを高齢者，90歳以上を超高齢者として区分することを提言した。**老化現象**は，加齢に伴って生じる生理機能の，不可避的で不可逆的な低下である。老化は生理的現象であるが，病的老化と加齢に伴って起こる老化現象との境界は，必ずしもはっきりとしていない。老化進行の程度を表す総合的な指標化のひとつが**生物学的年齢**である。これは，暦の年齢ではなく，生体機能の老化の程度から推定された年齢である。

2. 身体的・精神的変化

（1）身体的変化

　高齢者の身体的特徴は，①予備力の低下，②内部環境の恒常性維持機能の低下，③複数の病気や症状の保有，④症状が非典型的，⑤現疾患と関係のない合併症を起こしやすい，⑥感覚機能の低下 などがあげられる。

　①予備力低下により病気にかかりやすくなる。②体温調節能力の低下により，外気温が高いと体温が上昇する。発熱，下痢，嘔吐などにより容易に脱水症状を起こす。さらに，耐糖能の低下や血圧の上昇が起こりやすくなる。③複数の病気をもち，治癒もするが，障害が残ったり，慢性化しやすくなる。④診断の基準となる症状や特徴がはっきりしないことが多い。⑤病気により安静・臥床が長期にわたると，関節の拘縮，褥瘡の発症，深部静脈血栓症，尿路感染などの合併症を起こしやすくなる。⑥視力障害や聴力障害などが現れる。

　加齢により臓器重量が減少するが（図10−1），それは主に，細胞の脱落による実質細胞の減少や，萎縮によるものである。生命維持に直接関与している細胞の減数はあまり顕著ではないとされている。図10−2では，加齢により身体構成成分に変化が起き，骨格筋や骨，細胞内液が減少し，脂肪組織は相対的に増加する。細胞内液は新陳代謝に関与するため，代謝によって生じる水分も高齢者では少なくなる。

1）呼吸機能の変化

　呼吸器では，気道は線毛活動の減少が起こるために分泌物の排出機能が低下し，**誤嚥性肺炎**が発生しやすくなる。肺の外側の胸郭では，肋軟骨の石灰化などにより弾力性の低下が起こり，呼吸筋の運動が不十分になり，やがて肺活量の減少を招く。

　これらによって咳嗽（せき払い）能力が低下し，誤嚥性肺炎の発症につながる。

2）循環機能の低下

　循環器については，心筋の線維化などにより心臓の肥大が起こり，機能的にはポンプ機能の低下，心筋収縮力の低下，心拍出量の低下が生じる。また，加齢により動脈

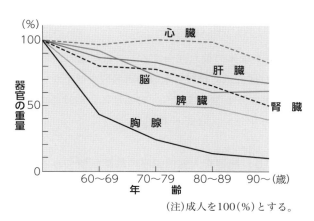

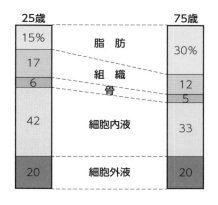

図10−1　老化による人体臓器重量の減少
（香川靖雄：老化のバイオサイエンス，p.24，羊土社，1996）

（注）成人を100（％）とする。

図10−2　加齢による身体構成成分の分布変化
（Goldman）

硬化が起こる。これにより血管の内腔狭窄と壁の弾性低下により，末梢血管抵抗は加齢とともに増大し，血圧の上昇を招く。

3）消化・吸収機能の低下

胃酸の分泌は加齢による変化を受けやすく，高齢者では**低酸症**をきたしやすい。これは加齢自体によるものよりも，高齢者で高率に感染している**ヘリコバクター・ピロリ菌**の影響を受けることが多い。同様に，ペプシンもヘリコバクター・ピロリ菌の感染により，産生が低下することが知られている。小腸の栄養吸収能については加齢による変化がほとんどないとされている。80歳以上では便の排出速度が遅くなる。そのために，水分吸収が過度に起こり，便秘のリスクになる。

高齢期に入ると腸内細菌叢に変化が現れ始め，有害菌の増殖を阻止するビフィズス菌（*Bifidobacterium*）が減少し，弱毒病原菌であるウェルシュ菌（*Clostridium perfringens*）の菌数は増加する（図10−3）。健常な腸内細菌叢の維持は，感染抵抗

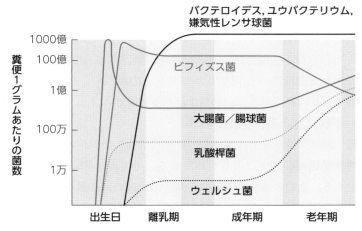

図10−3　加齢に伴う腸内細菌叢の変化（培養法データに基づく模式図）
（光岡知足ほか：日本の科学と技術，1976を改変）

性にとってきわめて重要な要因となる。

4）排泄機能の変化

腎重量は40歳以降徐々に減少し，腎糸球体の数も減少する。これにより，腎血流量の減少，糸球体濾過量の低下，および尿細管における水分の再吸収の低下などの**腎機能低下**が起こる。血清中と尿中のクレアチン量を測定し，腎糸球体における老廃物の除去能力を比較するクレアチニンクリアランスは低下する。

5）筋・骨格系の変化

加齢により筋量，筋力ともに減少する。筋量を大腿四頭筋の筋断面積でみると約24歳でピークとなり，その後減少する。50歳以降，とくに減少が著しく20歳から80歳までの経過で平均40%減少するとされている。筋力も若年成人に対し，70歳から80歳では20〜40%低下するとの報告が多い。高齢者では，食後（たんぱく質摂取後）に誘導される筋たんぱく質合成が成人に比較して反応性が低下しており，同化抵抗性（anabolic resistance）が存在する。十分量のたんぱく質やアミノ酸摂取により，高齢者においても成人と同等の筋たんぱく質の合成が起こることが報告されている。

骨は常に代謝されており，骨の代謝（リモデリング）は**破骨細胞**と**骨芽細胞**によって絶えず行われている。この吸収と形成のバランスに，骨が受けるメカニカルストレス（力学的負荷）が影響する。高齢者では，メカニカルストレスが不足しがちであり，骨量減少の予防のために運動が推奨されている。若年成人の平均骨密度（young adult mean; YAM）に対して70〜80%を骨量減少，70%未満を**骨粗鬆症**としている。

副甲状腺ホルモン（parathyroid hormone; PTH）は血中カルシウム濃度を維持させるホルモンであり，骨からカルシウムを取り出す（骨吸収）働きをする。PTHの上昇は，骨吸収の亢進を招き，骨密度減少度の増加と骨折危険率の上昇をもたらす。

6）ADLの低下

疾病や外傷によって生じた日常生活上の不自由度を解決するためには，まずその障害の程度と原因を把握する必要がある。**日常生活動作**（activities of daily living; ADL）を評価する方法として，**バーセルインデックス**（Barthel index）と**機能的自立度評価法**（functional independence measure; FIM）があり，有用性の高さから多くの医療・福祉施設で用いられている。バーセルインデックスは食事，移乗，整容，トイレ動作，入浴，歩行，階段昇降，更衣，排便自制，排尿自制の10項目をそれぞれ自立，部分介助など数段階の自立度で評価する（表10−1）。高齢者ではADLが低下し，転倒や寝たきりの原因となり，日常生活に支障をきたすようになる。

7）基礎代謝と身体活動レベル

基礎代謝は加齢とともに減少し，とくに男性での減少率が大きい。これは，加齢に伴う**除脂肪組織の減少**によるためである。男性では40歳代，女性では50歳代に著しく減少する。女性の場合，閉経後の減少率が高い。高齢者は他の年代に比べて身体活動レベルの**個人差**が大きい。施設居住者は，自立した高齢者よりも低い傾向にある。

8）視機能の変化

眼の調節力，視力，色覚，瞳孔反応などの視機能は，いずれも老化により低下す

表10-1　バーセルインデックス（Barthel index；機能的評価）

	点数	質問内容	得点
1　食　　事	10 5 0	自立，自助具などの装着可，標準的時間内に食べ終える 部分介助（たとえば，おかずを切って細かくしてもらう） 全介助	
2　車椅子から ベッドへの移動	15 10 5 0	自立，ブレーキ，フットレストの操作も含む（非行自立も含む） 軽度の部分介助または監視を要する 座ることは可能であるがほぼ全介助 全介助または不可能	
3　整　　容	5 0	自立（洗面，整髪，歯磨き，ひげ剃り） 部分介助または不可能	
4　トイレ動作	10 5 0	自立（衣服の操作，後始末を含む，ポータブル便器などを使用 している場合はその洗浄も含む） 部分介助，体を支える，衣服，後始末に介助を要する 全介助または不可能	
5　入　　浴	5 0	自立 部分介助または不可能	
6　歩　　行	15 10 5 0	45m以上の歩行，補装具（車椅子，歩行器は除く）の使用の有無は問わず 45m以上の介助歩行，歩行器の使用を含む 歩行不能の場合，車椅子にて45m以上の操作可能 上記以外	
7　階段昇降	10 5 0	自立，手すりなどの使用の有無は問わない 介助または監視を要する 不能	
8　着　替　え	10 5 0	自立，靴，ファスナー，装具の着脱を含む 部分介助，標準的な時間内，半分以上は自分で行える 上記以外	
9　排便コント ロール	10 5 0	失禁なし，浣腸，坐薬の取り扱いも可能 ときに失禁あり，浣腸，坐薬の取り扱いに介助を要する者も含む 上記以外	
10　排尿コン トロール	10 5 0	失禁なし，収尿器の取り扱いも可能 ときに失禁あり，収尿器の取り扱いに介助を要する者も含む 上記以外	

合計得点

100

る。近くの物に焦点が合わせにくくなる老視（老眼）は，最も顕著な加齢現象であり，水晶体の弾性が失われているのが原因である。裸眼視力および矯正視力のいずれも高齢になるほど低下する。高齢期に多発する白内障は，水晶体の透明度が低下し，混濁するために視力低下をきたす。瞳孔反応は加齢により低下し，暗順反応の低下が起こる。食器の色を白ではなく，黒や赤などの目立つ色にして食材と区別したり，料理の彩りを工夫するとよい。

9）聴機能の変化

　高齢者では会話の聞き取りが著明に低下し，会話のスピードが速くなるとこの傾向が強くなる。老人性難聴の特徴は，「音」に対する聴力が低下するだけでなく，「言葉」に対する聴力が低下することである。このことから，相手が何か言っているのはわかるが，何を言っているのかはわからないと訴えることが多い。したがって，高齢者とコミュニケーションをとるうえで重要なのは，蝸牛の障害を軽減するためにほどよい大きさの声で，さらに脳幹での音の加工スピードの低下を補うためにゆっくりし

たスピードで話しかけることである。また，認知機能を保つために健康的で知的な生活習慣を維持しなくてはならない。さらに，互いに良好なコミュニケーションをとれるように気遣い，高齢者が難聴で孤立しないようにすることが重要である。

10）味覚機能の変化

加齢による味覚閾値の変化は，若年者に比べて上昇し，特に塩味，甘味の変化が大きい。味覚障害は高齢者に多い症状であり，降圧剤や脂質異常症の治療薬，骨粗鬆症の予防や治療のためのカルシウム製剤のとり過ぎが原因で亜鉛欠乏症になる場合もある。高齢者では，口腔粘膜乾燥，舌乳頭萎縮，舌炎などの口腔症状がみられることも多い。これら症状の起こる原因は，血清亜鉛低下，唾液分泌量低下，口腔カンジダ症，フレイルなどの複数因子が関与している。したがって，高齢者の味覚障害では，これらの要因とともに，口腔症状の積極的治療と体重，食欲や全身状態の改善が不可欠である。亜鉛含量が多いとされる魚介類，肉類，穀類，豆類，および種実類を摂取するとよい。

11）嚥下機能障害

嚥下とは飲食物を口腔で食塊形成し，その食塊ならびに口腔・咽頭の分泌物を咽頭と食道を通じて，胃まで送る過程をさす。誤嚥は，食塊の一部や，全部が気道に流入することであり，飲食物，分泌物，胃内容物の誤嚥により起こる肺炎を誤嚥性肺炎という。誤嚥が疑われる人には，ビデオ嚥下透視検査（videofluorography：VF検査）を行い，誤嚥の有無を評価する必要がある。

脳血管障害，神経変性疾患，認知症などを抱える要介護高齢者では，嚥下機能に問題があるケースが多い。また，長期間経口摂取をしないことによる，嚥下にかかわる筋肉の廃用による嚥下障害もある。このような高齢者では十分な経口摂取ができず，低栄養に容易に陥り，さらに頻回に誤嚥性肺炎を起こし，代謝性ストレスが増加し低栄養を促進させる。

（2）精神的変化

筋力や臓器機能，生殖能力などの低下による身体面での変化が，高齢者の心理に影響する。また，白髪化，皮膚のしわ・しみの増加などが起こり，それらによって高齢者特有の顔貌に変わるなど外観上の変化も高齢者の心理に影響する。耳がよく聞こえないため家族団らんのなかで自分だけ話題についていけず，のけ者にされたと感じたり，被害者になることがある。そのため，抑うつ気分，意欲低下，自発性低下，不安状態，被害念慮などの精神症状をもつことがある。このような場合，安易な励ましはかえって事態を悪化させることがある。そこで，受容的，支持的態度をもつことが重要である。また，記憶力は低下するが，複雑な思考や総合判断力などは低下しにくいといわれている。

2　高齢期の栄養，口腔ケア

1. 食事の役割

　高齢者が十分に食べ，良好な栄養状態にあることは，生きて活動することの基本である。その結果要介護状態や重症化を予防し，ひいては高齢者のQOL（生活の質）の維持，健康寿命の延長に寄与し，高齢者の自己実現を図ることになる（図10−4）。食べることは単なる栄養摂取の手段ではなく，行動意欲を起こさせる心理的効果をもち，身体機能の維持増進につながる。

　経口摂取ができなかった人に，適切な口腔ケアと摂食機能訓練をすることで口から食べられるようになり，全身の健康状態がよくなることがしばしばみられる。介護老人福祉施設において，嚥下障害があり血清アルブミン値が有意に低値であった者が，適正な食事介助と口腔ケアの介入により，アルブミン値が上昇し，栄養状態が改善することが報告されている（図10−5）。

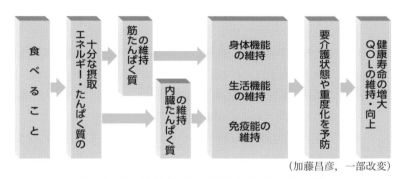

（加藤昌彦，一部改変）

図10−4　高齢者にとっての食べることの意義
〔厚生労働省：介護予防マニュアル（改訂版：平成24年3月），資料4−1〕

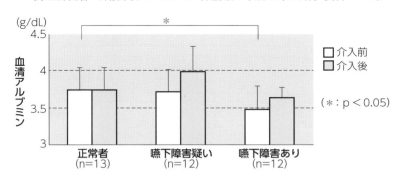

図10−5　嚥下障害の程度と介入（食の介助と口腔ケア）による栄養状態の改善
（菊谷　武ほか：日老医誌，**41**，4，396，2004）

2. 生活形態別にみた食事

　近年，三世代同居世帯は減少し，親と未婚の子のみの世帯と，夫婦のみの世帯は増

加している。なかでも**夫婦のみ世帯**が最も多く３割を占めており，**単独世帯**と合わせると半数を超える。食事の満足度は同居世帯数が増えると高まるとされている。身体活動が低い高齢者にとって，家庭において仕事をもつことは，身体活動時間の増加に寄与し，身体末部に刺激を与え老化を遅らせるのに有効であるとされている。祖母の調理は，いも類，砂糖類，豆類の使用が多いことも報告されている。独居の男性は配偶者などとの同居男性に比べ，エネルギーや，たんぱく質摂取量が有意に低いと報告されている。ひとり食べは高齢者の食品摂取にネガティブな影響を与え，供食は食物の適切な摂取とともにQOLの向上が期待できる。したがって，食生活支援においても供食の機会を提供することも重要である。

3. **咀嚼・嚥下機能の低下**

　高齢になると舌筋，咀嚼筋，顔面筋などの筋収縮力が低下する。また，う歯（むし歯）や歯周病による歯の喪失，唾液分泌の低下により咀嚼力が低下する。高齢者では口腔機能の低下（オーラルフレイル）に陥りやすい。その症状として滑舌低下，わずかなむせ・食べこぼし，噛めない食品の増加などがあげられる。

　口腔衛生状態不良，口腔乾燥，咬合力低下，舌口唇運動機能低下，低舌圧，咀嚼機能低下，嚥下機能低下の７項目のうち３項目が認められた場合，**口腔機能低下症**としている（図10－6）。生涯にわたり食べることを楽しむためには，早期に自覚し，口腔ケアや治療を受けることが重要である。

　摂食・嚥下機能に障害があると食べる楽しみの喪失もみられることがある。嚥下機能の客観的な評価法のひとつに反復唾液嚥下テスト（repetitive saliva swallowing test, RSST）がある。

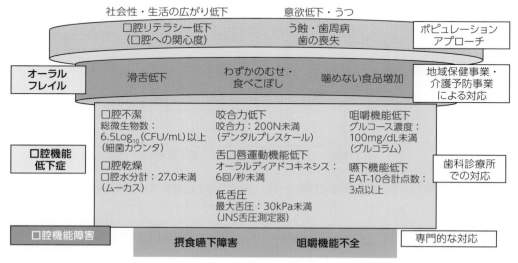

図10－6　「口腔機能低下症」概念図
（老年歯学，**31**，2，83，2016）

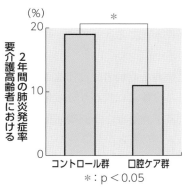

**図10-7 口腔ケアと誤嚥性
肺炎の発症率**

（Yoneyama T.et al.：*Lancet.*, 354,
515, 1999）

通常では誤嚥するとむせるが，むせなかったり，睡眠中
に無意識のうちに唾液や鼻腔粘液などが気道に入っていく
現象が起こることがある。これを，**不顕性誤嚥**といい，嚥
下反射・咳反射の低下した高齢者に多くみられる。

口腔ケアによる口腔内の細菌数の減少は，誤嚥性肺炎の
発症率を抑制し（図10-7），摂食・嚥下機能の回復につな
がる。嚥下困難者では，誤嚥を防ぐ**とろみ調整食品**などが
利用されている。

■■ **3　高齢期の栄養アセスメント** ■▶

1. 臨床診査

自覚症状の聞き取り以外に他覚症状の評価，すなわち他人が症状を診ることが重要
となる。高齢になると自分の症状をうまく伝えられない場合や自分の症状を自覚しに
くいことが多い。その際に，他覚的所見の基本となるのが**バイタルサイン**である。バ
イタルサインは，「vital（生命）のsign（徴候）」，生きている証を意味し，生命にかか
わる最も重要，かつ基本的なことを表す。

一般的には，脈拍，呼吸，血圧，体温の4つの生体情報をさす。高齢者の場合，脈
拍の健常範囲はおおよそ毎分50～60回で，50回以下を徐脈，100回以上を頻脈とし
ている。呼吸は，深いか浅いかをみる。呼吸不全で浅い呼吸になっている場合には，
酸素を補うために回数が増える。成人で毎分15～20回であるが，呼吸数は年齢によ
って異なり，体位や精神状態などの要因によって変化する。高齢者の血圧は，診察室
血圧が140/90mmHg未満，家庭血圧が135/85mmHg未満がよいとされている。体温
では，1日のなかで温度差や個人差がある。また，年齢差もあり，高齢者では皮下脂
肪が薄く皮膚の熱伝導度が低いために，低い値になりやすい。

高齢者は個人差や年齢幅も大きいので，高齢者のふだんの様子（顔色や表情の良し
悪しなど）を把握し，目で見てわかる変化も重要なポイントとなる。

2. 身体計測

BMIは身体計測指標として最も汎用されているが，要介護者高齢者にこの指標を使
用するには問題がある。要介護高齢者では極度の亀背や筋肉，関節の拘縮のため**身長**
が測定できないケースがまれでない。身長は立位での測定が基本であるが，要介護高

齢者では立位保持の困難なケースが多い。立位保持ができたとしても，椎体の骨折や，関節腔狭小のため，成人時より明らかに身長の短縮が起こる。一方で，BMIが低いことはフレイルのリスクであるとされる。

　体重変動は高齢者の有効な栄養指標になるが，在宅療養中高齢者では体重さえ測れないまたは測っていないケースでは大きな問題点である。体重に代わりうる栄養指標としての身体計測項目として上腕周囲長，上腕三頭筋皮下脂肪厚，下腿周囲長などがある。これらの値は，生命予後などの予測因子となる。

3. 臨床検査

　高齢者によくみられる疾患と必要な検査を表10−2に示した。慢性疾患が多く，複数の合併症をもつとともに日常生活動作（ADL）が検査値に影響を与えるため留意する必要がある。基準値は，健康状態の把握，診療上重要な経過観察，治療効果，予後の判定において重要である。

表10−2　高齢者によくみられる疾患と必要な検査

組織・臓器	疾患	必要な検査
循 環 器 系	うっ血性心不全，虚血性心疾患 高血圧症，不整脈	血圧，眼底検査，心電図，超音波 HDL-C，LDL-C，TG，電解質，尿一般
呼 吸 器 系	肺炎，慢性閉塞性肺疾患，肺結核 肺がん	胸部X-P，肺機能，血液ガス
血液免疫系	多発性骨髄腫，悪性リンパ腫，骨髄・異形成症候群	血液一般，Hb，Ht，末梢血液像，骨髄穿刺
消 化 器 系	消化性潰瘍，胃食道逆流症， 薬剤誘発性消化器障害，悪性腫瘍	TP，ALB，ALT，ChE，γ-GT，腹部超音波 胃・腸 Ba-XP，便潜血，腫瘍マーカー
腎泌尿器系	慢性腎不全，前立腺がん	検尿，CRE，BUN，UA，電解質，PSP，腎盂 膀胱撮影，クレアチニンクリアランス，PSA
内分泌・代謝系	糖尿病，甲状腺疾患，高脂血症	尿一般，血糖検査，眼底，基礎代謝 脂質検査，UA，T3，T4，TSH，他ホルモン
運 動 器 系	骨粗鬆症，関節リウマチ	腰椎，関節X-P，血沈，CRP，リウマチ因子
精神神経系	脳血管障害，認知症疾患，パーキンソン病，鬱病	頸椎CT，脳波，知能検査，視力

（岡部紘明：医学検査の歩み，51，8，195，2005，一部表記改変）

　血清中の**総たんぱく質**（TP）と**アルブミン**（Alb）は栄養状態の指標となり，加齢とともに低下する。Albと**グロブリン**（Glb）の比（A/G比）も加齢とともに低下する。

　Albは，身体計測と並んで最も汎用されている栄養指標であるが，その解釈には十分に注意が必要である。3.5g/dL以下をカットオフ値として栄養スクリーニングの対象としている。病院や施設によりスクリーニングの対象となる値が少し異なるので，個人間変動が大きい場合はとくに注意が必要である。半減期が比較的長いため，栄養療法の介入を行ったとしても上昇を認めるには1か月以上の猶予が必要である。また，ADLが低下した多くの高齢者では，たとえ栄養状態がよくても血清アルブミン値が3.5g/dLに満たない例が多い。

　脂質は，青壮年期ごろまでは加齢とともに総コレステロール（TC），LDLコレステロール（LDL-C）は上昇し，女性は閉経後に増加するが，70歳以上では平均値として

は低下傾向を示す。**血糖値**は，加齢による変動は少ないが，耐糖能の低下は膵臓機能低下やインスリンレセプターの感受性変化による。**血中尿素窒素（BUN）**は加齢により徐々に上昇する。**クレアチニンクリアランス**は20歳代の成人に比べて50%も減少する。加齢により一般検査で上昇する項目にBUN，TC，LDL-Cであり，低下する項目には，総たんぱく質（TP），ヘモグロビン（Hb），尿酸（UA）などがあげられる。

4. 食事調査

　高齢化に伴って，65歳以上の夫婦のみで構成される世帯や高齢者のみの単独世帯が急速に増加している。食事調査法のうち，秤量記録法や24時間思い出し法は，高齢者には不向きである。高齢者の負担にならない簡易的な食品摂取頻度やその量を把握する**質問用紙による調査**は適している。また，家族形態，ADL，運動習慣の有無，健康度の自己評価（主観的健康観），口腔内の状況（歯の保存状況，咀嚼，口腔疾患など），供食の有無，食料品の買物の頻度，食事準備，市販惣菜や外食の利用頻度，および老研式活動能力指標調査などにおいて可能な範囲で評価し，身体計測や臨床検査項目との関連性をみることが望ましい。

4　高齢期における疾患

1. たんぱく質・エネルギー低栄養状態（PEM）

　PEMとは，**たんぱく質，エネルギーの栄養失調状態**（protein energy malnutrition）をいう。PEMは日常生活活動度の低下，主観的健康観の低下，感染症や合併症の誘発，平均在院日数の延長，医薬品使用の増大，余命の減少などをもたらす。
　PEMの栄養スクリーニング指標として最も有効なのは，**血清アルブミン**である。アルブミンは，血漿たんぱく質の約60%占め，内臓たんぱく質の割合をよく反映している。日本におけるPEMを呈する高齢者は病院外来通院者では約10%，地域在住自立高齢者では1%未満であり，自立して生活している高齢者のPEMの割合は低い。入院高齢患者では約30%，さらに在宅診療を受けている高齢者の32～35%にPEMが認められている。

2. フレイルとサルコペニア

　フレイルは老化に伴う種々の機能低下（予備能力の低下）を基盤とし，様々な健康障害を起こしやすい状態を指す。**体重減少，主観的疲労感，日常生活活動量の減少，身体能力**（歩行速度）**の減弱，筋力**（握力）**の低下**，のうち3項目があてはまればフレイルとし，1～2項目があてはまる場合はフレイル前段階と定義づけした。**サルコペニア**とは加齢に伴う筋力の減少，または老化に伴う筋肉量の減少を指す。
　サルコペニアの存在は，高齢者のふらつき，転倒，骨折，さらにはフレイルに関連

し，身体機能障害や要介護状態との関連性が強い。低栄養が存在するとサルコペニアにつながり，活力低下，筋力低下，身体機能低下を誘導し，活動度，消費エネルギー量の減少，食欲低下をもたらし，さらに栄養不良状態を促進するという**フレイル・サイクル**が構築される（図10－8）。

　高齢者のサルコペニア予防には十分なたんぱく質を摂取する必要性が指摘されている。良質なたんぱく質を毎食25～30g程度摂取するためには，理論上１日75g以上のたんぱく質を摂取することが必要であるとされている。このことから，日本人の食事

摂取基準（2020年版）ではたんぱく質の目標量は，フレイルとサルコペニアの発症予防を視野に入れて設定された。総エネルギーに占めるたんぱく質の％エネルギーは，65歳以上の目標量下限が15％となっている。

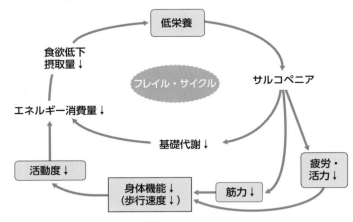

図10－8　フレイル・サイクル
〔厚生労働省：「日本人の食事摂取基準(2020年版)」策定検討会報告書, p.415, 2019〕

3. ロコモティブシンドローム

　ロコモティブシンドローム（運動器症候群: locomotive syndrome，略して**ロコモ**）は，運動器の障害による移動機能の低下した状態をいう。運動器は，身体活動を担う

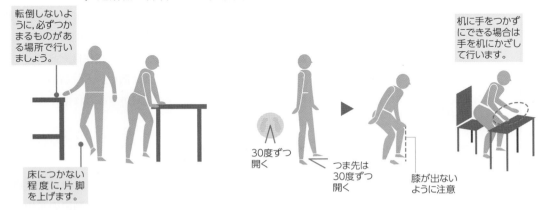

転倒しないように，必ずつかまるものがある場所で行いましょう。

床につかない程度に，片脚を上げます。

※左右１分間ずつ，１日３回行いましょう。

① **片脚立ち**
（バランス力をつけるロコトレ）

30度ずつ開く

つま先は30度ずつ開く

膝が出ないように注意

机に手をつかずにできる場合は手を机にかざして行います。

※深呼吸をするペースで，５～６回繰り返します。
１日３回行いましょう。

② **スクワット**
（下肢筋力をつけるロコトレ）

図10－9　ロコモーショントレーニング
（日本整形外科学会ロコモパンフレット2015年版より作成）

骨，関節，筋肉，靭帯，神経系などの組織・器官によって構成されている。それぞれに独自の機能があるが，密接に連動・連携して運動器としての役割を発揮している。ロコモ予防・改善の基本運動は，①足腰の筋力強化，②バランス力の強化，③膝，腰に過剰の負荷にならないこと，の3点である。この3点を満たし家庭でもできる方法（ロコモーショントレーニング，略してロコトレ）として，「開眼片脚立ち」と「スクワット」が推奨されている（図10－9）。

4. 転　倒

　転倒は加齢に伴い増加する。その原因には，身体的状況に関連した**内的要因**と生活環境に関連した**外的要因**に分けられる。内的要因は，筋力の衰え，バランス能力の低下，視野・視力の低下，感覚の低下，緊張や焦り，服薬状況などである。生活環境は，床の段差，床の障害物などがあげられる。**大腿骨近位部骨折**は最も高齢者に発生する骨折で，その平均年齢は80歳前後にある。寝たきりの原因や要介護状態になるリスクが高い。大腿骨近位部骨折の特徴は，骨粗鬆症による骨折への脆弱性の内在とともに転倒が加わって発生する。これを予防するには，筋力，バランス能力などの維持が必要である。転倒を予防するには，内的要因に対しては，筋力トレーニングやバランス運動などの総合的な運動，服薬管理，外的要因には環境整備（転倒しない環境づくり）などを行うことが必要である。

　高齢者において，血中25-ヒドロキシビタミンD濃度が25ng/mL未満であると身体機能の低下，筋力の減少，血中副甲状腺ホルモン濃度の上昇，転倒および骨折のリスクが高いことが報告されている。また，低ビタミンD状態は，フレイルの発症リスクになると結論づけられている。骨粗鬆症の予防と治療ガイドライン2015年版（日本骨粗鬆症学会ほか）では，10～20μg／日のビタミンD摂取量を推奨している（p.115，表9－11）。ビタミンDは，紫外線を浴びることにより皮膚でも産生される。サルコペニア，フレイルの予防には食事からのビタミンD摂取のほかに，適度な日光浴が有効な手段である。

5. 認　知　症

　認知症の代表的なものには，①高血圧や動脈硬化によって脳の血液の流れが障害され，神経細胞に十分な酸素や栄養が送られなくなることによる**脳血管性認知症**と，②神経細胞の変性による**アルツハイマー型認知症**と，③レビー小体という神経細胞にできる特殊なたんぱく質の増加による**レビー小体型認知症**がある。

　レビー小体型認知症の場合，幻視がみられることが多くなる。これは，後頭葉に血液が流れなくなることで，幻視を見るのではないかと考えられている。

　中高年期に多様な食品を摂取することは，認知機能低下リスクを抑制する。また，高齢者の体重減少と認知症は関連することが報告されている。

4　高齢期における疾患

6. 褥瘡

　褥瘡は身体の一部に持続的な圧迫が加わることにより，皮膚（表皮と真皮）・皮下脂肪組織・筋肉への酸素，栄養の補給が絶たれる虚血状態が続いた結果として起きる組織の壊死である。通常，健常な人は寝返りをうつことができるが，褥瘡が生じる患者は，睡眠中に限らず寝返りを含めた自発的な体位変換ができない状態にある。この原因として，運動知覚麻痺，意識障害などの存在がある。全身状態の悪化が褥瘡の発生に拍車をかける。この悪化には栄養不良，循環不全，貧血などが含まれる。発症しやすい部位は，仙骨部，坐骨結節部，大腿骨頭部，踵部である。

　褥瘡発生の際の全身状態の悪化の危険性を示すものとして，血清アルブミン値の低下（3.0g/dL以下），ヘモグロビン値の低下（11.0g/dL），体重減少（標準体重の8割以下）などがあげられている。褥瘡で欠損した皮膚やコラーゲンの生成に必要な栄養素は，たんぱく質，亜鉛，カルシウム，ビタミンAおよびビタミンCである。また，創傷部からの出血により貧血が起こると褥瘡は悪化するため，鉄を多く含む食品を摂取する必要がある。褥瘡の状態を，その深さ（D），浸出液（E），大きさ（S），炎症／感染（I），肉芽組織（G），壊死組織（N），ポケット（P）の7項目の点数に重み付け（R）を行って評価するスケールがある（DESIGN-R）。

7. 脱　水

　高齢者では，体液量，とくに細胞内液の減少，腎臓の濃縮力の低下，活動力の低下があげられる。また，口渇中枢の感受性の低下により喉が渇きにくくなる。水分の摂取が少なかったり，発汗や下痢で体液が体外に喪失すると，脱水になりやすい。脱水がきっかけで意識障害をきたしたり，基礎疾患の悪化を招くことがある。また，自覚症状が乏しく，初期に発見することがむずかしい。脱水を起こしやすい疾患は，脳血管障害，認知症，慢性呼吸器疾患，糖尿病，高血圧・うっ血性心不全，嘔吐，下痢，発熱，発汗を伴う疾患である。高齢者に多くみられる脱水は，**高張性脱水症**である。経口的な水分摂取量の不足や皮膚や肺からの不感蒸泄としてナトリウム（Na）以上に多量に水が失われた場合や，高血糖のときにみられる。これに対して，**低張性脱水症**は，主として下痢，嘔吐，瘻孔からの流出，発汗などで体液が失われ，Naを喪失することによって生じる。

　脱水を予防するためには1日に飲水として（食事に含まれる水分以外で）約1,000mL以上の水分摂取が必要である。水分の多い食品を摂取したり，お茶やスポーツ飲料などを少量ずつ何回かに分けて摂取することが望ましい。液体がむせてしまう場合には，とろみ調整食品でとろみをつけて摂取する。

5　高齢期の栄養ケア

1. 栄養・食習慣

　　高齢者の嗜好性や食習慣は長年にわたり形成されたものであり，簡単に変えることはできない。食欲の低下や摂取量の減少が起こっている場合には，少しでもおいしく食べられるように食べ慣れた食材や調理方法，好みの味つけにし，低栄養にならないようにする。とくに高齢者のみの世帯では，メニューがパターン化して食生活が単調化し，食事そのものへの関心が薄れるなどにより食欲の低下がみられる場合が多い。

2. 食を介したQOLの向上

　　食事は単に「食べる」，「栄養をとる」ということではなく生活の一部である。口から食べることは，生きる意欲にもつながる。低栄養を防ぎ十分に食べることは，要介護状態や重症化を予防し，ひいては高齢者のQOLの維持・向上，健康寿命の延長に寄与し，高齢者の自己実現を図ることになる。また，高齢者の尊厳を重視し，食べることへの支援は，栄養改善に留まることなく，自己実現をめざすことである。

3. 咀嚼・嚥下機能低下の栄養ケア

　　口腔乾燥症では食塊形成は著しく不良になり，また義歯不具合も増悪し，咀嚼困難となる。口腔乾燥は，サルコペニアと密接に関連している。嚥下機能や消化管に問題がない咀嚼困難者では，舌でつぶせる程度の食事は十分に経口摂取可能である。小さく刻んだり，やわらかく調理して食べやすくする。また，嚥下機能に問題があって

 口腔ケアとパタカラ体操

　　口腔ケアには，口腔清掃を目的とした**器質的ケア**と口腔周囲筋の運動など口腔機能の維持回復を目的とした**機能的ケア**がある。

　　口腔機能訓練のひとつとして，多くの介護現場で取り組まれているものに**パタカラ体操**がある。『パ』は，唇をしっかり閉じないと発音ができないため，唇を閉じるための運動になる。食事のときの食べこぼしが軽減される。『タ』は，舌を上顎に押しあてないと発音できない。食物を噛むときや飲み込むときには舌が上顎についていないとできないため，それらの動作に必要な筋肉を鍛えることができる。『カ』は，喉の奥に力を入れて喉を閉める。食物を食道へ運ぶためには，一瞬息を止め気管を閉める必要があるため，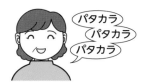スムーズに喉の奥に力が入るようになる。『ラ』は，舌を丸め舌先を前歯につける。食物を口腔内まで運び飲み込むために必要な舌の筋力を鍛える。それぞれを速く連続で6回発音し，最後に"パタカラ"を連続で3回発音する。

も，義歯不適合への対応や食物形態の工夫，口腔ケアを行うことによって可能な限り経口摂取を維持するべきである。一方，低栄養状態では，義歯を支持する口腔粘膜の脆弱化や口腔の筋萎縮によって疼痛が寛解しない場合が多い。その場合，食物形態のレベルダウン，補助栄養剤の使用，経口以外の栄養ルートの検討を行うことも重要である。

　現在，介護や医療の現場で一番多く使われているのは，キサンタンガムを主原料としたとろみ調整食品である。とろみ調整食品の種類は豊富であるが，利用者がより自然に食べられるものを選ぶことが大切である。

●参考文献●

・鎌田ケイコ，川原礼子：新体系看護学全集　老年看護学概論・老年保健，メヂカルフレンド社，2012
・中村耕三：日老医誌，**49**，393，2012
・増田正治：高齢者の難聴，日老医誌，**51**，1，2014
・笹野高嗣：歯科学報，**110**，6，794，2010
・日本老年医学会雑誌編集委員会：老年医学 update 2007-08，メジカルビュー社，2007
・瀬戸美江：日本調理学会誌，**40**，1，15，2007
・津村有紀：生活科学研究誌，**3**，47，2004
・日本歯科医師会：健康長寿社会に寄与する歯科医療・口腔保健のエビデンス，2015
・Holick MF. Sunlight and vitamin D for bone health and prevention of autoimmune diseases, cancers, and cardiovascular disease. *Am. J. Clin. Nutr.*, **80**, S1678, 2004
・厚生労働省：「日本人の食事摂取基準（2020年版）」策定検討会報告書，2019
・Paddon-Jones D., Rasmussen BB.：Dietary protein recommendations and the prevention of sarcopenia. *Curr. Opin. Clin. Nutr. Metab. Care.*, **12**, 86, 2009
・Kim HK, Suzuki T., Saito K., *et al.*：Effects of exercise and amino acid supplementation on body composition and physical function in community-dwelling elderly Japaneses sarcopenic women: a randomized controlled trial. *J. Am. Geriatr. Soc.*, **60**, 16, 2012
・介護・医療・予防研究会編：厚生科学研究所：介護・医療・予防研究会，高齢者を知る事典，厚生科学研究所，2004
・若林秀隆，藤本篤士：サルコペニアの摂食・嚥下障害，医歯薬出版，2012
・在宅チーム医療栄養管理研究会：在宅高齢者食事ガイド，第一出版，2014

スタディ　解答

1．×〔細胞内液の割合が減少する〕　　2．×〔日常生活動作（ADL）を評価する方法のひとつである〕
3．○　　4．×〔塩味の閾値の変化は苦味の閾値の変化より大きい〕　　5．×〔胃酸の分泌量は減少する〕
6．×〔血清アルブミン値が用いられる〕　　7．○　　8．×〔3.5g/dLをカットオフ値としている〕

運動・スポーツと栄養

◀ 概要とねらい ▶

　人が生きていくために必要な最低限の代謝を基礎代謝といい，これは呼吸や体温の維持などに使われるものである。また，人が安静にしている状態で必要なエネルギー代謝のことを安静時代謝と呼び，基礎代謝量の約1.2倍が安静時代謝量とされるが，これに日常生活活動や運動で使われるエネルギー消費量が加わっていく。運動には健康スポーツと競技スポーツがあり，トレーニング内容によってエネルギー消費量にはかなりの幅が生じる。

　そこで本章では，運動生理学領域から健康スポーツ・競技スポーツの特性を理解して，対象者が食事力をつけられるような栄養・食事面からのサポートのあり方を理解する。

スタディ　　正しいものに○，誤っているものに×を（　）に記入しなさい。

（　）1．習慣的な有酸素運動によって，安静時心拍数は低下する。
（　）2．習慣的な有酸素運動によって，収縮期血圧は上昇する。
（　）3．習慣的な有酸素運動によって，血清HDL-コレステロール値は低下する。
（　）4．習慣的な有酸素運動によって，インスリン感受性は増大する。
（　）5．習慣的な有酸素運動によって，筋肉のグルコース取り込みは増加する。
（　）6．筋肉のクレアチンリン酸は，短時間の運動で利用される。
（　）7．肝臓のグリコーゲンは，長時間の運動で減少する。
（　）8．糖新生は，長時間の運動によって抑制される。
（　）9．スポーツ選手の熱中症予防には，少量ずつこまめに飲水する。
（　）10．スポーツ選手の減量時には，除脂肪体重の減少を目指す。
（　）11．スポーツ性貧血の管理には，たんぱく質摂取が重要である。
（　）12．スポーツ選手の筋グリコーゲンの再補充には，脂質摂取が重要である。

1　運動・スポーツ時の生理学的特徴と代謝

1. 骨格筋とエネルギー代謝

（1）骨　格　筋

　すべての身体活動は，**骨格筋の収縮**によって行われている。骨格筋は**筋線維**の束が集まってできている。筋線維は筋原線維で構成され，さらに筋原線維はアクチンとミオシンから構成されている。この２つが作用し合って筋収縮が行われている。

　筋線維は主に赤筋と白筋より構成され，肉眼で見分けられる。赤筋はミオグロビンが多く，酸素や栄養素を運んでいる毛細血管が多い。赤筋は収縮速度の遅い遅筋に分類され，持久性に優れ，疲労が起こりにくい。白筋は速筋に分類され，収縮速度は速いが疲労しやすい（表11－1）。代表的な遅筋としては**ヒラメ筋**があり，また速筋は**長趾伸筋**や**眼筋**がある。

表11－1　骨格筋の収縮特性と筋線維動員の順序

筋線維タイプ	赤　筋 （ヒラメ筋など） 遅筋（Type Ⅰ）	白筋／赤筋 （腓腹筋，上腕三頭筋） 速筋（Type ⅡA）	白　筋 （長趾伸筋，眼筋） 速筋（Type ⅡB）
収　縮　速　度	遅い	速い	速い
収　縮　力	弱い	中間	強い
易　疲　労　性	疲労しにくい	疲労しやすい	疲労しやすい
運動選手とのかかわり	持久的運動選手に多い	中間	スプリント選手に多い
ミトコンドリア含量	多い	中間	少ない
解糖系酵素活性	低い	高い	高い
酸素系酵素活性	高い	高い	低い
グリコーゲン含量	少ない	多い	多い
トリグリセリド含量	多い	中間	少ない
筋線維動員の順序	Ⅰ型（軽い強度）　→	Ⅱa型（中等度）　→	Ⅱb型（高強度）

〔川野　因（医薬基盤・健康・栄養研究所監修，渡邊令子，伊藤節子，瀧本秀美編集）：健康・栄養科学シリーズ　応用栄養学　改訂第５版，p.272，南江堂，2015〕

（2）エネルギー産生

　身体活動は筋肉の収縮により行われ，筋肉収縮には**エネルギー**が必要である。このエネルギーは，アデノシン三リン酸（adenosine triphosphate；ATP）がアデノシン二リン酸（adenosine diphosphate；ADP）とリン酸に分解されることで産生される。

　ATPは血液中に含まれず，各臓器へのエネルギー供給源にはならないために，個々の臓器がATPを生成しなければならない。筋細胞内に存在するATPの量は少ないため，筋運動を続けるためには再合成をしなければならない。

　運動時の骨格筋では「３つの産生機構」からエネルギーが産生される。その機構には酸素を消費せずにエネルギーを産生する無酸素性エネルギー産生機構があり，これ

には非乳酸性エネルギー産生機構（ATP－CP系）と乳酸性エネルギー産生機構（解糖系）がある。

　一方，酸素を消費してエネルギーを産生する機構もあり，これは有酸素性エネルギー産生機構（TCAサイクル，電子伝達系）である。

　① **ATP－CP系**：筋肉中にはクレアチンリン酸（creatine phosphate；CP）が貯蔵されており，このCPを分解することでエネルギーが無酸素下で産生される。エネルギー供給速度は速いが，CPの貯蔵量が少ないために，この産生機構だけでは短時間しか運動を続けられない。

　② **解糖系（乳酸系）**：グルコースをピルビン酸や乳酸まで代謝することによってエネルギーを産生する。エネルギー供給速度はATP－CP系よりやや遅い。解糖系も無酸素状態でエネルギーは産生される。

　③ **有酸素性エネルギー産生機構**：エネルギー源となる栄養素を酸素を利用して，TCAサイクル（クエン酸サイクル）や電子伝達系においてエネルギーを産生する。エネルギー供給速度は最も遅いが，長時間のエネルギー供給が可能である。これらエネルギー産生機構の特徴を表11－2に，運動時間と各エネルギー供給機構との関係を図11－1に示した。

表11－2　エネルギー供給機構の特徴

ATP-CP（リン原質）系	乳　酸　系	有　酸　素　系
無気的	無気的	有気的
非常に速い	速い	遅い
化学燃料：CP	食物燃料：グリコーゲン	食物燃料：グリコーゲン，脂肪，たんぱく質
非常に限られた量のATP生成	限定された量のATP生成	無制限な量のATP生成
筋貯蔵量は限定	副産物の乳酸は筋疲労をひき起こす	疲労副産物をつくらない
スプリント走，他の高パワーの短時間運動に利用	１～３分間の運動に利用	持久走や長時間の運動に利用

（Edward L. Fox（朝比奈一男，渡部和彦 訳）：選手とコーチのためのスポーツ生理学，p.21，大修館書店，1993）

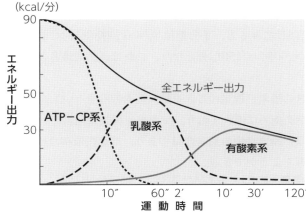

（Howald H., *et al.*: Energy stores and substrates utilization in muscle during exercise. In Landry F. and Orban W.A.R. *ed.*, 3rd international symposium on biochemistry of exercise. p.79, Symposia Specialists, Miami, 1978）

図11－1　最大運動時の各種エネルギー供給系の時間的関与の違い

1　運動・スポーツ時の生理学的特徴と代謝

（3）エネルギー供給とスポーツ種目

　短距離走や砲丸投げのような急激に瞬発力を必要とするハイパワー系競技では，速筋線維が動員され，速くエネルギーを産生するATP–CP系から供給されるが数十秒間である。中距離走やレスリングなどの瞬発力と持久性を必要とするミドルパワー系競技では，運動時間によってATP–CP系から解糖系，さらに有酸素系からエネルギーが供給される。ジョギングやマラソンのように，発揮する力は弱いが持続時間の長いローパワー系競技では，有酸素系からのエネルギー供給が中心である（表11－3）。

表11-3　エネルギー獲得機構からみたスポーツ種目

段階	運動時間	エネルギー供給機構	スポーツの種類（例）	パワーの種類
1	30秒以下	ATP–CP系	砲丸投げ，100m走，盗塁，ゴルフ，テニス	ハイ・パワー
2	30秒～1分30秒	ATP–CP系＋乳酸系	200m走，400m走，スピードスケート（500m，1,000m），100m競泳	ミドル・パワー
3	1分30秒～3分	乳酸系＋有酸素系	800m走，体操競技，ボクシング（1ラウンド），レスリング（1ピリオド）	
4	3分以上	有酸素系	1,500m競泳，スピードスケート（1,000m），クロスカントリースキー，マラソン，ジョギング	ロー・パワー

(Fox, 1979を宮下加筆，1988)

2. 運動時の呼吸・循環応答

　呼吸により生体が必要とする酸素を摂取し，エネルギー源となる栄養素を代謝して，二酸化炭素を排出している。呼吸量は運動強度，エネルギー消費量に比例している。また，呼吸量は肺の**換気量**に関係している。換気量の少ないときは，呼吸回数を増やすことで不足分を補っている。

（1）運動時の呼吸機能応答

　安静時では，1回の換気量は0.5L，1分間の平均的な呼吸数は16回くらいなので，換気量は8L（0.5L×16回＝8L）になる。**運動時**では，運動強度が高まると酸素摂取量や二酸化炭素排泄量が多くなり，これに対応するために1分間の呼吸数も50～60回に増加する。これを式にしてみると，1分換気量＝1回換気量×1分呼吸数であり，最大換気量は2.5L×60回＝150L/分となり，これは運動鍛錬者の値である[*1]。

　運動強度が最高に達したときの酸素摂取量のことを**最大酸素摂取量（$\dot{V}O_2max$）**という。この数値の高い者は，持久能力に優れており，マラソン競技に向いている。

　肺呼吸からみた酸素摂取量は，換気量中の酸素含量であり，酸素摂取率は約3％であるので，最大酸素摂取量を導くことができる。

　　＊1　**運動鍛錬者の最大換気量**：150L × 酸素摂取率3％ ＝ 4.5L/分 となる。

　日常，ジョギングなどの持久運動をしているときには会話をしながら運動をするこ

ともあるが、このときの運動は有酸素運動によってエネルギー供給が行われている。運動強度が高まるに伴い、有酸素運動によるエネルギー供給だけでは追いつかなくなる。そこで、有酸素性代謝に加えて無酸素性代謝によるエネルギーの供給が加わる。運動を実践しているときに会話ができなくなるターニングポイントである。このポイントのことを**無酸素作業閾値**（anaerobic threshold；AT）と呼び、このATの出現が遅い選手ほど、長時間の運動実践ができる。さらに、運動強度を高めると換気量中の二酸化炭素の割合が増加するポイントを代謝性アシドーシスに対する呼吸性補償作用点（respiratory compensation point；RCP）といい、体内が酸性となり、持続性の運動能力の限界である。

（2）運動時の循環機能応答

　1分間に心臓から全身に駆出される血液量を**心拍出量**、1回の心臓の収縮によって拍出される血液の量のことを**拍出量**と呼ぶが、心拍出量は、1回の拍出量×1分間あたりの心拍数で求められる。安静時拍出量が70mLで心拍数が60〜80拍/分とすると、70mL×約70拍＝4.9Lであり、約5Lの血液が体の全血液量として、1分間で循環していることになる。最大運動時には、1回の拍出量120mL、心拍数200拍/分とすると、その場合の血液の循環量は24L/分にもなる。

　また、安静時から運動強度が高まるときの循環応答は、図11－2の安静時および最大運動時の1回拍出量と心拍数が示すように、心臓からの1回の拍出量は、運動強度が40%ぐらいで上限に達する。その限界を補うために心拍数を増加させることによって、末端組織への酸素要求量に対応している。

　最高心拍数は簡易法として次式、220－年齢で求められるが、年代別・運動強度別の心拍数の算出は〔（220－年齢）－安静時心拍数〕×運動強度＋安静心拍数で求められる。

　【例】20歳で安静心拍数80拍の人の場合、50%の運動強度（50%ぐらいが健康運動の目安）の心拍数を求めるには〔（220－20歳）－80拍〕×50%＋80拍＝140拍。

　血液が送られている配分量は安静時では、肝臓25〜30%、腎臓20〜25%であり、脳15〜20%である。運動時では骨格筋に最大で80〜85%と多く配分されるため、内臓の配分率が激少する。

運動強度（HRR（%））

$$= \frac{運動時心拍数 － 安静時心拍数}{最高心拍数^* － 安静時心拍数} \times 100$$

$$= \frac{グラフのB}{グラフのA} \times 100$$

$$= \frac{130－60}{200－60} \times 100 = 50$$

＊最高心拍数＝220－年齢
（ここでは20歳の例）

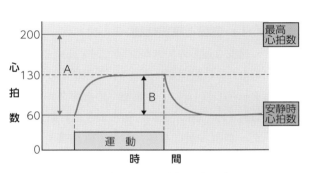

図11－2　カルボーネンの式による運動強度（HRR（%））の求め方

1　運動・スポーツ時の生理学的特徴と代謝

食事をしたときは内臓に多くの血液が配分され，消化・吸収を中心に使われている。食後すぐに運動を行うと，内臓に配分されていた血液が骨格筋部位に移動するため，消化・吸収率が低下するので，食後の運動には注意が必要である。

（3）体　　力

「体力」は身体的要素と精神的要素に分けられ，さらにそれぞれ，**行動体力**と**防衛体力**に分類される（図11-3）。

身体運動能力の向上のために行動体力が必要であり，実践することにより形態（体格）と機能，すなわち体力要素（筋力，敏捷性・スピード，平衡性・協応性，持久性，柔軟性）が向上していく。防衛体力は免疫系（温度調節や適応など）の健康度を高めることである。

精神的要素には，行動体力（意志，判断，意欲）と防衛体力（精神的ストレスに対する抵抗力）がある。一般者の健康運動や競技者の増強運動のベースとなる運動は，筋肉運動と持久運動の併用を実行することである。

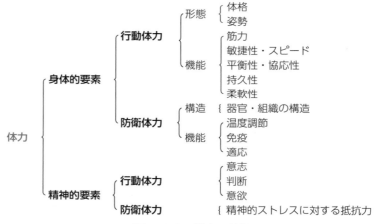

図11-3　体力の分類
（猪飼道夫編著：運動生理学入門，pp.143-149，杏林書院，1994）

（4）運動・トレーニングと体内代謝
1）運動と糖質代謝

適度な運動の実践が糖質代謝を高めることがよく知られており，糖尿病予防改善対策のために推奨されている。その理由のひとつが運動によってグルコーストランスポーター（GLUT4）による細胞への血中グルコースの取り込みが促進することである（図11-4）。現在，組織に糖を取り込む装置としては5種類のグルコーストランスポーターが明らかになっており，骨格筋や心筋，脂肪組織に存在するのがGLUT4である。GLUT4はインスリンにより細胞膜に作用して糖を取り込むインスリン依存性糖輸送機構と運動の実践により活発に機能するインスリン非依存性糖輸送機構がある。

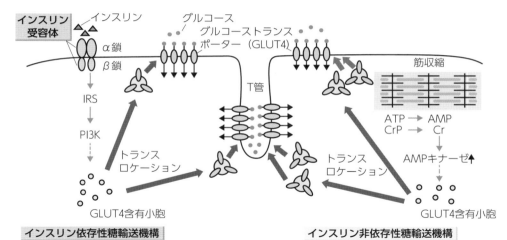

IRS：インスリン受容体基質，PI3K：ホスファチジルイノシトール –3– キナーゼ，CrP：クレアチンリン酸，
Cr：クレアチン

図11－4　骨格筋における糖輸送メカニズム
〔川野　因（医薬基盤・健康・栄養研究所監修，渡邊令子，伊藤節子，瀧本秀美編集）：健康・栄養科学シ
　リーズ　応用栄養学　改訂第5版，p.283，南江堂，2015〕

　とくに，筋収縮や心筋運動の実践により，AMPキナーゼが活性化することにより，
GLUT4が細胞表面に移動する。糖質代謝の向上や改善のためには，低強度な筋肉運
動とやや速歩きである4メッツ程度の持久運動を併用することで効果が高まる。

2）運動と脂質代謝

　持久運動により脂肪分解が促進し，エネルギー源として消費される。HDLコレス
テロールは，末梢組織から過剰なコレステロールを肝臓に運搬する働きがある。
HDLコレステロールは運動により増加・改善されるので，基準とされている血清中
40mg/dL未満の者は継続的な持久運動の実践により，増加させることができる。

3）運動と高血圧

　運動時の血圧は，運動強度の上昇に伴い1回の心拍出量とともに増加する。

　綱引きやバーベル等の重いものを持ち上げる競技や競い合う競技などの急激に高強
度の負荷がかかる運動では，血圧を急激に上昇させやすく，高血圧者には不向きな種
目である。

　一方，会話ができるなど自分のペースで行う歩行運動の実践は，あまり血圧を上昇
させない。これは，あまり増加しない心拍出量や交感神経系の抑制による末梢血管抵
抗の減少によるものである。

4）運動と骨密度

　長期間のベッドレスト（寝たきり状態）スタディや微小重力環境の宇宙に長期間滞
在した宇宙飛行士では，骨に対する力学的負荷が少なく，明らかな骨密度の低下が確
認されている。そのため，エルゴメーターやトレッドミル，バンジーゴム等の負荷運
動器具を用いて骨や筋肉に加重をかけることにより，骨，筋肉をより強固にでき，骨
粗鬆症の予防につながる。

自重負荷を用いた階段昇降や歩行の継続が骨塩量の増加に有効であることから，ダンベルなどの重りを負荷することで骨密度の増加が期待される。

5）運動と免疫

免疫機能の低下原因には，多種のストレスが関係してくる。高強度の運動実践が大きな要因にもなる。そのほか，高温・低温・高圧・低圧などの環境下で開催される競技大会出場時でも起こることである。体温との関連も大きく，低体温時では免疫力が低下して感染症の罹患リスクが高まる。運動選手では体温やアレルギー体質の有無などを加味して体調管理を行う必要がある。体内の免疫力を高める細胞の半分は小腸に分布しており，日ごろから小腸の働きを活性化するために三食の食事をしっかり摂取し，ヨーグルト類の乳酸菌飲料や発酵食品の摂取で小腸の環境が良好に保たれる。

6）心拍数と心拍出量

運動強度の増加に伴う心拍数と心拍出量との関係を図11－5に示す。

図のAの部分では，運動強度が増加するにつれて1回の拍出量は$\dot{V}O_2$maxの40％の強度までは上昇するが，それ以上は頭打ち状態である。

図のBの部分では，運動強度の増加に比例して心拍数も増加してくことにより血液中の酸素を全身へと送り込むことができ，運動が継続できる。すなわち，運動強度の増加に伴い酸素需要度への対応は，心拍出量ではなく，心拍数で対応している。

7）運動強度について

前述では，運動強度は安静時心拍数と年齢を用いた簡易式で求めたが，最大運動強度の約50％の運動強度が健康の維持・増進に適した運動の目安とされている。

8）筋 肉 強 化

筋肉の強化法として，①筋肉を収縮する筋収縮力，②筋肉収縮時に出す瞬発力，③持続して出す持久力などがある。これらの筋力を高めるには，**等尺性運動**と**等張性運動**，**等速性運動**を組み合わせて行う。

① **等尺性運動（アイソメトリック）**：筋肉の衰えを防ぐのを目的として静的に筋肉に対して一定の力をかける。実施種目としては，スクワットや腹筋，腕立て伏せなどである。

② **等張性運動（アイソトニック）**：筋肉の増強法で筋肉に適度から強度の負荷をかけ，筋力のパワーアップや持続力向上を目的とする。実施種目としては，バーベルやダンベル，ウエイトリフティングなどである。

③ **等速性運動（アイソキネティック）**：関節の運動速度を一定にし，等尺性収縮と等張性収縮の両方の利点を生かした運動で，常に最大の力を出した状態で可動域の端から端までを動かす運動である。

トレーニングによる筋肉の適応（図11－6）では，13歳女子10名についてトレーニングにより筋断面積と筋力の増加過程を観察すると，トレーニング開始から20日目では断面積に目立った変化はみられないものの筋力は増加した。

40日目，60日目とトレーニング日数が経過すると筋力より筋断面積が増加し，筋肉トレーニングの効果を高めるには持続的に行う必要がうかがわれた。

図11-7は，異なったトレーニング様式による筋肉トレーニングの効果を示したものである。ボディビルダーのように筋肉を大きくみせる**筋断面積**を増やす場合には，中強度・高回転のトレーニングを，ダンベル競技選手のように**筋肉の力**を高めたい場合には高強度・低回転のトレーニングが適している。

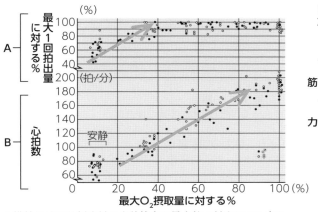

＊横軸に示すO₂摂取量は当該検者の最大値に対する％で表されている。23人中12人は"100％"を示している。本測定は座位で行われた。

図11-5　安静時および運動時の最大1回拍出量に対する％および心拍数

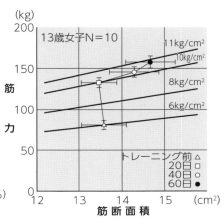

図11-6　トレーニングに伴う筋断面積と筋力の変化
（福永哲夫編著：ヒトの絶対筋力，pp.182–227，杏林書院，1978）

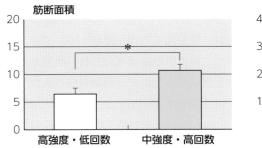

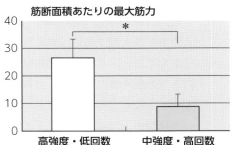

図11-7　筋力トレーニングにおける負荷様式の違いが筋断面積，最大筋力，筋持久力に及ぼす影響
（原出典　崔　鳥淵ほか：体力科学，47，1，119-129，1988　より伊藤作図）
〔伊藤信之（金子佳代子ほか編著）：改訂環境・スポーツ栄養学，p.116，建帛社，2013〕

2　運動・スポーツと栄養ケア

1. 運動の健康への影響（メリット，デメリット）

健康づくり運動を継続的に実践することにより，体力の経年的な低下を低減できる。

図11-8は20歳の体力年齢を100％にしたときの加齢による変化を示している。体力要素では，①握力，②全身反応時間，③反復横跳びで70歳時には40％の低下に

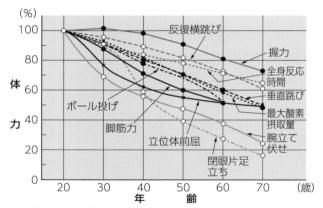

(注) 20歳の体力を100としてそれぞれの年齢の体力を
相対値で示した。

図11−8　体力の加齢変化
(池上晴夫：運動生理学, p.99, 朝倉書店, 1995)

収まっている。とくに，体力要素の加齢による影響を受けやすいのは，①閉眼片足立ち，②腕立て伏せであり，70歳時には25%以下に低下していた。

　宇宙での無重力環境に長時間滞在した宇宙飛行士は，地球に帰還後ストレッチャーや車いすがないと地球の重力に対応できない。すなわち，筋肉トレーニングをする場合，抗重力筋である骨格筋の維持が重要になる。

(1) 最大酸素摂取量

　最大酸素摂取量（$\dot{V}O_2max$）とは，単位時間あたりに体内に取り入れることができる酸素の最大量である。酸素摂取量は運動強度が増すに伴い増加していくが，ある強度までくると，それ以上運動強度を上げても酸素摂取量は増加しない状態となる。このときの酸素摂取量のことである。運動を継続するために，酸素を取り入れてエネルギー源となる栄養素を代謝してエネルギーを供給している。よって，$\dot{V}O_2max$が高いほど運動能力は高くなる。とくに，$\dot{V}O_2max$が高いと全身持久性に優れるので，全身持久力の指標として利用されている。持久性を必要とするマラソン競技者では$\dot{V}O_2max$は非競技者に比べて高い。

(2) メッツ (METs)

　安静時の代謝は，椅子での座位状態時に測定されたエネルギー量を1メッツとしている。立つ場合は座位の2倍の活動であり2メッツ，歩く場合は座位の3倍の活動であるから3メッツと各日常生活活動や運動時における活動量を数値化して示したものである。基本になる1メッツでは，3.5mLの酸素を摂取しており，1kcalのエネルギーの消費に相当する。

　呼気ガス中の摂取酸素と排出二酸化炭素の比率から呼吸商（RQ）を求めることができる。

（3）呼 吸 商

呼吸商（respiratory quotient；RQ）とは，呼吸時における摂取酸素量に対する排泄二酸化炭素量の割合（CO_2/O_2）を示した値である。この値を知ることによってエネルギー源栄養素となる糖質，脂質，たんぱく質の燃焼割合を推定できる。糖質のみが燃焼するとRQは1.0であり，脂質では0.7，たんぱく質では0.82である。よって，RQが高くなると糖質が多く燃焼し，RQが低くなると脂質が多く燃焼したことが推定される。

2. 健康づくりのための身体活動指針

ライフステージに応じた健康づくりのための身体活動（生活活動・運動）を推進することで健康日本21（第二次）の推進に資するよう，「健康づくりのための運動基準2006」を改定し，健康づくりのための身体活動基準2013を策定した（表11－4）。

変更項目は，以下のとおりである。

① 「運動基準」から「身体活動基準」に名称を改めた。

② 従来の糖尿病・循環器疾患等に加え，がんやロコモティブシンドローム・認知症が含まれることを明確化（システマティックレビューの対象疾患に追加）した。

③ 子どもから高齢者までの基準を検討し，科学的根拠のあるものについて基準を設定した。

④ 保健指導で運動指導を安全に推進するために具体的な判断・対応の手順を示した。

⑤ 身体活動を推進するための社会環境整備を重視し，街づくりや職場づくりにおける保健事業の活用例を紹介している。

表11－4 健康づくりのための身体活動基準2013

血糖・血圧・脂質に関する状況		身体活動（生活活動・運動）		運 動		体 力（うち全身持久力）
健診結果が基準範囲内	65歳以上	強度を問わず，身体活動を毎日40分（＝10メッツ・時/週）	今より少しでも増やす（例えば10分多く歩く）	―〔世代共通の方向性〕	運動習慣をもつようにする（30分以上の運動を週2日以上）〔世代共通の方向性〕	性・年代別に示した強度での運動を約3分間継続可能
	18～64歳	3メッツ以上の強度の身体活動を（歩行又はそれと同等以上）毎日60分（＝23メッツ・時/週）		3メッツ以上の強度の運動を（息が弾み汗をかく程度）毎週60分（＝4メッツ・時/週）		
	18歳未満	―【参考】幼児期運動指針：「毎日60分以上，楽しく体を動かすことが望ましい」		―		
血糖・血圧・脂質のいずれかが保健指導レベルの者		医療機関にかかっておらず，「身体活動のリスクに関するスクリーニングシート」でリスクがないことを確認できれば，対象者が運動開始前・実施中に自ら体調確認ができるよう支援した上で，保健指導の一環としての運動指導を積極的に行う。				
リスク重複者又はすぐ受診を要する者		生活習慣病患者が積極的に運動をする際には，安全面での配慮がより特に重要になるので，まずかかりつけの医師に相談する。				

〔厚生労働省：健康づくりのための身体活動基準2013（概要）より〕

1）18〜64歳を対象とした基準

【身体活動】　強度が3メッツ以上の身体活動を23メッツ・時/週行う。具体的には歩行と同等以上の強度の身体活動を毎日60分行う。

【運　　動】　強度が3メッツ以上の運動を4メッツ・時/週行う。具体的には息が弾み汗をかく程度の運動を毎週60分行う。

2）65歳以上を対象とした基準

【身体活動】　強度を問わず，10メッツ・時/週行う。具体的には横になったままや座ったままにならなければどんな運動でもよいので，身体活動を毎日40分行う。

3）全世代に向けて

現在の身体活動を少しでも高めるために，プラス10（プラス・テン：今より10分多く体を動かそう）が推奨され，地域や職場などでもプラス10運動が推進されている。高齢者や運動不足者では，無理のない身体運動の実践をめざす。運動実践の利点は，体脂肪量の減少，インスリン抵抗性や高血圧症の改善，HDLコレステロールや骨塩量，筋肉の増加などからロコモティブシンドロームの改善にもつながる。

なお，健康づくりのための身体活動基準2013の実践のために「健康づくりのための活動指針（アクティブガイド）」が示されている。

さらに，健康日本21（第二次）の身体活動・運動の分野の2022年の目標値において，20歳以上で，今より1,500歩の歩数を増やすことで，生活習慣病の発症と死亡リスクが2％減少となるとされる。また，今より運動習慣の割合を10％増やすことで，生活習慣病の発症と死亡リスクが1％減少できるという報告がある。

超高齢社会における栄養問題では，健康寿命の延伸と介護予防が注目される。日本人の食事摂取基準（2020年版）では，策定目標に高齢者の低栄養・フレイル予防があげられており，食事摂取基準を用いたフレイル予防の啓発普及が急務である。年代区分ごとに目標として定められているBMIの基準範囲も，「70歳以上」から「65〜74歳」，「75歳以上」へと細分化された。とくに，高齢者や女性では注意が必要であり，範囲を逸脱しないように気をつけることが重要である。フレイル（frailty，虚弱）状態に陥り，生理的予備機能低下によるストレスに対する脆弱性が亢進し，機能障害や要介護状態になるおそれがある。老化から筋肉量が減少し，サルコペニアにも陥りやすい。サルコペニアは握力や歩行・バランス面などの低下が起こり，転倒や活動度の低下につながり要介護状態になりやすい。日ごろから適度な運動を継続し3食をしっかり食べ，良好な栄養状態を確保することが必要である。

さらに，日本人の食事摂取基準（2020年版）では骨の形成を助けるカルシウムの吸収を促すビタミンDの目安量は18歳以上で8.5μg/日へと増加されたが，第2章で述べたように，日照による皮膚でのビタミンDの産生を考慮し，フレイル予防だけでなく全年齢区分を通じて，適度な日光浴を心がけることが大切である。

3. エネルギー産生栄養素の摂取

（1）糖質（炭水化物）

　高糖質食の摂取は，日ごろのトレーニングによって筋肉や肝臓，血液のエネルギー源であるグリコーゲンを多く消費する選手には重要である。持久力と筋肉や肝臓・血液中のグリコーゲン蓄積量とは高い相関が認められている。

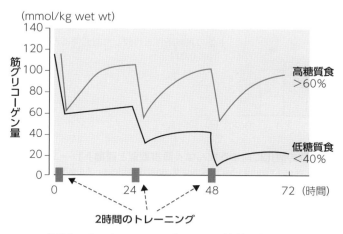

(mmol/kg wet wt)

図11－9　トレーニングにおける糖質の必要性

（原出典　Costill DL *et al.* : Nutrition for endurance sport; carbohydrate and fluid balance. *Int J Sports Med*, **2**-14, 1980）

（金子佳代子ほか編著：改訂環境・スポーツ栄養学, p.161, 建帛社, 2013）

　図11－9に示すように，普段のトレーニングにおいて十分な高糖質の食事（60%以上）の摂取は，低糖質の食事（40%以下）よりも筋肉のグリコーゲン量の回復が速い。

　とくに糖質摂取が要求される運動種目は中等度の持久力運動であり，競技時間としては90分以上のマラソンやトライアスロンなどである。

　選手にとってグリセミック指数（glycemic index；GI）の高い食品を適時に摂取することが望まれる。GIとは食品の糖質50gを摂取した際の血糖の上昇度合いを，グルコースを100とした場合の相対値である。この数値が高い食品を摂取するとインスリン分泌が亢進され，細胞に多くの糖が吸収され，運動時等で多くのエネルギー源となる。一方，空腹時のとり過ぎは，インスリンショックによる低血糖発作による運動能力低下につながるので注意する。GIの高い食品例としては，おにぎり，力うどん，丼ご飯，あんパン，バナナ，オレンジジュース，ドラ焼きなどがある。

　糖質の摂取目標量は，練習内容や競技内容によって変わるが，2003年のIOC（国際オリンピック委員会）発表のアスリートの栄養摂取について，筋肉・瞬発系のアスリートは6g/kg体重であり，持久系アスリートは7～10g/kg体重の摂取が推奨されている。

（2）たんぱく質

　IOC報告のたんぱく質摂取の目安は，筋力・瞬発系のアスリートは1.7～1.8g/kg体重/日であり，持久系のアスリートは1.2～1.4g/kg体重/日とされている。日本人の食事摂取基準（2020年版）における一般成人では約1.0g/kg体重/日である。たんぱく質摂取量が多いと全身のたんぱく質合成量は非運動群に比べ，運動群で高くなっている（図11－10）。ただし，継続的な2g/kg体重/日以上の過剰摂取は腎臓障害，肝臓障害をもたらすおそれがあるので注意が必要である。よって，目的とするト

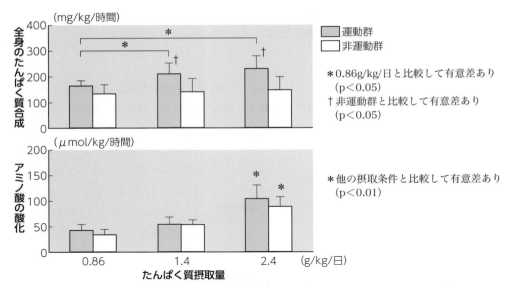

図11-10　たんぱく質合成およびアミノ酸の酸化に対するたんぱく質摂取量と運動トレーニング
(Tamopolsky MA, *et al*.:Evaluation of protein requirements for trained strength athletes. *J Appl Physiol*, **73**, 1986-1995, 1992)

レーニングに合った適正量のたんぱく質を摂取することが大切である。また，運動後のリカバリーも重要であり，体力の回復や筋肉の疲弊を防ぐべきである。そのためには，糖質の十分な摂取と良質たんぱく質（アミノ酸スコアの高い）食品を多く摂取すべきである。食品例として卵，肉類，魚，牛乳・乳製品，豆腐などである。

（3）脂　　質

　脂質は脂質エネルギー比にして25〜30％を目安とするが，体重の減量や増量などの目的に合わせて調整する。

4．水分と電解質補給

（1）水　　分

　人体の１日の水分摂取量と排泄量の出納（表11-5）は約2,500mLでバランスが保たれている。運動時にはこれ以上に水分補給を行わないと脱水が進み，**熱中症**を引き起こす。脱水時の自覚症状は口腔が乾く，発汗量が増す，尿量は少なく濃い色で臭気の強い尿，脱力感や足がつるなどである。体内水分の２％減少により口渇感が現れ，２％以上の減少になると運動実践に支障をきたしてくる（図11-11）。

　日本体育協会は運動強度と水分補給量の目安を示している（表11-6）。この目安では運動前にコップ１〜２杯（250〜500mL）の水分を補給し，持続時間が１時間以内の場合は500〜1,000mL，１〜３時間の運動では１時間あたりにつき500〜1,000mLを摂取し，３時間以上続く運動では１時間あたりにつき塩分の入った500〜1,000mLの水分を補給することを推奨している。これらはあくまでも目安であり，

環境条件や個人の状況により変わるものである。運動期間中の体重変化や尿量，尿の色彩変化によって水分の出納バランスを知ることができる。

表11-5　体内への1日の水分摂取・排出量

摂取・産出量		排　出　量	
飲　料　水	1,200mL	尿	1,400mL
食物の水分	1,000mL	便	100mL
代　謝　水	300mL	汗	700mL
		呼　気	300mL
合　計	2,500mL	合　計	2,500mL

〔小林修平，樋口　満編著（日本体育協会スポーツ医・科学専門員会監修）：アスリートのための栄養・食事ガイド，p.83，第一出版，2014〕

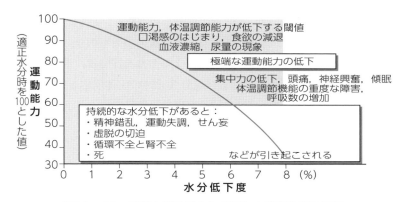

図11-11　症状と運動能力から見た水分喪失度の予測

（木村修一，小林修平監訳：最新栄養学第7版，Chapter 10，水分，pp.96-105，建帛社，1997）

表11-6　暑熱環境下での運動強度と水分補給

	運　動　強　度		水分摂取量の目安	
運動の種類	運動強度（最大強度の%）	持続時間	競　技　前	競　技　中
トラック競技 バスケット サッカーなど	75〜100%	1時間以内	250〜500mL	500〜1,000mL
マラソン 野球など	50〜90%	1〜3時間	250〜500mL	500〜1,000mL／1時間
ウルトラマラソン トライアスロンなど	50〜70%	3時間以上	250〜500mL	500〜1,000mL／1時間 必ず塩分を補給

注意
①環境条件によって変化しますが，発汗による体重減少の70〜80%の補給を目標とします。気温の高い時には15分〜20分ごとに飲水休憩を取ることによって，体温の上昇が抑えられます。1回200〜250mLの水分を1時間に2〜4回に分けて補給してください。
②水の温度は5〜15℃が望ましい。
③0.1〜0.2%の食塩と3〜6%程度の糖分を含んだものが有効です。運動量が多いほど糖分を増やしてエネルギーを補給しましょう。
（日本体育協会：スポーツ活動中の熱中症予防ガイドブック，日本体育協会，p.16，2006）

（2）電　解　質

　暑熱環境での運動時に水分だけを多く飲むと，血液は希釈され，体内のナトリウム濃度が低下して低ナトリウム血症（ナトリウム濃度135mEq/L以下）を引き起こしやすくなる。低ナトリウム血症では全身倦怠感，頭痛，嘔吐，下痢などの症状を起こす。長時間のマラソン競技で低ナトリウム血症による死亡例もみられている。予防には適切な組成と量のドリンクを適切なタイミングで補給する必要がある。通常の発汗時における水分補給量は，発汗量に等しい量を摂取することが目安である。水分損失量は運動前後の体重測定により求められる。運動後２kgの体重減少であれば２L（体重70kgの２kg減少は約2.9％脱水）の水分損失となり，運動中の水分補給量は２Lとなる。運動中の体重減少が２％以上になると，運動能力や体温調節機能は低下してくるので，予防のためにも上手な水分補給は大切である。細胞内外に含まれている主な電解質はNa，K，Ca，Mg，Clなどである。運動時，発汗により体温調節が行われているが，多量の発汗ではこれら電解質の排泄も多くなる。とくにNaは細胞外液に多く含まれているため，発汗の増加にともなって多量の損失を招き，筋肉収縮や神経伝達に悪影響を及ぼす。暑熱環境下での運動による多量発汗では，水分の補給とともに電解質の補給は必須である。水分および塩分欠乏時の生体反応と症状を図11−12に示した。水分や塩分欠乏によって熱痙攣や熱疲労を生じる。

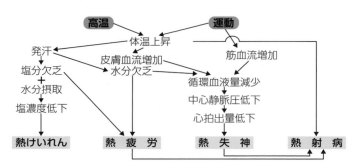

図11−12　暑熱環境下での運動時の生体反応と熱中症
（森本武利：地球環境，2，2，200，1998）

5. スポーツ性貧血

　スポーツ活動時に発現する貧血をスポーツ性貧血または運動性貧血という。その発生原因により，希釈性貧血，溶血性貧血，鉄欠乏性貧血に分類される。
　希釈性貧血はトレーニングを重ねることで血漿量が増加し，血球濃度が低下する。すなわち，相対的に赤血球数，ヘモグロビン濃度，ヘマトクリット値が低くなる貧血であり，「見かけの貧血」とも呼ばれる。血液の粘性を低くし，血液の流れを円滑にすることで酸素運搬能力を高め，トレーニングへの適応を行っている。
　溶血性貧血は過度のランニングでみられる足底への物理的衝撃が原因となり，多くの血球が破壊される血管内溶血である。

鉄欠乏性貧血はスポーツ選手の貧血のなかで最も発生頻度が高い。鉄はヘモグロビンの重要な構成成分であるため，体内鉄不足は必要十分なヘモグロビン合成がなされなくなる。

ヘモグロビンの減少は酸素運搬能力の低下となり，持久的運動能力の低下につながる。血液ヘモグロビン値を健常範囲に保つことは重要である。ヘモグロビン合成材料のたんぱく質，鉄を十分に供給するためには，ヘム鉄を多く含んだ獣鳥肉類，魚介類や海藻類などを多く摂取することである。また，非ヘム鉄の吸収を促進するビタミンCを多く含む柑橘類，野菜類の同時摂取も大切である。血液ヘモグロビン値10g/dL以下の選手については鉄強化食品等の一時的使用を考慮してもよい。鉄欠乏の進行は，肝臓などに貯蔵されている貯蔵鉄（フェリチン）が減少し，次に血清鉄（トランスフェリン）が減少してくる。潜在的な欠乏状態においても運動能力は低下する。これ以上の鉄欠乏の進行は血色素（ヘモグロビン）の低下となり，鉄欠乏性貧血状態となる。

近年，低酸素状態にある高地でのトレーニングが持久走の選手などによって実施されている。長期間高地に滞在し，トレーニングを積むことにより低圧，低酸素状態の環境に体が馴化し，血中エリスロポエチン濃度の上昇により赤血球合成能力が高まり，ヘモグロビン値が増加する。このことは競技能力の向上につながる。高地トレーニングにおいて，ヘモグロビン値が増加し，安定する期間は3〜4週間を必要とする。

6. 食事内容と摂取のタイミング

普段の食事が競技種目や練習内容に適しているかを精査することは重要である。摂取した糖質をエネルギー源として体にためるのは，主に骨格筋と肝臓である。より多くのエネルギー源を蓄積するために筋肉量を増やす必要がある。

（1）糖質（炭水化物）

トレーニング後では主要なエネルギー源は枯渇するため，練習後できるだけ速いタイミングでの栄養補給が必要である。糖質の摂取タイミングはグリコーゲンの貯蔵と関連し，練習終了後6時間以内にとることが勧められている。体調不良や心理的側面から食欲減退がない限り，食べやすい形での迅速なグリコーゲン源の摂取が望ましい。また，クエン酸を同時摂取することが，運動後のグリコーゲンの回復に有効であることが報告されている。

1）試合前日までの糖質摂取法

グリコーゲンローディング法は，運動実施時間が1時間以上，または走行距離が20km以上の運動種目の選手に対して行うことで，持久力の向上をめざすものである。

古典的な方法（図11−13）は，競技1週間前に激しいトレーニングを行って筋グリコーゲンを枯渇させ，前半の3日間は高脂質・高たんぱく質食で，1日あたりの糖質摂取量を60〜100gの低糖質食にし，次の3日間は1日あたり糖質摂取量を500〜600gとし，全エネルギー量の70％以上が糖質である高糖質食に切り替える。この方

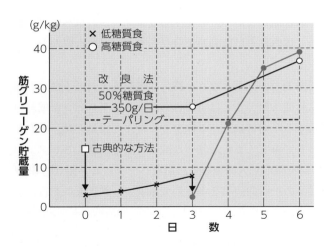

図11-13 古典的グリコーゲンローディング法と改良法による筋グリコーゲン貯蔵状況

(原出典 Sherman WM, *et al.*: Effect of exercise-diet manipulation on muscle glycogen and its subsequent utilization during performance. *Int.j.sports Med*, **2**, 114-118, 1981)
(金子佳代子ほか編著: 改訂環境・スポーツ栄養学, p.146, 建帛社, 2013)

法では, 厳しい糖質の制限やハードなトレーニングからのストレスによる下痢や体調の不具合などが起こる場合もある。

　そのため, 現在では選手の体への負担の少ない改良法が用いられている。試合前3日間は糖質を約350g含む混合食にして, 後半では70%高糖質食とする方法で, 古典的な方法と同等な筋グリコーゲン量の確保ができる。

2）試合当日の糖質摂取法

　① **試合2～3時間前**：消化がよく脂肪の少ない献立を選ぶとよい。うどんやパスタなど糖質含量の多い食品がよい。さらに, **試合1時間前**にはもっと消化によいおじやや, おかゆ, バナナなどが理想であり, **試合直前**では糖質主体のスポーツドリンクを飲用する。

　② **試合中の糖質摂取法**：試合時間が1時間以内であれば, 糖質の補給は個人のスタミナに応じて調整すればよいが, 1時間を超える競技では30～60gの糖質を摂取する必要がある。運動種目や実践の強度に応じて, 食べやすく吸収のよいものを選択することが重要である。①糖飲料や糖ゼリーの補給, ②糖タブレットの摂取, ③バナナの摂取などである。マラソン等の持久競技では30km前後にスタミナが切れることが多いので, 15kmや20kmからの糖補給が必要不可欠である。

　③ **試合後の糖質摂取法**：試合後の食事は, 疲労回復と消費したエネルギー補充, 消耗した筋肉の復旧, 活性酸素の除去と水分補給のために, 速やかに糖質を多く含んだ果汁100%のオレンジジュースやバナナ, おにぎりやカステラ, たんぱく質を多く含んだ牛乳やゆで卵を補給し, その後に糖質＋たんぱく質＋抗酸化物質（ビタミンなど）の摂取に定食や鍋物を摂取すると, グリコーゲンの回復も効率よく行われる。糖質の摂取タイミングとグリコーゲンの貯蔵では, 試合終了直後に糖質を摂取したほうが, 試合終了2時間後に摂取したときと比べて筋グリコーゲンの回復は速い。

7. 運動時の食事摂取基準

　日本人の食事摂取基準（2020年版）では, BMIにより日々の体重変化をトレンドグ

ラフで観察することにより，食事摂取の過不足を知ることができる。

　体重測定は，毎日同じ条件での測定が望ましく，起床後の排尿・排便，食事摂取なし，同じ重さの服装など測定条件を揃えることが重要である。

　日本人の食事摂取基準（2020年版）の推定エネルギー必要量の算出は，基礎代謝量（kcal/日）×身体活動レベル（PAL）で求められる。国立スポーツ科学センター（JISS）では，種目系分類別PALを算出しており，持久系・瞬発系・球技系のオフトレーニング期では1.75，その他は1.50，通常練習期では持久系が2.50，瞬発系・球技系が2.00，その他が1.75である（表11－7）。

　選手が年間を通して，練習計画を立てるときには期分け別のエネルギーの消費量を算出することが求められる。安静時代謝を基準としているメッツ（METs）に対して各運動の活動強度が何倍に相当するかを数値化している（表11－8）。

　メッツは，総エネルギー消費量/安静時代謝量で示される。

　1メッツは，1分間に3.5mL/kg/分の酸素を消費し，酸素1Lでは約5.0kcalのエネルギー消費に換算でき，1メッツ・時では，3.5（mL/kg/分）×5（kcal/1,000L）×60（分）＝1.05（kcal/kg/時）になる。体重50kgの女性が4メッツの運動をすれば，50（kg）×4メッツ×1.05（kcal/kg/時）＝220（kcal）になるが，実際に運動を実践して減量計画を立てる場合には，メッツから安静時代謝の分を除く必要があるため，50（kg）×（4－1）メッツ×1.05（kcal/kg/時）＝165（kcal）である。

計算式：

　エクササイズ（メッツ・時）× 体重（kg）× 1.05（kcal/kg/時）－ 安静時代謝量（kcal）

　アスリートの栄養素摂取基準については，日本人の食事摂取基準（2020年版）をベースとして選手の体格や年齢，トレーニング内容や量，時期により増減していくことが望ましい。

　エネルギー源となるエネルギー産生栄養素バランスでは，アスリートの場合はたんぱく質エネルギー比15〜20%，脂質エネルギー比25〜30%，炭水化物エネルギー比55〜60%を充足することが望ましい。競技特性により練習などで，スタミナをつけるために炭水化物のエネルギー比を70%以上に増やしたり，筋肉を増強するためにたんぱく質のエネルギー比を20%以上に増したりするような場合もある。エネルギーの消費が高い種目などでは，エネルギー指示量も高く設定されることになり，その値を賄うための献立作成時には脂質のエネルギー比が30%を超えてしまうこともある。実際には食品の素材選びや調理時の工夫などで，脂質のエネルギー比が過度に上昇しないようにする。

　一般的に選手にとって必要な基準を満たすには，実際の料理を選んで食べる能力を養うことが重要である。日ごろから3食に，主食，主菜，副菜，牛乳・乳製品，果物を揃えるようにする。さらに，食品は赤色・橙色・黄色・緑色・紫色・白色・黒色など多彩な色を揃えることで食欲もわき，抗酸化物質を含む食品の摂取もできる。

　具体的な摂取法を理解するためには，コマのイラストで描いた「食事バランスガイ

表11-7　種目系分類別身体活動レベル*

種目カテゴリー	期　分　け	
	オフトレーニング期	通常練習期
持久系	1.75	2.50
筋力・瞬発力系	1.75	2.00
球技系	1.75	2.00
その他	1.50	1.75

* 　身体活動レベル：1日の消費エネルギー量が基礎代謝量の何倍にあたるかを示す数値。

〔小清水孝子ほか（樋口　満編著）：新版コンディショニングのスポーツ栄養学, p.20, 市村出版, 2007〕

表11-8　生活活動および運動のメッツ（METs）表（3メッツ以上）

メッツ	3メッツ以上の生活活動の例
3.0	普通歩行（平地, 67m/分, 犬を連れて）, 電動アシスト付き自転車に乗る, 家財道具の片付け, 子どもの世話（立位）, 台所の手伝い, 大工仕事, 梱包, ギター演奏（立位）
3.3	カーペット掃き, フロア掃き, 掃除機, 電気関係の仕事：配線工事, 身体の動きを伴うスポーツ観戦
3.5	歩行（平地, 75〜85m, ほどほどの速さ, 散歩など）, 楽に自転車に乗る（8.9km/時）, 階段を下りる, 軽い荷物運び, 車の荷物の積み下ろし, 荷づくり, モップがけ, 床磨き, 風呂掃除, 庭の草むしり, 子どもと遊ぶ（歩く／走る, 中強程度）, 車椅子を押す, 釣り（全般）, スクーター（原付）・オートバイの運転
4.0	自転車に乗る（≒16km/時未満, 通勤）, 階段を上る（ゆっくり）, 動物と遊ぶ（歩く／走る, 中強度）, 高齢者や障がい者の介護（身支度, 風呂, ベッドの乗り降り）, 屋根の雪下ろし
4.3	やや速歩（平地, やや速めに＝93m/分）, 苗木の植栽, 農作業（家畜に餌を与える）
4.5	耕作, 家の修繕
5.0	かなり速歩（平地, 速く＝107m/分）, 動物と遊ぶ（歩く／走る, 活発に）
5.5	シャベルで土や泥をすくう
5.8	子どもと遊ぶ（歩く／走る, 活発に）, 家具・家財道具の移動・運搬
6.0	スコップで雪かきをする
7.8	農作業（干し草をまとめる, 納屋の掃除）
8.0	運搬（重い荷物）
8.3	荷物を上の階へ運ぶ
8.8	階段を上る（速く）

メッツ	3メッツ以上の運動の例
3.0	ボウリング, バレーボール, 社交ダンス（ワルツ, サンバ, タンゴ）, ピラティス, 太極拳
3.5	自転車エルゴメーター（30〜50ワット）, 自体重を使った軽い筋力トレーニング（軽・中等度）, 体操（家で, 軽・中等度）, ゴルフ（手引きカートを使って）, カヌー
3.8	全身を使ったテレビゲーム（スポーツ, ダンス）
4.0	卓球, パワーヨガ, ラジオ体操第1
4.3	やや速歩（平地, やや速めに＝93/分）, ゴルフ（クラブを担いで運ぶ）
4.5	テニス（ダブルス）*, 水中歩行（中等度）, ラジオ体操第2
4.8	水泳（ゆっくりとした背泳）
5.0	かなり速歩（平地, 速く＝107m/分）, 野球, ソフトボール, サーフィン, バレエ（モダン, ジャズ）
5.3	水泳（ゆっくりとした平泳ぎ）, スキー, アクアビクス
5.5	バドミントン
6.0	ゆっくりとしたジョギング, ウェイトトレーニング（高強度, パワーリフティング, ボディビル）, バスケットボール, 水泳（のんびり泳ぐ）
6.5	山を登る（0〜4.1kgの荷物を持って）
6.8	自転車エルゴメーター（90〜100ワット）
7.0	ジョギング, サッカー, スキー, スケート, ハンドボール*
7.3	エアロビクス, テニス（シングルス）*, 山を登る（約4.5〜9.0kgの荷物を持って）
8.0	サイクリング（約20km/時）
8.3	ランニング（134m/分）, 水泳（クロール, ふつうの速さ, 46m/分未満）, ラグビー*
9.0	ランニング（139m/分）
9.8	ランニング（161m/分）
10.0	水泳（クロール, 速い, 69m/分）
10.3	武道・武術（柔道, 柔術, 空手, キックボクシング, テコンドー）
11.0	ランニング（188m/分）, 自転車エルゴメーター（161〜200ワット）

* 　試合の場合。

〔厚生労働科学研究費補助金（循環器疾患・糖尿病等生活習慣病対策総合研究事業）「健康づくりのための運動基準2006改定のためのシステマティックレビュー」（研究代表者：宮地元彦）〕

第11章　運動・スポーツと栄養

ド」を用いて，1日に「何を」，「どれだけ」食べたらよいのかを示したメニュー作成
ツールの活用も有効である。

筆者らは食事実践の場とし
て，カウントしやすいようにあ
らかじめ，エネルギーやたんぱ
く質，脂質，塩分等を調整した
料理を並べて選手に選択しても
らうカウントバイキング形式の
食事会などを開催して，食事力
を高めるようにしている（図11
-14）。

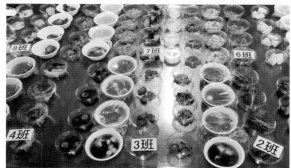

図11-14　エネルギー・たんぱく質・塩分の
カウント実施例（バイキング形式）

8. ウエイトコントロールと運動・栄養

ウエイトコントロールは，種目特性や目標までの減量期間がどれくらいであるかを
考慮に入れて実施する。競技者としては除脂肪体重を維持させながら体脂肪を減らす
ことである。そのためには，食事と持久的な運動にプラスして骨格筋に負荷をかける
レジスタンス運動の実践である。食事面では食事量を減らさず，①鶏肉は皮を除き，
②煮込み料理では脂肪分が溶け出した汁は飲まない，③油料理を蒸す・焼く料理に調
理法を変えることである。これらにより，たんぱく質の摂取量を減らさず，主食も十
分に摂取することでスタミナの低下を防ぎ，トレーニングを継続する。

女子選手では，ウエイトコントロールを行うことで，**女性アスリートの3主徴**であ
る運動性無月経，骨粗鬆症，摂食障害に陥るケースもある。3主徴では，運動性無月
経から始まり，長期間この状態が継続することにより，骨粗鬆症や摂食障害が誘発さ
れる。

運動性無月経について，国立スポーツ科学センター(JISS)の国内トップレベルの
アスリート683名を対象にしたアンケート調査結果では，無月経を含む月経異常のあ
るアスリートは約40％を占めていた。競技別の無月経割合は体操，新体操などの審
美系競技で高く，次いでフィギュアスケート，陸上長距離，トライアスロン競技など
の持久系種目で多く認められた。体脂肪率15％以下の選手になると発生しやすい。

これら競技選手の食事では，食事の質を考慮することが大切である。予防のために
強化食品や機能性食品などの栄養素密度を高めた食品をとり入れることもある。

9. サプリメントとドーピング

サプリメント（**栄養補助食品など**）は，ビタミン剤などコンビニエンスストアやド
ラッグストア，通信販売などで容易に入手できるようになった。利用に関しては，監
督，コーチ，栄養管理スタッフと相談しながら，選手の体質や体調を勘案して選択す

ることが望ましい。

　サプリメント使用率は，国立スポーツ科学センターのトップアスリート対象の2006〜2007年調査によると，20歳以上の選手88.1%が使用している。種類としては，①アミノ酸，②総合ビタミン剤，③エネルギーゼリーの順であり，使用する理由は，①疲労回復，②食事で不足するものを補う，③競技力向上のためであった。

　また，**エルゴジェニックエイド**（**運動能力増強食品**）も入手できるようになってきた。エルゴジェニックエイドとしては，分岐鎖アミノ酸（BCAA），クレアチン，コエンザイムQなどの成分が運動能力を増強すると評されている。利用にあたっては，内容成分や安全性などを十分に確認することが必要である。

　ドーピングとは，スポーツ競技で運動能力を向上させるために，薬物の使用や物理的方法を行うことであり，禁止されている。薬物には闘争心をかき立てる興奮剤や筋肉増強のための男性ホルモンなどが含まれているものもある。選手が安易に摂取してしまう風邪薬や漢方薬，サプリメントでもドーピングとみなされる成分が含まれるので，注意が必要である。漢方茶や漢方薬，滋養強壮ドリンクや濃いカフェイン飲料などにはとくに注意する。

●**参考文献**●
・IOC Consensus Statement on Sports Nutrition 2010
　http://www.olympic.org/Documents/Reports/EN/CONSENSUS-FINAL-v8-en.pdt
・江澤郁子，津田博子：Nブックス四訂応用栄養学（第2版），建帛社，2016
・辻　悦子：カレント応用栄養学，建帛社，2016
・市丸雄平，岡　純：三訂マスター応用栄養学，建帛社，2016
・厚生労働省：「日本人の食事摂取基準（2020年版）」策定検討会報告書，2019
・厚生労働省：健康づくりのための身体活動基準2013，2013
・能瀬さやか，土肥美智子ほか：女性トップアスリートにおける無月経と疲労骨折の検討，日本スポーツ医学会誌，**22**，1，122-127，2014
・日本体育協会：公認スポーツ指導者養成テキスト共通科目Ⅲ，p.34-42，2013
・小林修平，樋口　満編著（日本体育協会スポーツ医・科学専門委員会監修）：アスリートのための栄養・食事ガイド，第一出版，2014
・樋口　満編著：新版コンディショニングのスポーツ栄養学，市村出版，2007

スタディ　解答

1）○　　2）×〔収縮期血圧は低下する〕　　3）×〔血清HDL-コレステロールは増加する〕　　4）○
5）○　　6）○　　7）○　　8）×〔糖新生は亢進する〕　　9）○　　10）×〔体脂肪の減少によって減量を目指す〕　　11）○　　12）×〔高糖質摂取が重要である〕

　　第11章　運動・スポーツと栄養

環境と栄養

◀ 概要とねらい ▶

　前半はストレスと栄養ケアを中心に，現代社会におけるさまざまなストレスに対する生体反応，疾患との関連について学び，ストレスに晒された生体にとって必要な栄養とは何かを学んでいく。

　後半は，特殊環境と栄養ケアについて，特殊環境条件（高温・低温，高圧・低圧，無重力，災害時）における身体の変化，健康障害の予防，治療のための栄養管理をついて理解する。

　　　スタディ　　　正しいものに○，誤っているものに×を（　）に記入しなさい。

（　）1．ストレス応答の抵抗期では，血清ビタミンC値は，増加する。

（　）2．ストレス応答の抵抗期では，尿中窒素排泄量は，減少する。

（　）3．低温環境では，皮膚血管の収縮により，皮膚血流量が減少する。

（　）4．低温環境では，脂肪代謝亢進により熱産生が高まる。

（　）5．高温環境では，ナトリウムの摂取を制限する。

（　）6．高温環境では，血中抗利尿ホルモン（ADH）濃度が低下する。

（　）7．低圧環境では，食欲が亢進する。

（　）8．低圧環境では，血中ヘモグロビン濃度が低下する。

（　）9．熱中症が発生しているときは，尿量が増加する。

（　）10．熱中症が発生しているときは，細胞内への水分の移行が生じる。

（　）11．暑熱環境における運動時の水分補給で，飲料からの水分の吸収速度は，低張液より高張液で速い。

（　）12．暑熱環境における運動時の水分補給で，運動の前に口の中を湿らす程度の水分を摂取する。

（　）13．無重力環境（宇宙空間）における身体変化で，尿中カルシウム排泄量は，増加する。

（　）14．災害時，被災者の食欲に問題がない場合には，エネルギーの摂り過ぎにも気をつける。

（　）15．災害時，支援物資は豊富なので，栄養的には問題はない。

1. 恒常性の維持とストレッサー

（1）ストレスとは

　生物は，外部環境が変化しようとも，内部環境をできる限り一定に維持しようとする機能をもっている（ホメオスタシス；恒常性）。たとえば，外気温が低下したときは，体温が低下しないように熱産生などを行って，できる限り外部に体温が出ていかないようにしようとする。しかし，外界は刻一刻と変化しており，それに対して生体は敏感に反応して適応しようとする。ストレスとは，生体が外部から与えられた刺激（ストレッサー；ストレス因子）に対する体内の変化のことであり，ハンズ・セリエが定義した（ストレス学説）。

　健康日本21（第二次）のなかで，ストレス対策としては，ストレスに対する個人の対処能力を高めること，個人を取り巻く周囲のサポートを充実させること，ストレスの少ない社会をつくることが必要であるとされている。とくに，個人の対処能力を高めるためには，ストレスに関する正しい知識の習得，健康的な生活習慣による心身の健康の維持，自らのストレスの状態の把握，リラックスや気分転換などに柔軟に取り組むことなどが重要であり，こうした情報を広く提供していくことが必要であるとされている。

　ストレスに対するケアマネジメントとしては，3R（rest, relaxation, recreation；休養，リラクゼーション，レクリエーション）が重要であるといわれている。

（2）ホメオスタシスとは

　クロード・ベルナールは，生体の内部環境は外部から独立していることを提唱した。またウォーター・キャノンは，生体内部あるいは外部環境が変化しても，生体の状態が一定に保たれることをホメオスタシス（恒常性）と命名した。

（3）ストレッサーの種類

　ストレッサーには，物理的，化学的，生物的，身体的刺激によるストレスや精神的ストレス刺激などがある（表12－1）。

表12－1　ストレス刺激（ストレッサー）の種類

身体的ストレス	物 理 的 刺 激	温度（高温・低温），湿度，光，圧，音，外傷，放射線など
	化 学 的 刺 激	化学物質，酸素欠乏，紫外線，pHなど
	生 物 的 刺 激	細菌，花粉，飢餓など
	身 体 的 刺 激	外傷，出血，疲労など
心理的ストレス	精神的ストレス刺激	緊張，人間関係，社会不安など

2. 生体の適応性と自己防衛

セリエのストレス学説では，ストレスに対する生体の反応として，適応症候群（adaptation syndrome）をあげている。適応症候群は，ストレッサーに対する生体の全身適応反応である**汎適応症候群**（general adaptation syndrome；GAS）と局所的な適応反応である**局所適応症候群**の２つに分けることができるが，汎適応症候群（全身適応症候群）がとくに重要である。

汎適応症候群は，ストレッサーを受けてからのストレス適応状態によって，**警告反応期，抵抗期，疲憊期**の３つに分けることができる（図12－１）。

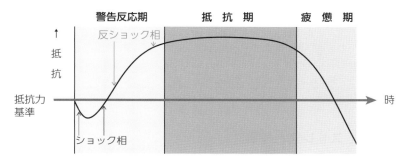

図12－1　ストレスに対する生体反応，汎適応症候群の３つの時期

（1）警告反応期

ストレスの初期段階で，ストレッサーに対して生体が内部環境を準備する段階である。ショック相と反ショック相に分けられる。

①　**ショック相（受動的反応期）**：ストレッサーに対して，対応が十分ではなく，ショック状態になっている。体温，血圧，血糖値の低下，血液濃縮や神経系活動抑制がみられる。持続時間は数時間から１日ほどだといわれている。

②　**反ショック相（能動的反応期）**：徐々に生体がストレスに対して適応していく段階である。交感神経や副腎系機能が亢進することで，体温，血圧，血糖値の上昇，神経活動の亢進，血流量の増大，アドレナリンや副腎皮質ホルモンの分泌が始まる。ショック相とは反対の状態に変化していく。

（2）抵　抗　期

生体の防御体制が整い，適応能力を得た時期である。交感神経興奮で副腎髄質からのアドレナリン分泌が増加する。脳下垂体から副腎皮質刺激ホルモンが分泌され，糖質コルチコイドの分泌が高まる。副腎は肥大し，胸腺は萎縮する。

（3）疲　憊　期

ストレスが長時間続いたり，くり返しストレスが続いた場合，生体の適応能力に限界が生じ，抵抗力が衰えていく。ショック相にみられた体温，血圧，血糖値の低下が

1　ストレスと栄養ケア

みられ，長期にわたった場合，死に至る場合もある。

3．ストレスによる代謝の変動

ストレスが生体に加えられると，体内のさまざまな代謝が変動していく。
ストレスに関係するホルモンを表12－2に示す。

表12－2　ストレスとホルモン

分泌部位	分　泌　変　化	代　謝　変　化
脳下垂体前葉	副腎皮質刺激ホルモン（ACTH）分泌増加	副腎皮質ホルモン分泌促進
脳下垂体後葉	バゾプレッシン分泌増加	体液保持
副腎髄質	カテコールアミン（アドレナリン，ノルアドレナリン）分泌増加	血管収縮，血圧上昇，心拍数増加，血糖値上昇，消化管活動抑制
副腎皮質	糖質コルチコイド（コルチゾール，コルチコステロン，コルチゾン）分泌増加	抗炎症作用，血糖値上昇，体たんぱく質異化促進，脂肪組織からの遊離脂肪酸放出促進

4．ストレスと栄養

ストレス時には生体を守るため，生体成分の変化が起こる。

ストレス時にはエネルギー代謝は促進するので，**エネルギーの補給**が大切である。初期段階では血糖値の低下がみられるが，徐々に正常レベルに戻る。アドレナリンが脂肪組織に働き，脂肪酸が動員され，エネルギー源として消費される。

糖新生への材料となるために，たんぱく質代謝では分解が促進して，尿中の窒素排泄量が増加するので，**十分な良質たんぱく質の摂取**が必要である。抵抗期では窒素出納は正常レベルに戻るが，手術やけがなどでは窒素出納は著しく負に傾く。

カルシウムと**マグネシウム**の尿中への排泄量が増加する。副腎皮質ホルモンは尿中へのカルシウム排泄を促すので，十分に摂取する必要がある。**亜鉛**が不足すると免疫能が低下するので，十分に摂取する。

ビタミンCは副腎に多く，糖質コルチコイドやアドレナリン，ノルアドレナリン生成のために必要なので，十分に摂取する。エネルギー代謝亢進に伴い，エネルギー代謝に関係する**ビタミンB群**を十分に摂取する必要がある。

5．ストレスと疾患

ストレスはホルモン系，神経系を介して身体にさまざまな影響を与える。ストレスが強すぎたり，長時間にわたる場合，生体はさまざまな症状が現れる（表12－3）。

表12－3　ストレスと関連疾患

神経性やせ症（拒食症，AN；anorexia nervosa）	やせているにもかかわらず，体重が増えたり，太ることに強い恐怖心があって，極端な食事制限をするため，著しいやせを示す
神経性過食症（過食症，BN；bulimia nervosa）	むちゃ食いと体重増加を防ぐための代償行動（絶食や嘔吐，下剤・利尿剤乱用）をくり返す
胃十二指腸潰瘍（慢性消化性潰瘍）	胃の粘液量が減少し，胃酸分泌が増加することで，胃潰瘍や十二指腸潰瘍が発生する
過敏性大腸症候群	迷走神経興奮により，大腸の筋肉の緊張が高まり，下痢，便秘などの通過障害が起き，下痢や便秘が発生する
高 血 圧 症	アドレナリン，ノルアドレナリンの分泌により血管収縮や腎臓への血流低下で，血圧上昇が発生する
糖 尿 病	アドレナリン，糖質コルチコイドが分泌されるので，血糖値が上昇する

2　生体リズムと栄養

1. 生体リズム

　生体は１日とか１か月とかの一定周期のリズムをもっており，これを**体内時計**（哺乳類では，視床下部の視交叉上核に存在）という。また，約25時間を周期とするリズムや明暗に対応したリズムをもっているが，これを**サーカディアンリズム**（概日リズム）という。このような内因性リズムに，明暗周期や食事，睡眠などの外因性同調因子が加わることで**生体リズム**が形成される。たとえば，視床下部と脳下垂体は明暗リズムに同調している。セロトニン分泌には明刺激が必要であり，メラトニン分泌には暗刺激が必要であるとされ，それぞれ明暗リズムを調節することで，生体リズムを維持している。

 サーカディアンリズムのリセット

　昔から朝起きたときに強い光を浴びると目覚めがよいといわれてきた。朝の光は睡眠・覚醒リズムを進める働きがあり，約25時間の**サーカディアンリズム**（概日リズム）を，朝，太陽光を浴びることや朝食をとることで24時間にリセットすることができるということである。ただし，夜に強い光を浴びて，勉強や仕事をしていると，なかなか寝つけなくなる場合がある。朝や昼間に強い光を浴びて，睡眠と覚醒のリズム幅を大きくすることで，メリハリのある生活ができるようになる。

　寝る前にベッドの中でスマートフォンの強い光を見たために，寝ようと思っても覚醒してしまい，結局，眠りが浅くなり，学生では昼間の授業中に眠たくなることがあるという。注意が必要である。

2. 日内リズムと生活行動

　生体リズムは**食事**と大きな関係がある。たとえば，インスリンは食事時刻に対応し

た分泌リズムがある。毎日規則正しい食事をとっていると食事時間になると自然に食物の消化・吸収に関係する消化酵素やホルモン分泌がみられる。

　しかし，社会生活の変化により，夜間に仕事をしたり，海外に移動する機会が多い人は，このリズムの調整がむずかしくなり，いろいろな症状を呈することがある。また，食事時間が不規則になりやすく，摂取栄養素の偏りが発生しやすくなる。そのため，睡眠障害，集中力の欠如や疲労感などの不定愁訴，下痢や便秘などの症状が現れることがある。

3　特殊環境と栄養ケア

1. 特殊環境下の代謝変化

　日本（東京）の平均気温は15℃くらいで，ほぼ1気圧の環境で暮らしているが，冬の寒い時期だと氷点下近くまで下がり，夏の暑い時期だと30℃を超える日も珍しくない。さらに，高山，海中，宇宙などは私たちが住んでいる場所とは環境が大きく異なるので，体に与える影響も大きく異なってくる。

2. 熱中症と水分・電解質補給

（1）熱中症とは

　熱中症は，Ⅰ度，Ⅱ度，Ⅲ度に分類することができる（表12－4）。Ⅰ度は従来の**熱失神・熱けいれん**，Ⅱ度は従来の**熱疲労**，Ⅲ度は従来の**熱射病**に相当する。

　Ⅰ度は，高温条件下で長時間作業または運動する場合にみられ，めまい，失神，筋肉痛，筋肉硬直，大量発汗が起きている状態で，大量の発汗時に水分だけを補給した

表12－4　熱中症の症状と重症度分類

分類	程度	従来定義	症状
Ⅰ度	軽度	熱失神・熱けいれん	めまい・失神（立ちくらみという状態で，脳への血流が瞬間的に不十分になった状態で，熱失神とも呼ぶ） 筋肉痛・筋肉硬直（筋肉のこむら返りのことで，その部分の痛みを伴う。発汗に伴う塩分（ナトリウムなど）の欠乏による）。熱けいれんとも呼ぶ。 手足のしびれ・気分の不快があり，意識，体温，皮膚の状態は正常である。
Ⅱ度	中等度	熱疲労（熱疲憊）	頭痛・気分の不快・吐き気・嘔吐・倦怠感・虚脱感（体がぐったりする。力が入らないなどの状態） 意識は正常であるが，体温が39度を超え，皮膚は冷たい。
Ⅲ度	重症	熱射病	Ⅱ度の症状に加え， 意識障害・けいれん・手足の運動障害（呼びかけ・刺激への異常反応，体にガクガクと引きつけがある。まっすぐ走れない。歩けない状態） 高体温（体に触れると熱いという感触） 肝機能障害，腎機能障害，血液凝固障害

（日本救急医学会，2015，厚生労働省資料より）

ときに血液中のナトリウム濃度の低下で発生する。電解質補給が大切である。

Ⅱ度は，長時間の激しい運動時にみられることがあり，頭痛，不快感，吐き気，嘔吐，倦怠感，虚脱感などが起きている。とくに水分欠乏とミネラルが欠乏しているときに発生する。水分のみの補給だと筋肉けいれんを起こす。あらかじめ，スポーツドリンク等の摂取をするとよい。

Ⅲ度は，意識障害，けいれん，手足の運動障害，高体温が起きている状態で，生命に危険な状態が及ぶ場合がある。体温調節機能が十分に働いていない場合であり，とくに肥満者には起こりやすい。ただちに涼しい日陰に移動させ，首や脇などに氷などの冷たいもので体温を下げることが必要であり，できる限り医療施設への搬送が望ましい。

熱中症指数（暑さ指数WBGT；wet bulb globe temperature，湿球黒球温度）は，暑熱環境での運動や作業に対して，人体の熱収支を考慮し，その危険度を示す指標である。乾球温度，湿球温度，黒球温度の値を使って計算する。

屋外：WBGT ＝ 0.7 × 湿球温度 ＋ 0.2 × 黒球温度 ＋ 0.1 × 乾球温度

屋内：WBGT ＝ 0.7 × 湿球温度 ＋ 0.3 × 黒球温度

（2）熱中症の応急処理

熱中症は，屋外の激しい運動時だけでなく，室内においてもとくに高齢者で発生しており，毎年死者も出ている。適切な対応が重要である（表12－5，6参照）。

表12－5　熱中症別の応急処置

熱けいれん	けいれんしている部分をマッサージする。
熱 疲 労	少しずつスポーツドリンクか薄い食塩水を与える。
熱 射 病	血管が皮膚表面に近い首，腋の下，足のつけ根などを氷等で冷やす。

（注）意識がはっきりしない場合は，救急車を呼んで病院に搬送する。

表12－6　熱中症予防のための運動指針

気 温	WBGT温度	熱 中 症 予 防 運 動 指 針
35℃以上	31℃以上	**運動は原則中止**：特別の場合を除く運動中止。子どもは中止。
31〜35℃	28〜31℃	**厳重警戒**（激しい運動は中止）：体温が上昇しやすい運動は避ける（激しい運動，持久走など）。運動する場合には頻繁に休憩を取り，水分・塩分補給。体力のない人，暑さに慣れていない人は運動中止。
28〜31℃	25〜28℃	**警戒**（積極的に休憩）：積極的に休憩を取り適宜水分・塩分補給。激しい運動では30分おき位に休憩。
24〜28℃	21〜25℃	**注意**（積極的に水分補給）：熱中症による死亡事故が発生する可能性がある。熱中症の兆候に注意し，運動の合間に積極的に水分・塩分を補給。
24℃未満	21℃未満	**ほぼ安全**：適宜水分・塩分補給は必要。

（日本体育協会：熱中症予防のための運動指針，2013）

3　特殊環境と栄養ケア

3. 高温・低温環境と栄養

外部の温度は，季節によりさまざまに変化するが，人の体温は常に35〜37℃付近（体内酵素の至適温度）になるように調節されている。体温調節の中枢は，視床下部にあり，産熱中枢（交感神経系で皮膚血管の収縮，立毛，ふるえなどを起こす）と放熱中枢（副交感神経系で皮膚血管の拡張，呼吸促進，発汗を促す）のバランスで体温が一定に維持されている。

（1）高温環境

暑いときは，副交感神経を興奮させ，皮膚血管拡張，呼吸促進，発汗等を促し，熱を放出する。体表面に放出された熱は，輻射，伝導，対流，蒸発などの物理的要因で体外から放出される。また，アルドステロン分泌が増加することで，腎臓でのナトリウムイオンの再吸収が亢進し，下垂体後葉から抗利尿ホルモン（ADH）であるバゾプレッシン分泌が増加し，尿量が減少する。しかし，さらに体温が上昇した場合は，さらに皮膚血管を最大限に拡張し，発汗量が増加する。発汗は優れた冷却方法であり，汗1Lで600kcalのエネルギーを放出できるといわれている。

さらに体温が上昇し，高温適応限界を超えた場合を異常高温といい，やがて熱中死に至る。

（2）高温環境と栄養

発汗により水分や電解質の喪失が起こるため，水分や電解質を補給することが必要である。どちらも補給できるものとして，ハイポトニック飲料とアイソトニック飲料がある。ハイポトニック飲料は，運動時の糖分の浸透圧に近い状態に調整されたもので，運動競技中に摂取することを目的につくられている（運動中は浸透圧が低下する）。アイソトニック飲料は，浸透圧がヒトに近いので，発汗が激しいとき（たとえば，激しい運動後など）に早い段階で摂取するとよい。もし，運動中にアイソトニック飲料を飲む場合は，2〜3倍に薄めて使用する。そのほか，エネルギー代謝に必要なビタミンB群やCが必要とされる。

（3）低温環境

寒いときは，体温維持のため，交感神経を興奮させ，皮膚血管収縮，立毛，ふるえなどによって熱を産生したり，熱の放散を抑制する。しかし，さらに体温が低下した場合は，ホルモン作用（アドレナリンや甲状腺ホルモンなど）やさらにふるえなどの筋肉運動によってエネルギー産生系の栄養素を分解させることで，熱産生を増やす（血圧上昇，心拍数上昇，血糖値上昇，筋肉への血液量増加）。それでも体温が低下し，低温適応限界より低くなってくると異常低温になり，やがて凍死する。

（4）低温環境と栄養

　体温維持のため，熱産生が増加し，基礎代謝量が亢進するので，エネルギー摂取量を増加させたり，エネルギー産生に関係するビタミンB群，Cを十分に摂取する。

4. 高圧・低圧環境と栄養

（1）高 圧 環 境

　スキューバダイビングなどの潜水する場合などは，水圧がかかり，高圧環境になる。とくに耳や鼻，肺などに影響が出てくる。水中は低温でもあり，水は空気よりも熱の伝わりが大きいので，低温対策も重要になってくる。また，水中から水面に向けて急速に浮上した場合，体に加わった圧が急速に低下して，血液中に溶けていた成分が気化することがある。酸素や二酸化炭素は気化しても呼吸により速やかに排泄されるが，窒素はなかなか排泄しにくく，血液中に気泡を生じる（空気塞栓）。これを減圧症（ケーソン病）という。四肢の関節痛や呼吸器の障害がみられる。治療法としては高圧酸素療法が唯一の方法である。減圧症を起こさないようにするためには，ゆっくり浮上させたり，スキューバダイビングした後24時間は飛行機に乗らないようにするなどの指導をする場合がある。

（2）高圧環境と栄養

　水中は低温環境下であり，基礎代謝が亢進し，エネルギー摂取量を増加させる。

（3）低 圧 環 境

　急性と慢性に分けることができる。**急性の低圧環境**とは，たとえば山登りで高地に行く場合で，急激に低圧環境になることで症状が出てくる。5,000mを超える高さでは，気圧は地上の半分程度まで下がる。**慢性の低圧環境**とは，高地に住んでいる場合で，高度馴化がみられる場合である。低圧環境は最初に，耳の痛み，腹痛を起こすことがある。加えて酸素分圧の低下も起きてくる。動脈の酸素分圧の低下から組織へ十分に酸素が送れない状態になる。体は代償的に血液の酸素運搬機能亢進，肺での換気量増大などを通して，細胞への酸素の供給を容易にしようとする。しかし代償の限界を超えると，高山病が発生する。呼気からの水分損失が起きて脱水症状が起きる。過呼吸が起き，山酔いと呼ばれる，悪心，嘔吐，食欲不振，無気力などの症状が発生する。ときに意識を失い，死亡する場合もある。

（4）低圧環境と栄養

　食欲不振と換気量増大等による脱水と発汗が盛んになることから，**糖質を中心としたエネルギーの補給**と十分な水分補給が重要である。体内でエネルギーが十分代謝できるようにビタミンB群も十分に摂取する。

5. 無重力環境（宇宙空間）と栄養

（1）無重力・微重力環境とは

　高度300kmを飛行しているスペースシャトルの機内ではほとんど無重力状態である。無重力が身体に与える影響として，骨や筋肉への刺激が減少する（身体を支える必要がない）ため，骨では脱灰（カルシウムが骨から溶出）したり，筋肉が萎縮したりする。以前は宇宙飛行士が宇宙飛行から帰ってくると地上に自分では立てないほどであった。現在では１日数時間の運動が課せられている。地上では重力に逆らって血液を上半身に移動させなければならなかったが，無重力条件では，下半身の血液が上半身に移動する量が多くなり，顔が腫れる症状が出てくる。このような体液の移動は循環血液量が多くなったと勘違いし，尿量を増やし，腎臓の血流を減らし，血液濃縮が起きる。さらに，赤血球の新生が抑制されて，貧血傾向になる。これらを予防するために，下半身陰圧負荷により下半身に体液を移行させるような工夫をしている。

（2）宇宙での栄養（体液管理，骨塩量の保持，筋肉減少症）

　以前は狭い空間，排尿・排便の処理の困難さにより，低残渣のものなどが多かったが，最近は地上とほぼ同じものを摂取することが可能になってきた。ただし地上とは異なり，表12－7の条件に加え，軽量であること，強い臭いを発しないこと，栄養価が優れていること，特殊な調理器具を必要としないことなどがあげられる。

　無重力環境は，消化器系には影響を与えないとされるが，船酔いに似た宇宙酔いが発生することがあり，胃の不快感，吐き気が初期に起こる。骨への重力の刺激が減るので，骨のカルシウムが減少して，尿中にカルシウム排泄が増加する。無重力によって地上よりも歩行に使われるエネルギーは減るが，体を保持するためや宇宙服による船外活動のために消費エネルギー量が増加していることから，地上と同じ程度のエネルギー（男性2,400〜2,650kcal，女性1,950〜2,000kcal程度）を必要とする。また，宇宙酔いによる食欲低下のため，脂肪をエネルギー比30〜35％と多くして，しっかり

表12－7　宇宙食の条件

安全であること	○容器や包装が燃えにくいこと ○容器や包装が燃えた場合でも，人体に有害なガスが発生しないこと
長期保存が可能であること	○常温で少なくとも１年半の賞味期限を有すること
衛生性が高いこと	○宇宙飛行士の食中毒などを予防するための衛生性を確保する（食品内の細菌の種類や数などを基準以下とする）こと
食べるときに危険要因が発生しないこと	○電気系への障害防止 　液体を含む食品は飛び散らないよう，食品を封入するパッケージに付属したスパウト（吸口）やストローを使用する 　そのまま食べる食品については飛び散らないよう粘度を高め，ゾル状食品（とろみのある食品）とする ○空気清浄度への障害防止 　微粉を出さないこと 　特異な臭気を発するものは適さない

（JAXA：宇宙航空研究開発機構，2011）

エネルギーをとれるようにする。筋肉低下を予防するため，体重kgあたり1gのたんぱく質が必要である。**カルシウム**喪失が多くなるため，1日1,000〜1,200mg程度，鉄10mg程度が必要である。

6. 災害時の栄養

　地震国である日本は，毎年多くの災害が発生している。さらに地球温暖化の影響で，台風や集中豪雨などの被害も多く発生している。被災後，栄養補給が十分ではなく，死に至るケースもある（震災関連死など）。たとえば，東日本大震災での震災関連死の死者数は1都9県で3,774人〔2021（令和3）年3月31日現在〕である。国立健康・栄養研究所と日本栄養士会では，災害時にどのような栄養補給をすればよいのかをわかりやすく解説した「災害時の栄養・食生活支援マニュアル」を作成している。

　災害時における管理栄養士・栄養士の救援活動は，主に食事や栄養補給の面で支援が求められる。さらに炊き出しや栄養相談などが行われた例もある。

　災害時には，高齢者（固いものが食べにくい），乳児（離乳食やミルク），疾患をもつ人（糖尿病，腎臓病，アレルギー）からの相談が多くなることが想定される。災害状況によっては，十分な栄養補給を行うことが困難になることがあるが，まず最初にしなければならないことは，状況の把握である。ライフライン（水道，ガス，電気，暖房器具，トイレなど）が使用可能であるか，専門職支援スタッフ（医師，保健師，看護師，栄養士など）が常勤ないし巡回しているか，支援物資（水，食料，医薬品，毛布など）がどの程度行き渡っているか，炊き出し状況，そして食事内容の把握に努める。さらに，先にあげた特別に配慮の必要な人（乳幼児，妊産婦，高齢者，食事制限が必要な慢性疾患やアレルギーをもっている人など）の実態を把握しなければならない。その情報を関係各所に伝えて，何がどのくらい必要か，あるいはこの場所では被災者を十分ケアできない場合，適切な場所に移動させるかを判断する。

　厚生労働省では，避難所において食事を提供する際の計画・評価のために目標とするべき栄養の参照量を公表しており，それによると，1人1日あたり**エネルギー**1,800〜2,000kcal，**たんぱく質**55g以上，**ビタミンB$_1$** 0.9mg以上，**ビタミンB$_2$** 1.0mg以上，**ビタミンC** 80mg以上としている（2018年）。これは，被災後約3か月ごろまでに欠乏しやすいであろう栄養素について算定した値である。災害から最初の1か月程度は主食（おにぎりやパンなど）が主体であり，副食（肉・魚等のたんぱく質や野菜など）の摂取は必ずしも十分とはいえないことが多く，さらに避難所間での不均衡もみられる状況にある。とくに長期間に渡る避難所生活では，被災者の状況（対象者の性別，年齢，身体状況，身体活動量等）を考慮しなければならない。

　なお，ビタミンB$_1$，B$_2$，Cについては，日本人の食事摂取基準（2020年版）で，災害時等の避難所における食事提供の計画・評価のために，当面の目標とする栄養の参照値とし，活用する際には留意が必要であると記載された。

　先にも述べたとおり，避難所生活が長期にわたる場合，肉，魚，野菜，果物等が不

足しないようにできる限り注意する。災害直後の食料確保が十分でない時期のエネルギー補給として菓子パンや菓子類は活用できるが，長期間の活用については摂取過剰に注意する。

　被災者は，不安で食欲がない，飲食物が必要量に満たないなど困難な状況が多いが，体力や健康の維持のため，できるだけ食べて，身体にエネルギーをとり込む必要がある。食欲がない場合は，エネルギーのある飲料や汁物，甘い食物を食べることから始めるとよい。支援物資は食物の種類が限られる場合が多く，ビタミンやミネラル，食物繊維が不足しがちになる。野菜や果物のジュース，栄養強化食品などが手に入れば積極的にとるようにする。震災時は体が弱っている場合が多く，免疫力も減少していると考えられるため，食べるときには直接食品に触れないように袋ごと持って食べるなど衛生面での配慮も必要である。水分が不足すると**エコノミークラス症候群** *¹，便秘，心筋梗塞，脳梗塞などを引き起こすことがある。飲料水の不足やトイレが十分ではなく，水分補給を遠慮しがちであるが，手に入る限りは積極的に摂取するように努める。

　　①　**血圧が高めの人の場合**：寒さや睡眠不足，不安感などがあると血圧は高くなりやすい。なるべく睡眠をとり，リラックスする。水分を十分にとり，少し身体を動かし，下半身を温める。野菜や果物が入手できたら積極的に摂取する。

　　②　**血糖値が高めの人の場合**：血糖値の急な上昇や低血糖を予防するために，できるだけ糖分を含まない飲料を選ぶ。水分は十分にとる。食事量が減っている場合が多く，いつものような薬の量では低血糖を起こす場合があるので，注意する。食事はなるべくゆっくりとよくかんで，少しずつ回数を分けて食べる。

　　＊1　**エコノミークラス症候群**：長時間椅子に座ったままの状態や狭い場所にずっといた場合，足の血液の流れが悪くなり，静脈の中に血栓ができることがある。この血栓が歩行などをきっかけに足の血管から離れ，血液の流れに乗って肺に到着し，肺の動脈を閉塞して発生するもので，静脈血栓塞栓症ともいう。

　東日本大震災から1か月後の避難所では，栄養の配慮がとくに必要だった避難者は乳児が最も多かった。災害時に母親の栄養状態が悪く，母乳の出が悪いときや衛生的な水の入手が困難で，粉ミルクがつくれない場合に乳児に栄養を与える手段として，2018年8月から日本国内で**乳児用調製液状乳**（いわゆる，乳児用液体ミルク）の製造・販売が許可された。これは，調乳済み，滅菌済みのため，粉を溶かさず，すぐそのまま飲むことができ，常温（25℃以下）で保存可能である。高温下に放置しないように注意が必要である。

第12章　環境と栄養

●参考文献●

・木戸康博，真鍋祐之編（日本栄養改善学会監修）：応用栄養学 ライフステージ別・環境別，医歯薬出版，2012
・栢下 淳，上西一弘編：栄養科学イラストレイテッド 応用栄養学，羊土社，2014
・森 基子，玉川和子ほか：応用栄養学 ライフステージからみた人間栄養学（第10版），医歯薬出版，2015
・田中敬子，為房恭子編集：テキスト食物と栄養科学シリーズ⑦ 応用栄養学（第2版），朝倉書店，2017
・灘本知憲編：管理栄養士養成シリーズ 応用栄養学（第4版），化学同人，2015
・日本栄養士会JDA-DAT運営委員会編集：日本栄養士会災害支援チーム活動マニュアル（基礎編），1，2014
・国立健康・栄養研究所，日本栄養士会：災害時の栄養・食生活支援マニュアル，2011
・日本栄養・食糧学会編：災害時の栄養・食糧問題，建帛社，2011
・日本体育協会編：スポーツ活動中の熱中症予防ガイドブック，2013
・松本暁子：宇宙航空環境医学，45，3，75-97，2008
・津田 彰ほか編：臨床ストレス心理学，東京大学出版会，2013
・日本栄養士会災害支援チーム編：赤ちゃん防災プロジェクト，災害時における乳幼児の栄養支援の手引2019年1月版，2019

⬬ スタディ　解答

1．×〔ストレス時には副腎からアドレナリンが分泌される。そのアドレナリン生成時に，ビタミンCが補酵素として必要なため，血中ビタミンC濃度は低下〕　　2．×〔たんぱく質分解が亢進し，窒素平衡が負となり，尿中窒素排泄量が増加〕　　3．○　　4．○　　5．×〔大量発汗時には汗で塩分が多く失われるので，適度に補給〕　　6．×〔高温環境では，発汗により体熱を放散し，水分が失われるので，血中の抗利尿ホルモン（ADH）濃度が上昇し，尿量は減少〕　　7．×〔食欲が減退〕　　8．×〔低圧環境では，酸素が希薄な環境に耐えるために，血中ヘモグロビン濃度は上昇〕　　9．×〔脱水状態であるので，尿量は低下〕　　10．×〔細胞外へ水分が移行〕　　11．×〔高張液より低張液で速い〕　　12．×：〔運動前にコップ1〜2杯（250〜500mL）の水分摂取をし，運動時にはまめに水分を補給〕　　13．○　　14．○　　15．×〔支援物資では食物の種類が限られ，ビタミンやミネラル，食物繊維が不足しがち。たとえば，野菜・果物やそのジュース，栄養を強化した食品などが手に入れば，積極的にとる〕

巻末表　日本人の食事摂取基準（2020年版）（抜粋）

目標とするBMIの範囲（18歳以上）[1,2]

年齢（歳）	目標とするBMI（kg/m²）
18〜49	18.5〜24.9
50〜64	20.0〜24.9
65〜74[3]	21.5〜24.9
75以上[3]	21.5〜24.9

[1] 男女共通。あくまでも参考として使用すべきである。
[2] 観察疫学研究において報告された総死亡率が最も低かったBMIを基に，疾患別の発症率とBMIの関連，死因とBMIとの関連，喫煙や疾患の合併によるBMIや死亡リスクへの影響，日本人のBMIの実態に配慮し，総合的に判断し目標とする範囲を設定。
[3] 高齢者では，フレイルの予防及び生活習慣病の発症予防の両者に配慮する必要があることも踏まえ，当面目標とするBMIの範囲を21.5〜24.9kg/m²とした。

年齢階級別に見た身体活動レベルの群分け（男女共通）

身体活動レベル	Ⅰ（低い）	Ⅱ（ふつう）	Ⅲ（高い）
1〜2 （歳）	—	1.35	—
3〜5 （歳）	—	1.45	—
6〜7 （歳）	1.35	1.55	1.75
8〜9 （歳）	1.40	1.60	1.80
10〜11 （歳）	1.45	1.65	1.85
12〜14 （歳）	1.50	1.70	1.90
15〜17 （歳）	1.55	1.75	1.95
18〜29 （歳）	1.50	1.75	2.00
30〜49 （歳）	1.50	1.75	2.00
50〜64 （歳）	1.50	1.75	2.00
65〜74 （歳）	1.45	1.70	1.95
75以上 （歳）	1.40	1.65	—

参考表　推定エネルギー必要量（kcal/日）

性別	男性			女性		
身体活動レベル[1]	Ⅰ	Ⅱ	Ⅲ	Ⅰ	Ⅱ	Ⅲ
0〜5 （月）	—	550	—	—	500	—
6〜8 （月）	—	650	—	—	600	—
9〜11 （月）	—	700	—	—	650	—
1〜2 （歳）	—	950	—	—	900	—
3〜5 （歳）	—	1,300	—	—	1,250	—
6〜7 （歳）	1,350	1,550	1,750	1,250	1,450	1,650
8〜9 （歳）	1,600	1,850	2,100	1,500	1,700	1,900
10〜11 （歳）	1,950	2,250	2,500	1,850	2,100	2,350
12〜14 （歳）	2,300	2,600	2,900	2,150	2,400	2,700
15〜17 （歳）	2,500	2,800	3,150	2,050	2,300	2,550
18〜29 （歳）	2,300	2,650	3,050	1,700	2,000	2,300
30〜49 （歳）	2,300	2,700	3,050	1,750	2,050	2,350
50〜64 （歳）	2,200	2,600	2,950	1,650	1,950	2,250
65〜74 （歳）	2,050	2,400	2,750	1,550	1,850	2,100
75以上 （歳）[2]	1,800	2,100	—	1,400	1,650	—
妊婦（付加量）[3]　初期				+50	+50	+50
中期				+250	+250	+250
後期				+450	+450	+450
授乳婦（付加量）				+350	+350	+350

[1] 身体活動レベルは，低い，ふつう，高いの三つのレベルとして，それぞれⅠ，Ⅱ，Ⅲで示した。
[2] レベルⅡは自立している者，レベルⅠは自宅にいてほとんど外出しない者に相当する。
　レベルⅠは高齢者施設で自立に近い状態で過ごしている者にも適用できる値である。
[3] 妊婦個々の体格や妊娠中の体重増加量及び胎児の発育状況の評価を行うことが必要である。
注1：活用に当たっては，食事摂取状況のアセスメント，体重及びBMIの把握を行い，エネルギーの過不足は，体重の変化又はBMIを用いて評価すること。
注2：身体活動レベルⅠの場合，少ないエネルギー消費量に見合った少ないエネルギー摂取量を維持することになるため，健康の保持・増進の観点からは，身体活動量を増加させる必要がある。

参照体重における基礎代謝量

性 別	男 性			女 性		
年齢（歳）	基礎代謝基準値 （kcal/kg体重/日）	参照体重 （kg）	基礎代謝量 （kcal/日）	基礎代謝基準値 （kcal/kg体重/日）	参照体重 （kg）	基礎代謝量 （kcal/日）
1〜2	61.0	11.5	700	59.7	11.0	660
3〜5	54.8	16.5	900	52.2	16.1	840
6〜7	44.3	22.2	980	41.9	21.9	920
8〜9	40.8	28.0	1,140	38.3	27.4	1,050
10〜11	37.4	35.6	1,330	34.8	36.3	1,260
12〜14	31.0	49.0	1,520	29.6	47.5	1,410
15〜17	27.0	59.7	1,610	25.3	51.9	1,310
18〜29	23.7	64.5	1,530	22.1	50.3	1,110
30〜49	22.5	68.1	1,530	21.9	53.0	1,160
50〜64	21.8	68.0	1,480	20.7	53.8	1,110
65〜74	21.6	65.0	1,400	20.7	52.1	1,080
75以上	21.5	59.6	1,280	20.7	48.8	1,010

エネルギー産生栄養素バランス（% エネルギー）

年齢等	目標量[1,2]（男女共通）				
	たんぱく質[3]	脂 質[4]		炭水化物[5,6]	
		脂 質	飽和脂肪酸		
1〜2 （歳）	13〜20	20〜30	—	50〜65	
3〜14 （歳）	13〜20	20〜30	10 以下	50〜65	
15〜17 （歳）	13〜20	20〜30	8 以下	50〜65	
18〜49 （歳）	13〜20	20〜30	7 以下	50〜65	
50〜64 （歳）	14〜20	20〜30	7 以下	50〜65	
65以上 （歳）	15〜20	20〜30	7 以下	50〜65	
妊婦初期・中期*	13〜20	20〜30	7 以下	50〜65	
妊娠後期・授乳期*	15〜20				

1 必要なエネルギー量を確保した上でのバランスとすること。
2 範囲に関しては、おおむねの値を示したものであり、弾力的に運用すること。
3 65歳以上の高齢者について、フレイル予防を目的とした量を定めることは難しいが、身長・体重が参照体位に比べて小さい者や、特に75歳以上であって加齢に伴い身体活動量が大きく低下した者など、必要エネルギー摂取量が低い者では、下限が推奨量を下回る場合があり得る。この場合でも、下限は推奨量以上とすることが望ましい。
4 脂質については、その構成成分である飽和脂肪酸など、質への配慮を十分に行う必要がある。
5 アルコールを含む。ただし、アルコールの摂取を勧めるものではない。
6 食物繊維の目標量を十分に注意すること。
* 女性

たんぱく質の食事摂取基準（推定平均必要量，推奨量，目安量：g/日，目標量：%エネルギー）

性 別	男 性				女 性			
年齢等	推定平均 必要量	推奨量	目安量	目標量[1]	推定平均 必要量	推奨量	目安量	目標量[1]
0〜5 （月）	—	—	10	—	—	—	10	—
6〜8 （月）	—	—	15	—	—	—	15	—
9〜11 （月）	—	—	25	—	—	—	25	—
1〜2 （歳）	15	20	—	13〜20	15	20	—	13〜20
3〜5 （歳）	20	25	—	13〜20	20	25	—	13〜20
6〜7 （歳）	25	30	—	13〜20	25	30	—	13〜20
8〜9 （歳）	30	40	—	13〜20	30	40	—	13〜20
10〜11 （歳）	40	45	—	13〜20	40	50	—	13〜20
12〜14 （歳）	50	60	—	13〜20	45	55	—	13〜20
15〜17 （歳）	50	65	—	13〜20	45	55	—	13〜20
18〜29 （歳）	50	65	—	13〜20	40	50	—	13〜20
30〜49 （歳）	50	65	—	13〜20	40	50	—	13〜20
50〜64 （歳）	50	65	—	14〜20	40	50	—	14〜20
65〜74 （歳）[2]	50	60	—	15〜20	40	50	—	15〜20
75以上 （歳）[2]	50	60	—	15〜20	40	50	—	15〜20
妊婦（付加量）初期					+0	+0	—	—[3]
中期					+5	+5	—	—[3]
後期					+20	+25	—	—[4]
授乳婦（付加量）					+15	+20	—	—[4]

1 範囲に関しては、おおむねの値を示したものであり、弾力的に運用すること。
2 65歳以上の高齢者について、フレイル予防を目的とした量を定めることは難しいが、身長・体重が参照体位に比べて小さい者や、特に75歳以上であって加齢に伴い身体活動量が大きく低下した者など、必要エネルギー摂取量が低い者では、下限が推奨量を下回る場合があり得る。この場合でも、下限は推奨量以上とすることが望ましい。
3 妊婦（初期・中期）の目標量は、13〜20%エネルギーとした。
4 妊婦（後期）及び授乳婦の目標量は、15〜20%エネルギーとした。

脂質の食事摂取基準

性　別	脂質 (%エネルギー)				飽和脂肪酸 (%エネルギー)[1,2]		n-6系脂肪酸 (g/日)		n-3系脂肪酸 (g/日)	
	男　性		女　性		男　性	女　性	男　性	女　性	男　性	女　性
年齢等	目安量	目標量[1]	目安量	目標量[1]	目標量	目標量	目標量	目標量	目標量	目標量
0～5 （月）	50	—	50	—	—	—	4	4	0.9	0.9
6～11 （月）	40	—	40	—	—	—	4	4	0.8	0.8
1～2 （歳）	—	20～30	—	20～30	—	—	4	4	0.7	0.8
3～5 （歳）	—	20～30	—	20～30	10以下	10以下	6	6	1.1	1.0
6～7 （歳）	—	20～30	—	20～30	10以下	10以下	8	7	1.5	1.3
8～9 （歳）	—	20～30	—	20～30	10以下	10以下	8	7	1.5	1.3
10～11 （歳）	—	20～30	—	20～30	10以下	10以下	10	8	1.6	1.6
12～14 （歳）	—	20～30	—	20～30	10以下	10以下	11	9	1.9	1.6
15～17 （歳）	—	20～30	—	20～30	8以下	8以下	13	9	2.1	1.6
18～29 （歳）	—	20～30	—	20～30	7以下	7以下	11	8	2.0	1.6
30～49 （歳）	—	20～30	—	20～30	7以下	7以下	10	8	2.0	1.6
50～64 （歳）	—	20～30	—	20～30	7以下	7以下	10	8	2.2	1.9
65～74 （歳）	—	20～30	—	20～30	7以下	7以下	9	8	2.2	2.0
75以上 （歳）	—	20～30	—	20～30	7以下	7以下	8	7	2.1	1.8
妊　婦			—	20～30		7以下		9		1.6
授乳婦			—	20～30		7以下		10		1.8

[1] 範囲に関しては，おおむねの値を示したものである。

[1] 飽和脂肪酸と同じく，脂質異常症及び循環器疾患に関与する栄養素としてコレステロールがある。コレステロールに目標量は設定しないが，これは許容される摂取量に上限が存在しないことを保証するものではない。また，脂質異常症の重症化予防の目的からは，200mg/日未満に留めることが望ましい。

[2] 飽和脂肪酸と同じく，冠動脈疾患に関与する栄養素としてトランス脂肪酸がある。日本人の大多数は，トランス脂肪酸に関する世界保健機関（WHO）の目標（1％エネルギー未満）を下回っており，トランス脂肪酸の摂取による健康への影響は，飽和脂肪酸の摂取によるものと比べて小さいと考えられる。ただし，脂質に偏った食事をしている者では，留意する必要がある。トランス脂肪酸は人体にとって不可欠な栄養素ではなく，健康の保持・増進を図る上で積極的な摂取は勧められないことから，その摂取量は1％エネルギー未満に留めることが望ましく，1％エネルギー未満でもできるだけ低く留めることが望ましい

炭水化物の食事摂取基準

性　別	炭水化物 (%エネルギー)		食物繊維 （g/日）	
	男　性	女　性	男　性	女　性
年齢等	目標量[1,2]	目標量[1,2]	目標量	目標量
0～5 （月）	—	—	—	—
6～11 （月）	—	—	—	—
1～2 （歳）	50～65	50～65	—	—
3～5 （歳）	50～65	50～65	8以上	8以上
6～7 （歳）	50～65	50～65	10以上	10以上
8～9 （歳）	50～65	50～65	11以上	11以上
10～11 （歳）	50～65	50～65	13以上	13以上
12～14 （歳）	50～65	50～65	17以上	17以上
15～17 （歳）	50～65	50～65	19以上	18以上
18～29 （歳）	50～65	50～65	21以上	18以上
30～49 （歳）	50～65	50～65	21以上	18以上
50～64 （歳）	50～65	50～65	21以上	18以上
65～74 （歳）	50～65	50～65	20以上	17以上
75以上 （歳）	50～65	50～65	20以上	17以上
妊　婦		50～65		18以上
授乳婦		50～65		18以上

[1] 範囲に関しては，おおむねの値を示したものである。
[2] アルコールを含む。ただし，アルコールの摂取を勧めるものではない。

脂溶性ビタミンの食事摂取基準

性別	男性				女性			
ビタミンA（μgRAE/日）[1]								
年齢等	推定平均必要量[2]	推奨量[2]	目安量[3]	耐容上限量[3]	推定平均必要量[2]	推奨量[2]	目安量[3]	耐容上限量[3]
0〜5（月）	—	—	300	600	—	—	300	600
6〜11（月）	—	—	400	600	—	—	400	600
1〜2（歳）	300	400	—	600	250	350	—	600
3〜5（歳）	350	450	—	700	350	500	—	850
6〜7（歳）	300	400	—	950	300	400	—	1,200
8〜9（歳）	350	500	—	1,200	350	500	—	1,500
10〜11（歳）	450	600	—	1,500	400	600	—	1,900
12〜14（歳）	550	800	—	2,100	500	700	—	2,500
15〜17（歳）	650	900	—	2,500	500	650	—	2,800
18〜29（歳）	600	850	—	2,700	450	650	—	2,700
30〜49（歳）	650	900	—	2,700	500	700	—	2,700
50〜64（歳）	650	900	—	2,700	500	700	—	2,700
65〜74（歳）	600	850	—	2,700	500	700	—	2,700
75以上（歳）	550	800	—	2,700	450	650	—	2,700
妊婦（付加量）初期					+0	+0	—	—
中期					+0	+0	—	—
後期					+60	+80	—	—
授乳婦（付加量）					+300	+450	—	—

[1] レチノール活性当量（μgRAE）＝レチノール（μg）＋β−カロテン（μg）×1/12＋α−カロテン（μg）×1/24＋β−クリプトキサンチン（μg）×1/24＋その他のプロビタミンAカロテノイド（μg）×1/24
[2] プロビタミンAカロテノイドを含む。
[3] プロビタミンAカロテノイドを含まない。

性別	ビタミンD（μg/日）[1]				ビタミンE（mg/日）[1]				ビタミンK（μg/日）	
	男性		女性		男性		女性		男性	女性
年齢等	目安量	耐容上限量	目安量	耐容上限量	目安量	耐容上限量	目安量	耐容上限量	目安量	目安量
0〜5（月）	5.0	25	5.0	25	3.0	—	3.0	—	4	4
6〜11（月）	5.0	25	5.0	25	4.0	—	4.0	—	7	7
1〜2（歳）	3.0	20	3.5	20	3.0	150	3.0	150	50	60
3〜5（歳）	3.5	30	4.0	30	4.0	200	4.0	200	60	70
6〜7（歳）	4.5	30	5.0	30	5.0	300	5.0	300	80	90
8〜9（歳）	5.0	40	6.0	40	5.0	350	5.0	350	90	110
10〜11（歳）	6.5	60	8.0	60	5.5	450	5.5	450	110	140
12〜14（歳）	8.0	80	9.5	80	6.5	650	6.0	600	140	170
15〜17（歳）	9.0	90	8.5	90	7.0	750	5.5	650	160	150
18〜29（歳）	8.5	100	8.5	100	6.0	850	5.0	650	150	150
30〜49（歳）	8.5	100	8.5	100	6.0	900	5.5	700	150	150
50〜64（歳）	8.5	100	8.5	100	7.0	850	6.0	700	150	150
65〜74（歳）	8.5	100	8.5	100	7.0	850	6.5	650	150	150
75以上（歳）	8.5	100	8.5	100	6.5	750	6.5	650	150	150
妊婦			8.5	—			6.5	—		150
授乳婦			8.5	—			7.0	—		150

[1] 日照により皮膚でビタミンDが産生されることを踏まえ，フレイル予防を図る者はもとより，全年齢区分を通じて，日常生活において可能な範囲内での適度な日光浴を心掛けるとともに，ビタミンDの摂取については，日照時間を考慮に入れることが重要である。

[1] α−トコフェロールについて算定した。α−トコフェロール以外のビタミンEは含んでいない。

水溶性ビタミンの食事摂取基準

性別	ビタミンB₁ (mg/日)[1,2]						ビタミンB₂ (mg/日)[1]					
	男性			女性			男性			女性		
年齢等	推定平均必要量	推奨量	目安量	推定平均必要量	推奨量	目安量	推定平均必要量	推奨量	目安量	推定平均必要量	推奨量	目安量
0～5 (月)	—	—	0.1	—	—	0.1	—	—	0.3	—	—	0.3
6～11 (月)	—	—	0.2	—	—	0.2	—	—	0.4	—	—	0.4
1～2 (歳)	0.4	0.5	—	0.4	0.5	—	0.5	0.6	—	0.5	0.5	—
3～5 (歳)	0.6	0.7	—	0.6	0.7	—	0.7	0.8	—	0.6	0.8	—
6～7 (歳)	0.7	0.8	—	0.7	0.8	—	0.8	0.9	—	0.7	0.9	—
8～9 (歳)	0.8	1.0	—	0.8	0.9	—	0.9	1.1	—	0.9	1.0	—
10～11 (歳)	1.0	1.2	—	0.9	1.1	—	1.1	1.4	—	1.0	1.3	—
12～14 (歳)	1.2	1.4	—	1.1	1.3	—	1.3	1.6	—	1.2	1.4	—
15～17 (歳)	1.3	1.5	—	1.0	1.2	—	1.4	1.7	—	1.2	1.4	—
18～29 (歳)	1.2	1.4	—	0.9	1.1	—	1.3	1.6	—	1.0	1.2	—
30～49 (歳)	1.2	1.4	—	0.9	1.1	—	1.3	1.6	—	1.0	1.2	—
50～64 (歳)	1.1	1.3	—	0.9	1.1	—	1.2	1.5	—	1.0	1.2	—
65～74 (歳)	1.1	1.3	—	0.9	1.1	—	1.2	1.5	—	1.0	1.2	—
75以上 (歳)	1.0	1.2	—	0.8	0.9	—	1.1	1.3	—	0.9	1.0	—
妊婦 (付加量)				+0.2	+0.2	—				+0.2	+0.3	—
授乳婦 (付加量)				+0.2	+0.2	—				+0.5	+0.6	—

[1] チアミン塩化物塩酸塩（分子量＝337.3）の重量として示した。
[2] 身体活動レベルⅡの推定エネルギー必要量を用いて算定した。
特記事項：推定平均必要量は，ビタミンB₁の欠乏症である脚気を予防するに足る最小必要量からではなく，尿中にビタミンB₁の排泄量が増大し始める摂取量（体内飽和量）から算定。

[1] 身体活動レベルⅡの推定エネルギー必要量を用いて算定した。
特記事項：推定平均必要量は，ビタミンB₂の欠乏症である口唇炎，口角炎，舌炎などの皮膚炎を予防するに足る最小量からではなく，尿中にビタミンB₂の排泄量が増大し始める摂取量（体内飽和量）から算定。

性別	ナイアシン (mgNE/日)[1,2]							
	男性				女性			
年齢等	推定平均必要量	推奨量	目安量	耐容上限量[3]	推定平均必要量	推奨量	目安量	耐容上限量[3]
0～5 (月)[4]	—	—	2	—	—	—	2	—
6～11 (月)	—	—	3	—	—	—	3	—
1～2 (歳)	5	6	—	60 (15)	4	5	—	60 (15)
3～5 (歳)	6	8	—	80 (20)	6	7	—	80 (20)
6～7 (歳)	7	9	—	100 (30)	7	8	—	100 (30)
8～9 (歳)	9	11	—	150 (35)	8	10	—	150 (35)
10～11 (歳)	11	13	—	200 (45)	10	10	—	150 (45)
12～14 (歳)	12	15	—	250 (60)	12	14	—	250 (60)
15～17 (歳)	14	17	—	300 (70)	11	13	—	250 (65)
18～29 (歳)	13	15	—	300 (80)	9	11	—	250 (65)
30～49 (歳)	13	15	—	350 (85)	10	12	—	250 (65)
50～64 (歳)	12	14	—	350 (85)	9	11	—	250 (65)
65～74 (歳)	12	14	—	300 (80)	9	11	—	250 (65)
75以上 (歳)	11	13	—	300 (75)	9	10	—	250 (60)
妊婦 (付加量)					+0	+0	—	—
授乳婦 (付加量)					+3	+3	—	—

[1] ナイアシン当量（NE）＝ナイアシン＋1/60トリプトファンで示した。
[2] 身体活動レベルⅡの推定エネルギー必要量を用いて算定した。
[3] ニコチンアミドの重量（mg/日），（　）内はニコチン酸の重量（mg/日）。　　[4] 単位はmg/日。

性別	ビタミンB₆ (mg/日)[1]								ビタミンB₁₂ (µg/日)[1]					
	男性				女性				男性			女性		
年齢等	推定平均必要量	推奨量	目安量	耐容上限量[2]	推定平均必要量	推奨量	目安量	耐容上限量[2]	推定平均必要量	推奨量	目安量	推定平均必要量	推奨量	目安量
0～5 (月)	—	—	0.2	—	—	—	0.2	—	—	—	0.4	—	—	0.4
6～11 (月)	—	—	0.3	—	—	—	0.3	—	—	—	0.5	—	—	0.5
1～2 (歳)	0.4	0.5	—	10	0.4	0.5	—	10	0.8	0.9	—	0.8	0.9	—
3～5 (歳)	0.5	0.6	—	15	0.5	0.6	—	15	0.9	1.1	—	0.9	1.1	—
6～7 (歳)	0.7	0.8	—	20	0.6	0.7	—	20	1.1	1.3	—	1.1	1.3	—
8～9 (歳)	0.8	0.9	—	25	0.8	0.9	—	25	1.3	1.6	—	1.3	1.6	—
10～11 (歳)	1.0	1.1	—	30	1.0	1.1	—	30	1.6	1.9	—	1.6	1.9	—
12～14 (歳)	1.2	1.4	—	40	1.0	1.3	—	40	2.0	2.4	—	2.0	2.4	—
15～17 (歳)	1.2	1.5	—	50	1.0	1.3	—	45	2.0	2.4	—	2.0	2.4	—
18～29 (歳)	1.1	1.4	—	55	1.0	1.1	—	45	2.0	2.4	—	2.0	2.4	—
30～49 (歳)	1.1	1.4	—	60	1.0	1.1	—	45	2.0	2.4	—	2.0	2.4	—
50～64 (歳)	1.1	1.4	—	55	1.0	1.1	—	45	2.0	2.4	—	2.0	2.4	—
65～74 (歳)	1.1	1.4	—	50	1.0	1.1	—	40	2.0	2.4	—	2.0	2.4	—
75以上 (歳)	1.1	1.4	—	50	1.0	1.1	—	40	2.0	2.4	—	2.0	2.4	—
妊婦 (付加量)					+0.2	+0.2	—	—				+0.3	+0.4	—
授乳婦 (付加量)					+0.3	+0.3	—	—				+0.7	+0.8	—

[1] たんぱく質の推奨量を用いて算定した（妊婦・授乳婦の付加量は除く）。
[2] ピリドキシン（分子量＝169.2）の重量として示した。

[1] シアノコバラミン（分子量＝1,355.37）の重量として示した。

性　別	葉酸（μg/日）[1]							
	男　性				女　性			
年齢等	推定平均必要量	推奨量	目安量	耐容上限量[2]	推定平均必要量	推奨量	目安量	耐容上限量[2]
0〜5　（月）	—	—	40	—	—	—	40	—
6〜11（月）	—	—	60	—	—	—	60	—
1〜2　（歳）	80	90	—	200	90	90	—	200
3〜5　（歳）	90	110	—	300	90	110	—	300
6〜7　（歳）	110	140	—	400	110	140	—	400
8〜9　（歳）	130	160	—	500	130	160	—	500
10〜11（歳）	160	190	—	700	160	190	—	700
12〜14（歳）	200	240	—	900	200	240	—	900
15〜17（歳）	220	240	—	900	200	240	—	900
18〜29（歳）	200	240	—	900	200	240	—	900
30〜49（歳）	200	240	—	1,000	200	240	—	1,000
50〜64（歳）	200	240	—	1,000	200	240	—	1,000
65〜74（歳）	200	240	—	900	200	240	—	900
75以上（歳）	200	240	—	900	200	240	—	900
妊婦（付加量）[3,4]					+200	+240	—	—
授乳婦（付加量）					+80	+100	—	—

[1] プテロイルモノグルタミン酸（分子量＝441.40）の重量として示した。
[2] 通常の食品以外の食品に含まれる葉酸（狭義の葉酸）に適用する。
[3] 妊娠を計画している女性，妊娠の可能性がある女性及び妊娠初期の妊婦は，胎児の神経管閉鎖障害のリスク低減のために，通常の食品以外の食品に含まれる葉酸（狭義の葉酸）を400μg/日摂取することが望まれる。
[4] 付加量は，中期及び後期にのみ設定した。

性　別	パントテン酸（mg/日）		ビオチン（μg/日）	
	男　性	女　性	男　性	女　性
年齢等	目安量	目安量	目安量	目安量
0〜5　（月）	4	4	4	4
6〜11（月）	5	5	5	5
1〜2　（歳）	3	4	20	20
3〜5　（歳）	4	4	20	20
6〜7　（歳）	5	5	30	30
8〜9　（歳）	6	5	30	30
10〜11（歳）	6	6	40	40
12〜14（歳）	7	6	50	50
15〜17（歳）	7	6	50	50
18〜29（歳）	5	5	50	50
30〜49（歳）	5	5	50	50
50〜64（歳）	6	5	50	50
65〜74（歳）	6	5	50	50
75以上（歳）	6	5	50	50
妊　婦（付加量）		5		50
授乳婦（付加量）		6		50

性　別	ビタミンC（mg/日）[1]					
	男　性			女　性		
年齢等	推定平均必要量	推奨量	目安量	推定平均必要量	推奨量	目安量
0〜5　（月）	—	—	40	—	—	40
6〜11（月）	—	—	40	—	—	40
1〜2　（歳）	35	40	—	35	40	—
3〜5　（歳）	40	50	—	40	50	—
6〜7　（歳）	50	60	—	50	60	—
8〜9　（歳）	60	70	—	60	70	—
10〜11（歳）	70	85	—	70	85	—
12〜14（歳）	85	100	—	85	100	—
15〜17（歳）	85	100	—	85	100	—
18〜29（歳）	85	100	—	85	100	—
30〜49（歳）	85	100	—	85	100	—
50〜64（歳）	85	100	—	85	100	—
65〜74（歳）	80	100	—	80	100	—
75以上（歳）	80	100	—	80	100	—
妊　婦（付加量）				+10	+10	—
授乳婦（付加量）				+40	+45	—

[1] L−アスコルビン酸（分子量＝176.12）の重量で示した。
特記事項：推定平均必要量は，ビタミンCの欠乏症である壊血病を予防するに足る最小量からではなく，心臓血管系の疾病予防効果及び抗酸化作用の観点から算定。

多量ミネラルの食事摂取基準

性別	ナトリウム（mg/日，（ ）は食塩相当量 [g/日]）[1] 男性 推定平均必要量	目安量	目標量	女性 推定平均必要量	目安量	目標量	カリウム（mg/日） 男性 目安量	目標量	女性 目安量	目標量
0～5（月）	—	100（0.3）	—	—	100（0.3）	—	400	—	400	—
6～11（月）	—	600（1.5）	—	—	600（1.5）	—	700	—	700	—
1～2（歳）	—	—	（3.0未満）	—	—	（3.0未満）	900	—	900	—
3～5（歳）	—	—	（3.5未満）	—	—	（3.5未満）	1,000	1,400以上	1,000	1,400以上
6～7（歳）	—	—	（4.5未満）	—	—	（4.5未満）	1,300	1,800以上	1,200	1,800以上
8～9（歳）	—	—	（5.0未満）	—	—	（5.0未満）	1,500	2,000以上	1,500	2,000以上
10～11（歳）	—	—	（6.0未満）	—	—	（6.0未満）	1,800	2,200以上	1,800	2,000以上
12～14（歳）	—	—	（7.0未満）	—	—	（6.5未満）	2,300	2,400以上	1,900	2,400以上
15～17（歳）	—	—	（7.5未満）	—	—	（6.5未満）	2,700	3,000以上	2,000	2,600以上
18～29（歳）	600（1.5）	—	（7.5未満）	600（1.5）	—	（6.5未満）	2,500	3,000以上	2,000	2,600以上
30～49（歳）	600（1.5）	—	（7.5未満）	600（1.5）	—	（6.5未満）	2,500	3,000以上	2,000	2,600以上
50～64（歳）	600（1.5）	—	（7.5未満）	600（1.5）	—	（6.5未満）	2,500	3,000以上	2,000	2,600以上
65～74（歳）	600（1.5）	—	（7.5未満）	600（1.5）	—	（6.5未満）	2,500	3,000以上	2,000	2,600以上
75以上（歳）	600（1.5）	—	（7.5未満）	600（1.5）	—	（6.5未満）	2,500	3,000以上	2,000	2,600以上
妊婦				600（1.5）	—	（6.5未満）			2,000	2,600以上
授乳婦				600（1.5）	—	（6.5未満）			2,200	2,600以上

[1] 高血圧及び慢性腎臓病（CKD）の重症化予防のための食塩相当量の量は，男女とも6.0g/日未満とした。

カルシウム（mg/日） 性別	男性 推定平均必要量	推奨量	目安量	耐容上限量	女性 推定平均必要量	推奨量	目安量	耐容上限量
0～5（月）	—	—	200	—	—	—	200	—
6～11（月）	—	—	250	—	—	—	250	—
1～2（歳）	350	450	—	—	350	400	—	—
3～5（歳）	500	600	—	—	450	550	—	—
6～7（歳）	500	600	—	—	450	550	—	—
8～9（歳）	550	650	—	—	600	750	—	—
10～11（歳）	600	700	—	—	600	750	—	—
12～14（歳）	850	1,000	—	—	700	800	—	—
15～17（歳）	650	800	—	—	550	650	—	—
18～29（歳）	650	800	—	2,500	550	650	—	2,500
30～49（歳）	600	750	—	2,500	550	650	—	2,500
50～64（歳）	600	750	—	2,500	550	650	—	2,500
65～74（歳）	600	750	—	2,500	550	650	—	2,500
75以上（歳）	600	700	—	2,500	500	600	—	2,500
妊婦（付加量）					+0	+0	—	—
授乳婦（付加量）					+0	+0	—	—

マグネシウム（mg/日） 性別	男性 推定平均必要量	推奨量	目安量	耐容上限量[1]	女性 推定平均必要量	推奨量	目安量	耐容上限量[1]
0～5（月）	—	—	20	—	—	—	20	—
6～11（月）	—	—	60	—	—	—	60	—
1～2（歳）	60	70	—	—	60	70	—	—
3～5（歳）	80	100	—	—	80	100	—	—
6～7（歳）	110	130	—	—	110	130	—	—
8～9（歳）	140	170	—	—	140	160	—	—
10～11（歳）	180	210	—	—	180	220	—	—
12～14（歳）	250	290	—	—	240	290	—	—
15～17（歳）	300	360	—	—	260	310	—	—
18～29（歳）	280	340	—	—	230	270	—	—
30～49（歳）	310	370	—	—	240	290	—	—
50～64（歳）	310	370	—	—	240	290	—	—
65～74（歳）	290	350	—	—	230	280	—	—
75以上（歳）	270	320	—	—	220	260	—	—
妊婦（付加量）					+30	+40	—	—
授乳婦（付加量）					+0	+0	—	—

リン（mg/日） 性別	男性 目安量	耐容上限量	女性 目安量	耐容上限量
0～5（月）	120	—	120	—
6～11（月）	260	—	260	—
1～2（歳）	500	—	500	—
3～5（歳）	700	—	700	—
6～7（歳）	900	—	800	—
8～9（歳）	1,000	—	1,000	—
10～11（歳）	1,100	—	1,000	—
12～14（歳）	1,200	—	1,000	—
15～17（歳）	1,200	—	900	—
18～29（歳）	1,000	3,000	800	3,000
30～49（歳）	1,000	3,000	800	3,000
50～64（歳）	1,000	3,000	800	3,000
65～74（歳）	1,000	3,000	800	3,000
75以上（歳）	1,000	3,000	800	3,000
妊婦（付加量）			800	—
授乳婦（付加量）			800	—

[1] 通常の食品以外からの摂取量の耐容上限量は，成人の場合350mg/日，小児では5mg/kg体重/日とした。それ以外の通常の食品からの摂取の場合，耐容上限量は設定しない。

微量ミネラルの食事摂取基準

鉄 (mg/日)

性別	男性				女性					
					月経なし		月経あり			
年齢等	推定平均必要量	推奨量	目安量	耐容上限量	推定平均必要量	推奨量	推定平均必要量	推奨量	目安量	耐容上限量
0〜5 （月）	—	—	0.5	—	—	—	—	—	0.5	—
6〜11 （月）	3.5	5.0	—	—	3.5	4.5	—	—	—	—
1〜2 （歳）	3.0	4.5	—	25	3.0	4.5	—	—	—	20
3〜5 （歳）	4.0	5.5	—	25	4.0	5.5	—	—	—	25
6〜7 （歳）	5.0	5.5	—	30	4.5	5.5	—	—	—	30
8〜9 （歳）	6.0	7.0	—	35	6.0	7.5	—	—	—	35
10〜11 （歳）	7.0	8.5	—	35	7.0	8.5	10.0	12.0	—	35
12〜14 （歳）	8.0	10.0	—	40	7.0	8.5	10.0	12.0	—	40
15〜17 （歳）	8.0	10.0	—	50	5.5	7.0	8.5	10.5	—	40
18〜29 （歳）	6.5	7.5	—	50	5.5	6.5	8.5	10.5	—	40
30〜49 （歳）	6.5	7.5	—	50	5.5	6.5	9.0	10.5	—	40
50〜64 （歳）	6.5	7.5	—	50	5.5	6.5	9.0	11.0	—	40
65〜74 （歳）	6.0	7.5	—	50	5.0	6.0	—	—	—	40
75以上 （歳）	6.0	7.0	—	50	5.0	6.0	—	—	—	40
妊婦（付加量）初期					+2.0	+2.5	—	—	—	—
中期・後期					+8.0	+9.5	—	—	—	—
授乳婦（付加量）					+2.0	+2.5	—	—	—	—

亜鉛 (mg/日)

性別	男性				女性			
年齢等	推定平均必要量	推奨量	目安量	耐容上限量	推定平均必要量	推奨量	目安量	耐容上限量
0〜5 （月）	—	—	2	—	—	—	2	—
6〜11 （月）	—	—	3	—	—	—	3	—
1〜2 （歳）	3	3	—	—	2	3	—	—
3〜5 （歳）	3	4	—	—	3	3	—	—
6〜7 （歳）	4	5	—	—	3	4	—	—
8〜9 （歳）	5	6	—	—	4	5	—	—
10〜11 （歳）	6	7	—	—	5	6	—	—
12〜14 （歳）	9	10	—	—	7	8	—	—
15〜17 （歳）	10	12	—	—	7	8	—	—
18〜29 （歳）	9	11	—	40	7	8	—	35
30〜49 （歳）	9	11	—	45	7	8	—	35
50〜64 （歳）	9	11	—	45	7	8	—	35
65〜74 （歳）	9	11	—	40	7	8	—	35
75以上 （歳）	9	10	—	40	6	8	—	30
妊婦（付加量）					+1	+2	—	—
授乳婦（付加量）					+3	+4	—	—

銅 (mg/日)

性別	男性				女性			
年齢等	推定平均必要量	推奨量	目安量	耐容上限量	推定平均必要量	推奨量	目安量	耐容上限量
0〜5 （月）	—	—	0.3	—	—	—	0.3	—
6〜11 （月）	—	—	0.3	—	—	—	0.3	—
1〜2 （歳）	0.3	0.3	—	—	0.2	0.3	—	—
3〜5 （歳）	0.3	0.4	—	—	0.3	0.3	—	—
6〜7 （歳）	0.4	0.4	—	—	0.4	0.4	—	—
8〜9 （歳）	0.4	0.5	—	—	0.4	0.5	—	—
10〜11 （歳）	0.5	0.6	—	—	0.5	0.6	—	—
12〜14 （歳）	0.7	0.8	—	—	0.6	0.8	—	—
15〜17 （歳）	0.8	0.9	—	—	0.6	0.7	—	—
18〜29 （歳）	0.7	0.9	—	7	0.6	0.7	—	7
30〜49 （歳）	0.7	0.9	—	7	0.6	0.7	—	7
50〜64 （歳）	0.7	0.9	—	7	0.6	0.7	—	7
65〜74 （歳）	0.7	0.9	—	7	0.6	0.7	—	7
75以上 （歳）	0.7	0.8	—	7	0.6	0.7	—	7
妊婦（付加量）					+0.1	+0.1	—	—
授乳婦（付加量）					+0.5	+0.6	—	—

マンガン (mg/日)

性別	男性		女性	
年齢等	目安量	耐容上限量	目安量	耐容上限量
0〜5 （月）	0.01	—	0.01	—
6〜11 （月）	0.5	—	0.5	—
1〜2 （歳）	1.5	—	1.5	—
3〜5 （歳）	1.5	—	1.5	—
6〜7 （歳）	2.0	—	2.0	—
8〜9 （歳）	2.5	—	2.5	—
10〜11 （歳）	3.0	—	3.0	—
12〜14 （歳）	4.0	—	4.0	—
15〜17 （歳）	4.5	—	3.5	—
18〜29 （歳）	4.0	11	3.5	11
30〜49 （歳）	4.0	11	3.5	11
50〜64 （歳）	4.0	11	3.5	11
65〜74 （歳）	4.0	11	3.5	11
75以上 （歳）	4.0	11	3.5	11
妊婦（付加量）			3.5	—
授乳婦（付加量）			3.5	—

	ヨウ素（µg/日）							
性　別	男　性				女　性			
年齢等	推定平均必要量	推奨量	目安量	耐容上限量	推定平均必要量	推奨量	目安量	耐容上限量
0〜5　（月）	—	—	100	250	—	—	100	250
6〜11（月）	—	—	130	250	—	—	130	250
1〜2　（歳）	35	50	—	300	35	50	—	300
3〜5　（歳）	45	60	—	400	45	60	—	400
6〜7　（歳）	55	75	—	550	55	75	—	550
8〜9　（歳）	65	90	—	700	65	90	—	700
10〜11（歳）	80	110	—	900	80	110	—	900
12〜14（歳）	95	140	—	2,000	95	140	—	2,000
15〜17（歳）	100	140	—	3,000	100	140	—	3,000
18〜29（歳）	95	130	—	3,000	95	130	—	3,000
30〜49（歳）	95	130	—	3,000	95	130	—	3,000
50〜64（歳）	95	130	—	3,000	95	130	—	3,000
65〜74（歳）	95	130	—	3,000	95	130	—	3,000
75以上（歳）	95	130	—	3,000	95	130	—	3,000
妊　婦（付加量）					+75	+110	—	—[1]
授乳婦（付加量）					+100	+140	—	—[1]

[1] 妊婦及び授乳婦の耐容上限量は，2,000 µg/日とした。

	セレン（µg/日）							
性　別	男　性				女　性			
年齢等	推定平均必要量	推奨量	目安量	耐容上限量	推定平均必要量	推奨量	目安量	耐容上限量
0〜5　（月）	—	—	15	—	—	—	15	—
6〜11（月）	—	—	15	—	—	—	15	—
1〜2　（歳）	10	10	—	100	10	10	—	100
3〜5　（歳）	10	15	—	100	10	10	—	100
6〜7　（歳）	15	15	—	150	15	15	—	150
8〜9　（歳）	15	20	—	200	15	20	—	200
10〜11（歳）	20	25	—	250	20	25	—	250
12〜14（歳）	25	30	—	350	25	30	—	300
15〜17（歳）	30	35	—	400	20	25	—	350
18〜29（歳）	25	30	—	450	20	25	—	350
30〜49（歳）	25	30	—	450	20	25	—	350
50〜64（歳）	25	30	—	450	20	25	—	350
65〜74（歳）	25	30	—	450	20	25	—	350
75以上（歳）	25	30	—	400	20	25	—	350
妊　婦（付加量）					+5	+5	—	—
授乳婦（付加量）					+15	+20	—	—

	クロム（µg/日）			
	男　性		女　性	
	目安量	耐容上限量	目安量	耐容上限量
0.8	—	0.8	—
1.0	—	1.0	—
—	—	—	—
—	—	—	—
—	—	—	—
—	—	—	—
—	—	—	—
—	—	—	—
—	—	—	—
10	500	10	500
10	500	10	500
10	500	10	500
10	500	10	500
10	500	10	500
		10	—
		10	—

	モリブデン（µg/日）							
性　別	男　性				女　性			
年齢等	推定平均必要量	推奨量	目安量	耐容上限量	推定平均必要量	推奨量	目安量	耐容上限量
0〜5　（月）	—	—	2	—	—	—	2	—
6〜11（月）	—	—	5	—	—	—	5	—
1〜2　（歳）	10	10	—	—	10	10	—	—
3〜5　（歳）	10	10	—	—	10	10	—	—
6〜7　（歳）	10	15	—	—	10	15	—	—
8〜9　（歳）	15	20	—	—	15	15	—	—
10〜11（歳）	15	20	—	—	15	20	—	—
12〜14（歳）	20	25	—	—	20	25	—	—
15〜17（歳）	25	30	—	—	20	25	—	—
18〜29（歳）	20	30	—	600	20	25	—	500
30〜49（歳）	25	30	—	600	20	25	—	500
50〜64（歳）	25	30	—	600	20	25	—	500
65〜74（歳）	20	30	—	600	20	25	—	500
75以上（歳）	20	25	—	600	20	25	—	500
妊　婦（付加量）					+0	+0	—	—
授乳婦（付加量）					+3	+3	—	—

索　引

【編著者】

東條　仁美　元神奈川県立保健福祉大学保健福祉学部
　　　　　　教授

【著　者】（五十音順）

稲葉佳代子　元小田原短期大学食物栄養学科　教授

大杉　領子　鈴鹿医療科学大学保健衛生学部　准教授

北島　幸枝　東京医療保健大学医療保健学部　准教授

多賀　昌樹　和洋女子大学家政学部　准教授

高橋　史江　関東学院大学栄養学部　教授

細井　陽子　九州女子大学共通教育機構　講師

堀尾　拓之　東海学園大学健康栄養学部　教授

松葉　真　園田学園女子大学人間健康学部　教授

森政　淳子　鎌倉女子大学家政学部　教授

山口　静枝　元大阪青山大学健康科学部　教授

吉野　陽子　相模女子大学栄養科学部　教授

改訂 スタディ 応用栄養学〔第2版〕

2018年（平成30年）　5月　1日	初版発行～第2刷
2020年（令和2年）　6月10日	改訂版発行～第2刷
2022年（令和4年）　1月20日	改訂第2版発行

編著者　　東　條　仁　美

発行者　　筑　紫　和　男

発行所　　株式会社　建帛社　KENPAKUSHA

112-0011　東京都文京区千石4丁目2番15号
TEL　（03）3944-2611
FAX　（03）3946-4377
https://www.kenpakusha.co.jp/

ISBN 978-4-7679-0724-6　C 3047
©東條仁美ほか，2018，2020，2022.
（定価はカバーに表示してあります）

プロスト／ブロケード
Printed in Japan